AF341342

UNE CURE

DU

DOCTEUR PONTALAIS

PAR

ROBERT HALT

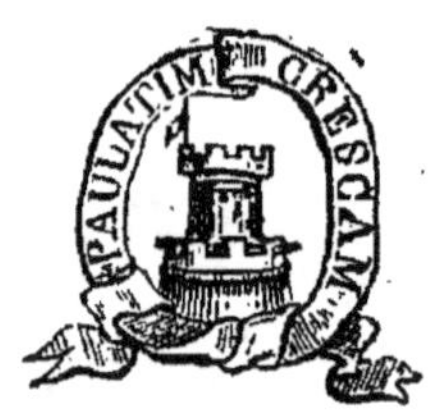

PARIS

ACHILLE FAURE, LIBRAIRE-ÉDITEUR

23, BOULEVARD SAINT-MARTIN, 23

1866

UNE CURE

DU

DOCTEUR PONTALAIS

C.

IMPRIMERIE POUPART-DAVYL ET COMP., 30, RUE DU BAC.

UNE CURE

DU

DOCTEUR PONTALAIS

PAR

ROBERT HALT

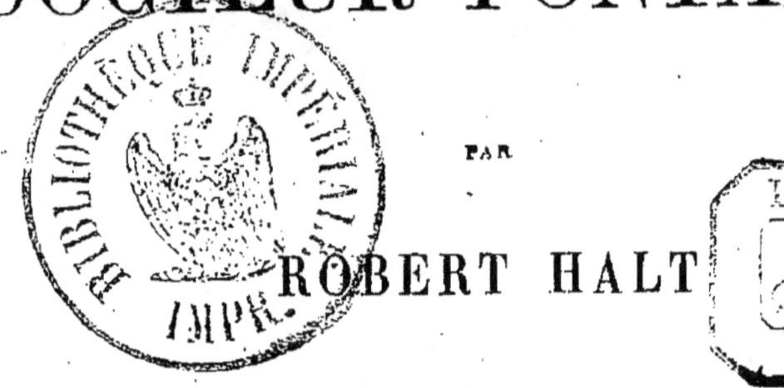
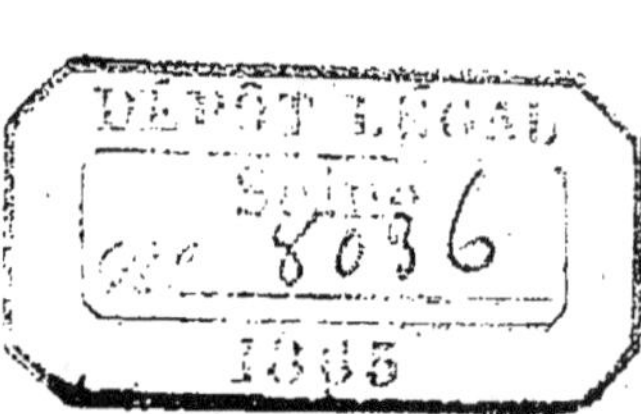

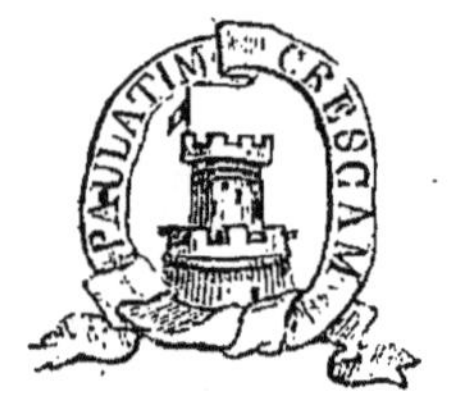

PARIS

ACHILLE FAURE, LIBRAIRE-ÉDITEUR

23, BOULEVARD SAINT-MARTIN, 23

1866

Tous droits réservés.

UNE CURE

DU

DOCTEUR PONTALAIS

I

Jacques Parson à madame Thiel.

X***, octobre 186 .

« Ma chère tante,

« Depuis huit jours votre porte nous est fermée ; Blanche et moi faisons d'inutiles efforts pour arriver jusqu'à vous. Vos souffrances sont-elles devenues si vives que vous ne puissiez vraiment nous recevoir, nous vos parents, vos seuls amis dans cette ville ? Or, je viens de l'apprendre, *certaines personnes* vous voient, vous entretiennent à toute heure. L'inflexible rigidité de vos opinions, votre horreur pour ces personnes, que vous avez toujours manifestée, m'ont fait repousser cette incroyable nouvelle. Mais on me l'affirme. Je vous écris aussitôt; j'ai peur pour la première fois de ma vie; je sens ma destinée, mes enfants menacés. La voix de la justice doit parvenir à vos oreilles; il vous faut connaître ce que notre délicatesse et votre froideur envers nous, qui toujours nous arrêta la parole sur les lèvres, ne vous laissèrent apprendre peut-être qu'à demi. Si votre âme est réellement marquée pour paraître bientôt devant Dieu, elle bénira la rude sincérité de cette lettre.

« Ma tante, non-seulement vous avez en nous vos seuls parents, vos héritiers uniques; mais vos trois millions ne vous appartiennent pas : ils sont à moi !

« M. Thiel, votre mari, — le savez-vous? — me prit mes deux premières inventions en me faisant de merveilleuses promesses de fortune; il en retira ces millions dont vous jouissez, tandis que je me confiais à sa parole ; et que, pour la tenir, il me remettait dérisoirement, à longs intervalles, quelques centaines de francs. Par lui, par d'autres, qui me traitèrent à son exemple, par mon éternelle maladresse qui me fait marcher dans la vie, au milieu des habiles, comme un enfant sans défense, je suis aujourd'hui, à trente-huit ans, après des travaux, des efforts énormes, réduit à un misérable emploi de mille francs dans les bureaux de cette petite préfecture ! Je suis condamné à laisser dans l'ombre, faute d'argent, une nouvelle découverte que j'appelle un bienfait splendide pour l'humanité ; je vais tomber entre les mains de deux usuriers : j'ai signé quinze mille francs de lettres de change : le pain de ma femme et de mes quatre fils pendant ces dernières années où j'errais de ville en ville, d'une position à l'autre, renvoyé de celle-ci pour mes distractions, de celle-là pour mon caractère entier.

« Depuis notre réunion fortuite à X***, vous m'avez reproché une fois cette conduite de ma vie, le grand nombre des voies que j'ai déjà tentées, mais en brisant aussitôt, et sans accepter de réponse. Était-ce de l'antipathie pour moi, qui suis homme de rude enveloppe, et que vous appelez le sauvage, le fou? Mais ma douce femme, si chère à tous, et qui aime en vous le seul reste de tous les siens, — la sœur de son père ; mais les caresses de mes enfants ne vous ont ramenée ni attendrie! Des larmes mouillent mes yeux à ce dernier mot. Quoi! serait-il possible que votre cœur ne renfermât pas quelques gouttes d'humaine bonté?... C'est ma faute peut-être si vous m'avez mal jugé. J'aurais dû depuis longtemps briser la glace entre nous, vous forcer à m'entendre, comme en ce moment.

« Oui, j'ai fait bien des métiers : celui de pâtre; de soldat, de maçon, de laboureur, de commerçant, d'employé ; mais ce sont les marques respectables des batailles que j'ai dû livrer pour vivre, et dès l'âge de neuf ans, quand je demeurai par miracle le dernier des douze que, nous étions, le père, la mère et dix enfants.

« Mon père mourut au fond des bois comme un loup. Il ne trouvait plus où nous faire dormir dans les villes, faute de pouvoir payer le loyer de nos mansardes. Il tomba le premier désespéré entre les bras de ceux qu'il laissait sans pain : la mère et les autres tombèrent vite après. Un vieux berger me ramassa et me donna ses vaches à garder : c'est mon point de départ.

« J'ai vécu, je me suis fait seul tout ce que je suis ; j'ai produit des découvertes utiles aux hommes, j'ai enrichi des villes entières qui ignorent mon nom, je suis resté

honnête, j'ai constitué une famille, je m'épuise à l'élever;
je me sens après cela menacé de la misère et de la prison,
— et c'est aujourd'hui mon point d'arrivée !

« Vous voyez, madame, que je ne peux pas accepter
votre blâme.

« Mais la crainte inquiète est la compagne du malheur.
Mes imaginations sont peut-être exagérées, folles ; mes
renseignements faux sur les étranges visites que vous
recevriez ; vous ne songez pas à nous dépouiller ! Appelez-
nous, ma chère tante ! nous accourrons, ma femme et
moi ; nous vous amènerons notre ami, M. Pontalais,
que vous avez vu une fois, dont les soins intelligents
soulageront votre mal mieux peut-être que ceux des
médecins de cette ville. Blanche vous portera nos beaux
petits, dont la vue vous rafraîchira.

« Pour votre honneur, pour notre repos, — que vous
deviez vivre, que vous deviez mourir, — ah ! que ce ne
soit pas loin de nous !

« Jacques PARSON. »

Madame Thiel reçut cette lettre dans un moment de
répit que lui laissait la gastrite dont elle se mourait.
Elle la décacheta péniblement de ses mains tremblo-
tantes, regarda d'abord la signature et, sans en lire
plus long, la brûla à la flamme de sa veilleuse. Quarante-
huit heures après, madame Thiel était morte.

A peine si, en l'apprenant, les locataires de la maison
qu'elle habitait échangèrent quelques mots sur cette
inconnue venue à X*** depuis très-peu de temps. Mais
le lendemain la ville entière se pressait sur le passage
de son cercueil, que vingt prêtres emportaient pompeu-
sement, et les groupes se répétaient entre eux avec

admiration que la défunte, protestante, s'était convertie au catholicisme ; qu'elle laissait une fortune de plusieurs millions, et que son testament, qui ne mentionnait ni parents, ni amis, instituait légataire universel l'abbé Bénédict Aubert, vicaire de la cathédrale.

Le profond sentiment religieux qui distingue les habitants de X*** se réjouissait bruyamment autant de cette conversion d'une hérétique, que du nom vénéré de l'héritier qui l'avait convertie, et que l'on appelait le *saint*.

Les motifs de ce testament et de cette conversion durent d'ailleurs paraître très-naturels et très-louables à des gens qui, sans connaître la famille Parson, entendaient pour la première fois parler de madame Thiel, et qui, pour la plupart, même en l'approchant, eussent difficilement pénétré cette âme obscure et muette.

Parson lui-même, malgré la clairvoyance que donne une répulsion partagée, malgré les craintes exprimées dans sa lettre, ne l'avait pas approfondie, par la faute d'un cœur trop candide et trop haut.

La vérité était que dans le mouvement de sa vie, de ses derniers jours surtout, la pauvre femme avait obéi à deux sentiments irrésistibles : la haine et la peur. Elle abhorrait Parson et sa femme par cette aversion instinctive des natures disgraciées pour les âmes bien faites, et par la suite même de son ardente foi calviniste qui se révoltait de l'indifférence inouïe de son neveu et de sa nièce en matière de religion établie, indifférence que l'on peut juger par ce trait : ils n'avaient pas même fait baptiser leurs enfants !

Les éclatantes invectives de madame Thiel à ce sujet rencontrèrent une résistance si nette, si tranquille dans sa fermeté, qu'elle la vit invincible, cessa de se plaindre, mais fit le serment de punir un si détestable esprit.

Elle savait parfaitement l'origine de sa fortune, que M. Thiel éleva en quelques années sur la spoliation de son neveu. La présence de l'inventeur la lui rappelait sans cesse. Pour échapper à cette gêne, elle quitta Moulins, sa ville natale, et se réfugia à X***, où l'arrivée fortuite de Parson acheva de l'exaspérer.

Pourtant la crainte de l'enfer, l'autre fond de son âme et toute sa religion, lui soufflait des scrupules de conscience, et à mesure qu'elle avançait en âge, elle sentait plus vivement la difficulté du problème à résoudre : garder son argent, garder ses instincts, et cependant mourir paisible et assurée de sa place au paradis.

C'est ce qui plia et rompit son raide calvinisme.

La religion protestante n'est pas commode. Elle livre l'âme à elle-même et à cette conduite personnelle dont un si grand nombre se voient embarrassés. La disette de *direction* et de *pratiques* y enlève tout appui à ceux qui trouvent bon de remplacer leur conscience par celle d'autrui, et le sentiment intérieur par des actes d'un accomplissement facile, et auxquels, en trompant les autres, ils se trompent souvent tous les premiers.

Dès sa transplantation à X***, les premières feuilles de son hérésie tombèrent. L'air purement catholique de cette ville, qui comptait, avec quelques rationalistes honteux, cinq ou six familles protestantes seulement, la pénétra, l'agita. Elle vit, répandus autour d'elle à monceaux, les grâces, les indulgences, tous les trésors de pardon de l'Église romaine. Elle entendit résonner à son oreille, d'une manière plus retentissante, cette doctrine : qu'il est bien difficile, presque impossible, à qui vit au sein d'un pays de foi catholique, de se sauver sans cette foi d'une si éclatante évidence, que les seuls pervers peuvent la rejeter.

Au bruit de cette affirmation, elle songea à ses pasteurs qui, par une tolérance qu'elle n'avait jamais pu accepter, ouvrent le ciel à toutes les religions.

« De religion, disait-elle, il ne peut en être qu'une : il n'y a pas deux vérités ! »

Mais la grande tentation fut l'Absolution, cette marque palpable, visible, de la clémence céleste, où la conscience effrayée prend son apaisement et sa certitude. En coûtait-il donc tant de s'agenouiller aux pieds d'un prêtre, sous de miraculeuses paroles, sous une main bénissante, avec un acte de foi si facile à la bonne volonté, et de se relever de là la couronne des élus au front !

Cette vertu, que l'Église ne donne aux sacrements que de moitié avec les dispositions du cœur, madame Thiel la mettait, comme le troupeau de fidèles, tout entière dans le signe. Et ce n'était que très-confusément, dans ses méditations inquiètes, et pour fermer aussitôt les yeux, qu'elle soupçonnait en elle ce grand travestissement du bon sens et de la morale.

La maladie, en s'accroissant, accrut l'épouvante et l'appétit de conversion.

Dans un jour de répit, où elle put sortir, elle fit, toute frémissante, sous un grand voile, son entrée dans une église.

Elle se perdit dans la foule qui remplissait le temple, se sentit comme attirée vers la chaire, et se trouva en face d'un jeune prêtre d'une figure étrangement douce et inspirée qui venait d'y monter.

Sa parole planait sur son auditoire au milieu d'une émotion universelle qui annonçait l'homme puissant sur les cœurs. Il avait la voix de son visage, attractive et poétique. Il parlait de la miséricorde divine et des sacrements, l'aumône sonnante de cette miséricorde, en termes si pleins d'amour, de foi débordante, que, dès le début de son discours, tous les yeux étaient déjà mouillés.

Quand il descendit de chaire, madame Thiel, à genoux dans un coin sombre, pendant la sortie de la foule, un mouchoir sur sa bouche, sanglotait ; ses vieilles entrailles venaient de s'attendrir. Elle était convertie ! De retour chez elle, elle fit appeler le jeune sauveur pour implorer de lui l'instruction qui devait précéder son baptême.

Il accourut : c'était l'abbé Aubert, le *saint* de X***, et qui se trouvait être véritablement un saint.

Sous son air de recueillement et d'extase, sous l'onction de ses discours, qui avaient séduit la ville et madame Thiel, respirait une âme plus belle encore que ces apparences : une âme naïve, pure, passionnée de Dieu, tourmentée d'idéal, détachée de tout ce qui lie à la terre, livrée entièrement avec son imagination de vierge au mysticisme enflammé et aux rêves divins de l'amour de Jésus, — le Jésus moyen âge, son aspiration et son modèle.

Comme des natures exquises et aimantes, il sortait de lui une vertu qui avait frappé les foules. On lui attribuait des miracles : on citait des personnes guéries par sa présence, par une de ses paroles. Cette réputation s'était répandue aux environs de X*** ; et, de la campagne, comme de la ville, des malades venaient le trouver, imploraient de lui une imposition de mains ou des prières, et s'en retournaient consolés par la seule vue de l'homme de leur foi.

Vainement, au début, l'humilité chrétienne de l'abbé se refusa à de tels hommages ; la charité le força d'ouvrir, malgré tout, sa porte et son cœur à ceux qui souffraient, et plus tard il en vint peu à peu à se croire ingénûment un de ces hommes que Dieu fait les organes de son action surnaturelle sur ce monde, et qui doivent accepter le rôle dont le ciel les chargea.

Avec cette pensée, il eut aussi, quoiqu'il fût simple comme un enfant, celle de prévenir l'orgueil qui pouvait en naître, et de se tenir, par les plus rigoureuses macérations, dans le sentiment de son indignité profonde.

Les jeûnes, le cilice, la discipline avaient marqué leurs coups sur son corps et sur son visage : il était d'une maigreur diaphane, déjà chauve des tempes, bien qu'il n'eût que trente ans; quelques rides apparaissaient sur sa belle figure monacale, et sa taille élancée se courbait légèrement.

L'abbé Aubert faisait la fierté du clergé de X***, surtout celle de son évêque, Mgr Meulan.

Mgr Meulan voyait en lui un des plus saisissants exemples de la grâce catholique à opposer au petit protestantisme de sa ville épiscopale, qui devait au moins, malgré lui, reconnaître la supériorité de la doctrine à cette éclatante supériorité morale.

De plus, pour achever sa joie, c'était Mgr Meulan lui-même qui avait ouvert cette large voie de sainteté au jeune homme, après avoir, chose singulière! failli lui fermer l'entrée du sacerdoce.

Aubert, orphelin dès l'âge de sept ans, et laissé sans fortune, avait été offert au séminaire de X*** par le curé de son village, qui dans l'enfant doux, pieux, déjà grave, pressentit une heureuse nature de prêtre.

Il y avait reçu gratuitement cette éducation des séminaires, incomparable dans l'art de créer des habitudes, qui, par le peu qu'elle embrasse de l'homme, n'a que plus de puissance sur les points où elle porte;

qui ne s'occupe que secondairement, et à sa manière, des
facultés de l'intelligence, et laisse volontiers la science
au monde profane.

Aubert, sans être de la forte race de ceux que rien
n'abuse et ne plie, éprouva dès l'adolescence le malaise
d'un esprit droit, curieux, observateur, indépendant,
de l'esprit scientifique avec lequel il était né, et qui
cherchait en vain l'air et la pâture.

Cette bonne santé cérébrale échappa d'abord à ses
maîtres, qui ne virent en lui que les grandes qualités
de son cœur, la tendresse, la suavité, l'horreur du mal
et du mensonge, une telle honnêteté de conscience, que
son confesseur, un brave homme, disait de lui avec
admiration : « S'il était né sur le trône, et que, par
impossible, il doutât de la légitimité sacrée de ses droits,
il en descendrait sur l'heure ! »

Les préoccupations dans lesquelles on le surprenait
parfois, paraissaient d'heureuses tendances à l'absorption
mystique, et ses questions, souvent trop intelligentes
pour que ses supérieurs pussent en comprendre la portée,
ne soulevaient qu'un peu d'étonnement sans soupçon.

Vers vingt ans, la tête pleine de problèmes amassés
dans sa réflexion solitaire, et d'un amour brûlant de
s'instruire, Aubert entra avec bonheur dans la classe
de théologie. Ses ténèbres et certaines contradictions
entre ses observations personnelles et l'enseignement
reçu, allaient s'évanouir, pensait-il, à la brillante lumière
de « cette maîtresse des sciences, qui les contient toutes,
et qui est le dernier mot de la vérité. »

M. l'abbé Meulan, alors simple professeur dans le
séminaire de X***, occupait la chaire de théologie.
Plongé dans ses études, et profitant de sa réputation,
d'ailleurs méritée, de première tête du corps profes-

soral, il s'isolait de ses collègues comme des élèves, et ne faisait guère connaissance avec ceux-ci qu'à leur entrée dans sa classe.

C'était un homme théologiquement très-docte, pour avoir pâli exclusivement sur les Pères et les Docteurs, et de cette catégorie d'esprits qui s'ouvrent une fois en leur vie, afin de recevoir les premières idées que l'éducation y verse, et se referment aussitôt éternellement sur elles avec un mépris parfait de tout le reste qu'ils ignorent. Esprits très-convaincus, très-honnêtes, très-étroits, très-forts, à qui, vécussent-ils des siècles, il ne viendrait pas une seule fois la pensée qu'ils peuvent se tromper, et qui sont prêtres en France comme ils seraient ulémas à Constantinople et brahmines à Bénarès, par la loi géographique de leur naissance.

Assuré dans sa doctrine, inflexible, fier de son inaltérable constance, vraiment robuste, et enfonçant profondément dans l'unique sillon qui lui avait été ouvert, il vivait sur la plus belle réputation, et à une distance incalculable de la science, ou de « la civilisation moderne, » comme il disait. Sans la connaître autrement, il sentait pour elle une haine qui se traduisit par des ouvrages d'une dialectique *à priori* ironique et ardente que le clergé acclama. Ces applaudissements répandirent son nom et attirèrent sur lui l'attention du Pouvoir, qui, pour son talent vanté, comme pour ses vertus réelles, l'appela à la crosse et à la mître.

M. Meulan possédait un flair particulier pour découvrir les libres esprits, ceux qui usent ingénûment de leur cerveau comme on use de son estomac, dans lesquels s'accomplissent normalement les fonctions de nature, qui observent, comparent avant de juger, acceptent les plus fermes assurances d'autrui sous bénéfice d'inventaire, et n'affirment que l'évidence, leur naturelle et honnête passion. Il jugea promptement Aubert.

Celui-ci, dès le début des leçons du théologien, proposa ses difficultés, et concentra l'attention du maître, qui répondit pendant une semaine entière par des textes et des raisonnements, lesquels ne convainquirent pas l'élève, et le poussèrent à des questions nettes et brûlantes.

M. Meulan, déjà sur ses gardes depuis la première interrogation, éprouva devant ce jeune homme ce sentiment particulier, sourd, inconscient, fatal, qui fait la moitié de l'âme du prêtre, et lui rend odieux les êtres en qui il voit se manifester plus vivaces ces portions de vie humaine qu'il s'est retranchées à lui-même.

Il lui répondit amèrement « qu'il appartenait aux ignorants d'écouter et non d'interroger, et qu'après treize ans passés au séminaire, M. Aubert aurait dû au moins, à défaut d'autre chose, apprendre que l'orgueil est le premier péché capital. »

La classe finie, M. Meulan se rendit auprès du directeur, et dès l'abord réclama le renvoi d'Aubert.

Le directeur poussa un cri de surprise :

— Lui ! dit-il, ce saint futur !

— Vous ne le connaissez pas, répondit le théologien. Il a échappé jusqu'ici à nos yeux. C'est un mauvais esprit. Il est empoisonné de philosophisme, il en empoisonnera les autres; et s'il doit être un saint, comme il vous plaît de le dire, il ne sera jamais un catholique!

Le directeur, fort ému, qui, comme toute la maison, aimait Aubert, le manda, le sonda, s'assura qu'il n'avait rien lu de contraire à la religion, vit sa candeur, et s'efforça d'adoucir le professeur redoutable.

Tous ses collègues sollicitèrent aussi M. Meulan. Ils

lui affirmèrent l'admirable piété du jeune homme, piété
qui ne pouvait aller sans une foi aussi vive et aussi évidente qu'elle, et le théologien se décida alors à proposer
une transaction :

« On interdirait impitoyablement toute étude profane
au séminariste ; on lui imposerait le silence dans la
classe de théologie, jusqu'à ce qu'il se trouvât assez instruit pour mériter d'y parler, et enfin, on le pousserait
dans cette voie mystique pour laquelle on semblait lui
trouver des dispositions. »

Cela fut accepté.

Aubert, déjà intimidé, soumis aussitôt à une surveillance de toutes les heures, effrayé par l'image de l'orgueil tentateur qu'on lui présentait sous toutes les
formes, entra dans une situation d'âme épouvantable
entre la nature qui le poussait et la peur du démon qui
le retenait. Il tomba malade et resta un mois au lit. Les
hommes qui l'aimaient employèrent ce mois à le distraire, et, avec des caresses, des conseils, des paroles
tendres ou fortes, à le tourner à leur dessein.

Ils y réussirent. Il se releva changé d'esprit autant
que de corps, et rabattu presque entièrement du côté
de son cœur passionné. Le cerveau souffrait encore cependant. Pour échapper à ses derniers appels, il se jeta
avidement dans les pratiques et les macérations qu'on
n'avait fait que lui indiquer, et, de jour en jour, s'élevant dans le mysticisme, il y prit un si grand vol que
tous crurent, comme lui-même, son destin fixé, et que
les craintes cessèrent.

Seul, M. Meulan ne se rendit pas encore. Le temps
des Ordres étant venu pour Aubert, il s'opposa au vœu
des membres du conseil qui l'appelaient au sous-diaco-
conat, et, par sa ténacité, obtint contre le jeune homme

un délai de six mois, pendant lequel on doublerait l'énergie des épreuves.

A la douceur dont Aubert accepta cet arrêt, le théologien pourtant se rapprocha de lui. Il l'aborda plus souvent, quand il le vit soumis à sa parole, et paraissant écouter avec respect la réfutation de ses premières objections théologiques, que l'abbé Meulan reprenait autant pour les réduire en poudre que pour s'assurer par ses propres yeux du changement de cet inquiétant esprit.

Mais le séminariste, abîmé dans le double sentiment de l'amour et de la peur, l'entendait à peine et ne songeait plus à le contredire. Le délai expiré, il reçut les ordres dits *majeurs*.

La prêtrise et l'exercice du sacerdoce ne firent que grandir son ascétisme et sa sainteté, qui, par l'habitude, avaient pris possession de son être, effacé peu à peu les souvenirs de l'ancienne lutte, dompté la nature, et lui avaient donné cette sorte d'assoupissement et de tranquillité intellectuelle dont les croyants de toute religion font la preuve la plus manifeste de la vérité de leur doctrine.

Tel était l'homme qui venait de convertir madame Thiel et d'hériter de sa fortune.

Le bruit de cette grande conversion se répandit dans le clergé de X***. Mgr Meulan, en l'apprenant, vit là, avec une joie ineffable, la volonté de Dieu de réaliser ses plus chers désirs, et de ramener au catholicisme, par ce premier exemple, les six maisons protestantes de la ville. Tous d'ailleurs ignoraient encore les millions de madame Thiel, à qui, sur ses habitudes parcimonieuses, on n'accordait guère qu'une très-petite aisance.

L'évêque adjoignit à l'abbé Aubert, afin de l'appuyer,

M. l'abbé Guillois, son vicaire général, homme pratique, et qui devait juger s'il était besoin de la présence de Monseigneur pour répondre aux objections dogmatiques de la vieille dame.

Quelques autres prêtres, voulant voir le miracle de près, et y associer leurs services, se présentèrent d'eux-mêmes chez madame Thiel.

Mais elle leur fit sentir que M. Aubert lui suffisait, et que les visites d'un trop grand nombre d'ecclésiastiques ébruiteraient avant le temps sa conversion qu'elle souhaitait de cacher encore. Elle autorisa cependant M. l'abbé Guillois, à cause de son titre, à venir de temps en temps.

Elle agissait ainsi par crainte de Parson, dont, malgré sa fière réserve, elle savait le caractère assez bouillant pour éclater à une semblable nouvelle, et aussi par un double sentiment qui la poussait vers Aubert, et ne voulait pas de témoins à leurs relations.

Il y a dans les natures obliques un instinct qui leur fait deviner et rechercher, pour le maniement des affaires délicates, les cœurs naïfs. Avec eux seulement, elles se jugent à l'aise, sûres de n'être pas trop approfondies ni démasquées, et assez libres de leur silence, de leurs aveux, de leurs réticences, pour n'avoir pas à trop rougir. Le seul extérieur de l'abbé Aubert lui révéla l'homme dont elle avait besoin.

En outre, dès les premières entrevues, l'émotion que ses pieux entretiens lui donnèrent, le ciel ouvert qu'il lui montra, et le charme sortant de ce beau jeune homme, avaient touché la portion restée encore pure de cette âme malsaine ; elle se voyait saisie pour lui d'une passion joyeuse et inconnue, qui n'était peut-être que le sentiment maternel éveillé enfin en elle à soixante-dix ans, au moment où elle allait mourir. Elle n'avait jamais été mère.

Il lui en vint comme un reverdissement dans lequel l'abbé crut reconnaître un des plus merveilleux effets de la grâce. Elle se porta mieux pendant quelque temps, et en ressentit une plus vive tendresse envers l'homme à qui elle attribuait ce retour de santé. Elle l'accapara, lui prit librement toutes ses heures, feignant de l'inintelligence ou de l'inattention, de manière à prolonger leurs entretiens, retardant sa pendule, imaginant des folies pour le garder auprès d'elle.

Il dut une fois s'absenter pendant quarante-huit heures pour présider à une prise de voile dans une ville voisine. Quand il le lui annonça, elle pleura abondamment en se disant abandonnée, assurant qu'il ne la retrouverait plus, que son salut était compromis.... Elle n'accepta qu'à grand'peine l'intérim de M. le vicaire général.

M. Guillois, d'esprit commun, avec une gaieté cherchée et bruyante, parvint à lui donner quelque distraction et quelque confiance, et le second jour, sur la facilité qu'elle lui sentit, elle se trouva même assez libre avec lui pour mener le discours sur les cas de conscience. Après avoir tâté le terrain avec deux ou trois cas que M. Guillois résolut promptement et à son gré, elle finit par lui proposer celui-ci dont elle n'avait rien dit encore à Aubert.

— Est-il permis, monsieur l'abbé, d'enrichir par don ou par héritage, un homme que l'on sait irréligieux et capable de mésuser de la fortune qu'on lui laisse ?

— Si la fortune doit devenir entre ses mains un péril pour lui ou pour les autres, il est certain qu'il faut le préserver de la fortune, répondit M. Guillois.

— Mais si cet homme était un frère ou un fils ?

— Auriez-vous un fils ou un frère, madame? dit un peu vivement le prêtre.

— Ni l'un ni l'autre, monsieur l'abbé! Répondez-moi.

— La loi civile, vous le savez, fait la part du fils; mais en un tel cas, la loi morale nous laisse toute liberté.

— Et si cet homme prétendait quelque droit sur l'héritage? s'il le regardait comme sa propriété?

— Il faudrait savoir si ses prétentions sont fondées ou non.

— Mais en admettant qu'elles reposent sur le simple engagement verbal d'une personne autre que celle qui dispose aujourd'hui de la fortune, et dont celle-ci n'a pu même être témoin ?

— Il serait bon de préciser davantage, madame; le cas me semble obscur.

— Il y a donc doute?

— Assurément.

— Et pensez-vous que l'application exclusive de cet héritage à de bonnes œuvres pût rassurer une conscience délicate, et ne pas être désagréable à Dieu?

— Sur cela, madame, je puis vous répondre vite et en toute sûreté : Oui! Entre un héritier immoral, irréligieux, et un autre... qui serait tout le contraire, il n'y a pas à hésiter.

— Cela est évident! dit madame Thiel d'un air tout aise, tandis que l'abbé Guillois songeait, fort piqué par une telle ouverture.

Aubert revenu, madame Thiel se jugea assez tranquillisée sur ce point pour ne pas lui en parler.

Le temps marchait cependant, et elle pensa à se confesser. L'heure en fut arrêtée pour ce même jour où Parson lui écrivait sa lettre désolée.

Le jeune vicaire se retarda. Madame Thiel, inquiète, afin de prendre patience, alla jusqu'à lire, elle qui ne lisait jamais, un fragment de journal enveloppant un remède que l'on venait d'apporter sur sa table.

Ses yeux d'abord distraits se fixèrent sur une des colonnes intactes de la feuille. Elle contenait un arrêt rendu entre des héritiers frustrés et un prêtre légataire, convaincu d'avoir confessé le testateur. L'arrêt condamnait le prêtre. Madame Thiel envoya sur-le-champ acheter le Code. Elle y lut la loi qu'elle ignorait, et qui déclare le confesseur inapte à hériter.

— Mon Dieu, s'écria-t-elle, il m'est donc refusé de me confesser à lui!

On sonna. Heureusement c'était M. l'abbé Guillois qui arrivait, croyant la confession terminée. Elle prit vite son parti et lui dit :

— M. Aubert tarde trop ; je suis plus souffrante : je vous prie, monsieur l'abbé, de m'entendre à sa place.

M. Guillois, surpris, regarda, vit le Code aux pieds du lit, s'assit gravement, et écouta les aveux de la pénitente.

Cette confession avec le premier venu, madame Thiel la trouva chose si facile, si douce, si paternelle, si rassurante, qu'elle se disait pendant l'exhortation de M. Guillois :

« Ah ! que serait-ce donc s'il me confessait, lui ! »

Aubert parut enfin. Elle le gronda doucement :

— Vous n'êtes pas exact, et j'ai voulu vous en faire apercevoir. M. le vicaire général vous a remplacé. Accusez votre peu de zèle si je ne me confesse plus maintenant qu'à lui.

Aubert s'excusa sur un devoir inattendu qui l'avait retenu à l'église, et trouva du reste fort naturelle l'action de madame Thiel.

La vieille dame ne voulut pas de l'évêque qui s'offrit pour administrer le baptême : la cérémonie eut fait trop de bruit. Elle fut baptisée dans son lit par les deux prêtres seuls.

Après le baptême, madame Thiel reçut la communion avec une foi admirable qui attendrit les deux abbés. Elle différa à la semaine suivante la confirmation épiscopale qu'elle ne devait pas recevoir.

La veille de son agonie, elle passa la matinée avec son notaire.

A midi, comme Aubert entrait, elle le fit approcher de son lit et lui prit la main. Ses yeux étaient remplis de larmes. Elle le regarda quelque temps avec une expression si tendre qu'elle l'embarrassa, et lui dit enfin :

— Voulez-vous être mon enfant?... Oh! soyez mon enfant!... Je vous aime... comme vous aimait votre mère!... Le voulez-vous, dites?

Aubert, avec une émotion mêlée de surprise, balbutia quelques mots.

— Nous allons nous quitter bientôt, je le sens, et je ne veux pas que vous oubliiez celle que vous avez arrachée à l'enfer; je veux que vous vous souveniez de moi, comme un fils chéri et comme un saint, dont les prières me suivront après ma mort... J'ai pensé à vous, à votre santé qui paraît faible, à votre vieillesse aussi, qui arrivera... Je vous ai fait mon héritier. Voici mon testament.—Elle montra un rouleau de papier.—J'ai de la fortune.

— Mais, madame, que ferai-je de votre fortune? répondit Aubert. Ce que je possède m'est encore de trop. Songez que notre vie matérielle n'est rien, ni la santé, ni la vieillesse, ni l'or, et que le poids de la richesse alourdit le vol de l'âme vers le ciel!

— Vous ne m'entendez pas bien, fit-elle en souriant des yeux, et en reprenant sa commerciale figure. Monsieur l'abbé… j'ai trois millions !

L'abbé ne sourcilla pas : ce chiffre évidemment ne lui disait rien. Il continuait intérieurement sa pensée commencée.

Elle reprit :

— Avec trois millions un homme tel que vous peut faire un bien immense. Il peut au moins tous les jours dire sa messe pour le salut de mon âme.

— J'implorerai Dieu pour vous sans cela, madame, et quant au bien à accomplir, la prière et la charité du cœur sont les véritables trésors d'où nous devons le tirer. Donnez directement votre bien aux pauvres.

— Mais c'est le leur donner que de le mettre entre vos mains ! Réfléchissez, je vous en supplie, mon ami. Ne me refusez pas ! Ce serait rejeter mon affection, le nom de fils dont je vous ai appelé, blesser mon cœur, mon plus doux espoir, et troubler ma dernière heure !…

Les larmes l'avaient reprise, et elle gémissait bruyamment. Ce qu'elle ne disait pas en effet, et ce qui causait le plus gros de sa douleur, c'était une idée dont son cerveau brûlait : elle se figurait que l'acceptation empressée d'Aubert pouvait seule la délier de ses derniers scrupules envers Parson.

M. l'abbé Guillois entra en ce moment à l'improviste. Loin de se contraindre, madame Thiel le salua comme un auxiliaire, et, en paroles entrecoupées, lui dit le sujet avouable de ses pleurs.

Avec des regards d'étonnement, et d'un peu envieuse admiration jetés sur Aubert, M. le vicaire général répondit à demi-voix :

— Calmez vous, madame ; nous avons ici un maître

qui sait ordonner et qui affermit les irrésolus. Je le conduis à Monseigneur, et je vous le ramène soumis comme un agneau.

— Oh! que Dieu vous bénisse et me sauve! lui dit-elle avec effusion.

Les deux prêtres sortirent et se rendirent à l'évêché.

Mgr Meulan se trouvait dans sa chambre qu'il parcourait à grands pas.

C'était un homme de moyenne taille, bien pris, avec des allures décidées et un visage aussi qu'il portait fort haut; le nez crochu et ferme, l'œil froid, fixe, comme immuable, l'œil théologique; le menton nettement carré; l'extérieur d'un colonel de cavalerie un peu féminisé par les habitudes sacerdotales; la démarche de celui à qui la terre appartiendrait, et qui tiendrait en outre dans sa poche les titres de propriété du ciel.

Ce soir-là pourtant, il y avait de l'hésitation et de la gène dans ses mouvements :

— Qu'est-ce? dit-il avec brusquerie au valet de chambre qui ouvrit pour annoncer M. le vicaire général et M. Aubert.

M. Guillois prit vivement la parole : l'évêque l'écouta jusqu'au bout avec une physionomie qui, par tous les degrés, arriva jusqu'à l'expression de la plus grande joie:

— Trois millions! dit-il, trois millions qu'elle vous offre, sans ombre de provocation, de son plein gré, et que vous refusez, abbé Aubert!

— Je les refuse, monseigneur, n'ayant rien à en faire pour moi.

— Pour vous, sans doute, mais pour nous, pour ce siége, pour l'Église! Vous n'y avez pas pensé vraiment! A cette heure de lutte, de combat désespéré entre la foi et ses ennemis, vous ne vous êtes pas figuré l'immense ressource de ces trois millions! Dans quel monde vivez-vous? Il vous faut aller les accepter sur l'heure, vivement!

— Mais, monseigneur, cette fortune m'effraye, comment en userai-je?

— Et mon collége de la *Conception* qui tombe! s'écria le prélat; qui va se fermer dans trois mois, peut-être avant! Vous l'ignorez donc! Tenez, voilà, ajouta-t-il, en les tirant de son secrétaire et en les lui montrant, des liasses de notes que l'on m'envoie, une somme de deux cent cinquante mille francs à payer, et je n'en ai pas six mille! C'est la ruine d'une œuvre sainte, la faillite imminente, le triomphe au camp des journaux impies et des libres penseurs!

— Mais, monseigneur, dit le vicaire général, M. Aubert n'a pas besoin d'en entendre si long pour se déterminer. Qu'est-ce qui pourrait le retenir?

— Auriez-vous vu des parents autour d'elle? demanda le prélat en baissant la voix.

— Non, monseigneur, dit Aubert, et je n'avais pas pensé aux parents.

— Ce ne sont en tout cas, reprit M. Guillois, que des parents éloignés; elle n'a, je le sais, ni fils ni frère.

— Je le lui demanderai, dit Aubert.

— C'est inutile, interrompit l'abbé Guillois, je me charge de ce soin.

— Madame Thiel n'est pas un enfant, reprit l'évêque; on sait ce que l'on fait à soixante-dix ans. En outre, elle agit dans sa parfaite indépendance, elle est en état de grâce; et si le libre arbitre vaut qu'on le respecte quelque part, c'est dans la volonté des mourants que le ciel conduit. Dieu, mon cher abbé, vous offre aujourd'hui l'occasion de rendre au centuple à l'Église l'aumône de votre éducation que l'Église vous a faite; et pour tant de motifs, vous n'avez pas le droit de rejeter cette fortune.

— Alors, monseigneur, vous vous en chargerez, dit Aubert comme en suppliant.

— Oui, mon fils!

— Et je puis aller l'accepter?

— Vous le devez, et je vous l'ordonne!

Le jeune prêtre et le vicaire général revinrent auprès de madame Thiel, qui semblait attendre sa sentence de vie ou de mort :

— J'accepte, madame, dit Aubert.

Elle l'arrêta sur ces mots, le saisit et le tint embrassé, avant qu'il eût pu s'en défendre :

— Ah! mon enfant! murmura-t-elle, mon enfant! vous me donnez le ciel, et maintenant je puis partir!... Merci! fit-elle en tendant la main à M. Guillois.

Une heure après, elle entrait en agonie.

Pendant ce temps, Mgr Meulan, à genoux dans son oratoire, remerciait Dieu de ce splendide coup de sa grâce, et se frappait la poitrine d'avoir pu un moment désespérer.

Ce collége de la *Conception*, près de crouler, tenait aux entrailles mêmes du prélat.

Il en avait rêvé l'établissement à M***, dont il fut dix-huit mois évêque, sans pouvoir, dans cette ville « pavée de philosophisme, » suivant son expression, trouver les ressources nécessaires à l'exécution de son idée. C'est pourquoi, dès la vacance du siége, il demanda son changement à X***, la cité bénie, abondante en foi et en zèle, et où il rentra comme chez lui pour appeler aussitôt les maçons. Il savait cette vérité banale que, pour la plupart des hommes, la direction de l'esprit et de la vie dépend du premier enseignement.

Dans son horreur de « la civilisation moderne », il avait regardé comme son premier devoir d'évêque d'arracher aux institutions et aux méthodes profanes autant de jeunes enfants qu'il se pourrait, et de les soumettre, dans un établissement dirigé par lui, à l'action unique, exclusive, continuelle de sa doctrine et de son esprit, qu'il appelait « l'esprit chrétien. »

Le séminaire ne lui suffisait pas à cause de la direction toute particulière qui s'y donne. D'un autre côté, les jésuites ne recevaient guère dans leurs colléges que les enfants de grande maison ; et les « persévérantes calomnies dont ils étaient l'objet » refroidissaient la confiance de bien des familles. En outre, à vingt lieues à la ronde de X***, la Compagnie de Jésus n'avait pas de maison. Nombre d'enfants de la noblesse des environs, tous ceux de la haute et de la basse bourgeoisie, remplissaient le lycée de la ville ou les lycées voisins, et s'y perdaient corps et âme. Il fallait, pour les sauver, leur ouvrir une vaste institution où se donnerait, à la surface, l'enseignement officiel exigé par les parents, qui mène aux diplômes et aux écoles du gouvernement, et où, au fond, se répandrait à flots l'inspiration catholique. Afin de se distinguer par quelque côté des jésuites et de n'être pas pris pour leur homme, il avait imaginé de composer son corps enseignant mi-partie de prêtres, mi-partie de laïques d'une foi éprouvée.

Les choses marchèrent à souhait dans les premiers jours : l'achat d'un grand vieux château aux portes de la ville, l'appel d'un personnel nombreux, l'avance des premiers fonds, l'ouverture de la maison, tout cela prit

à peine quelques semaines. Mais l'ardeur des souscrip-
tions sur laquelle le prélat comptait n'eut qu'une heure,
par l'effet d'une grande banqueroute qui vint frapper le
pays et intimider les capitaux. Le château avait coûté
cher, et il y fallait des réparations considérables;
le nombre des élèves enfin était au-dessous des espérances conçues.

Au bout de dix-huit mois, un déficit énorme se constatait dans la caisse, et l'évêque, qui, au début, ne se
proposait rien moins, par ses bénéfices attendus, que de
couvrir de ses colléges la France entière, et de « tuer
l'Université », l'évêque se voyait en ce moment en très-
grave péril financier, et perdait presque à cela un peu
de son assurance, quand les trois millions d'Aubert vinrent la relever.

II

Quoiqu'il en eût le pressentiment, comme on l'a vu
par sa lettre à madame Thiel, la nouvelle de sa spoliation frappa Parson comme d'un coup de foudre.

Il était bien le rude lutteur qu'il peignait dans cette
lettre : l'enfant orphelin à neuf ans, se donnant seul
l'éducation et le génie, et, à force de combats, s'élevant
au rang d'honnête homme et de chef de famille. Mais
là s'arrêtait sa conquête.

Son inexpérience des hommes, la spontanéité et la
fierté de son cœur, lui avaient barré toutes les routes de

la fortune; et, à trente-huit ans, sans autre ressource que cette maigre position dans les bureaux de la préfecture de X***, accablé sous les quinze mille francs de sa dette, avec quatre enfants à nourrir, il se sentait à bout et il ne comptait plus que sur le si légitime héritage qu'un étranger venait de lui prendre.

Il demeura anéanti, et, pour la première fois, impuissant à réagir. C'était un symptôme grave dont il avait conscience que cet abandon de lui-même devant la femme adorée, à qui jusqu'alors il avait su dérober ses déchirements et garder la foi dans l'avenir.

Blanche, âme digne de lui, et par nature planant au-dessus des préoccupations matérielles, fut surtout atterrée par cette syncope morale de son mari : elle avait pu, dans bien des circonstances, juger de la force de ce caractère et le croyait de granit.

Sa douloureuse surprise dura vingt-quatre heures, après lesquelles elle le vit enfin se retrouver. Elle courut aussitôt appeler Pontalais, l'ami que Parson proposait à madame Thiel de lui amener, et qui logeait au-dessus d'eux. Elle n'avait échangé que quelques mots avec lui depuis la veille, et elle voulait, maintenant que son mari pouvait l'entendre, l'avis de cet esprit qu'elle savait froid et juste sur les mesures à prendre dans leur malheur.

L'ami descendit aussitôt de son laboratoire. C'était un jeune homme d'environ vingt-huit ans, d'apparence fine, de physionomie vive et attrayante par l'esprit qui paraissait d'abord à la surface, et laissait au-dessous deviner la bonté. Sa pâleur mate, quelque contraction dans les traits du visage, annonçaient une santé ébranlée. La maladie, en effet, l'avait contraint de quitter Paris, où depuis six ans il se livrait passionnément à l'étude,

avec de beaux projets d'avenir. Déjà docteur es sciences,
il entreprenait de conquérir le doctorat en médecine,
quand une fièvre typhoïde l'arrêta en route. Sans la
moindre fortune, il avait vécu à Paris de quelques leçons
qui lui permettaient de se livrer à sa passion scientifique,
et de laisser entièrement à sa mère la jouissance d'une
pension modique qu'elle recevait comme veuve d'un
inspecteur des finances. Il revint désolé à Beaulieu, son
pays, auprès de la pauvre femme dont il se trouvait
maintenant réduit à partager le pain. Mais, comme il
n'est pas de douleur si entière que quelque joie ou
quelque espérance ne traverse, il revit à Beaulieu Marguerite, celle qu'il aimait et dont il était aimé. Marguerite était riche et fille unique : M. Valier, son père,
possédait cent cinquante mille francs ; et malgré cette
fortune, malgré un vieil oncle avare qui proposait des
partis moins indignes d'elle, il faisait bon visage au
jeune savant, et attendait le succès de ses travaux à
Paris pour l'appeler son fils. Mais ce retour de Pontalais
malade, sans argent, sans position à vingt-huit ans, le
fit réfléchir. Un beau matin donc, à brûle-pourpoint, il
déclara au docteur sa résolution de refuser pour Marguerite tout prétendant qui, à défaut d'une position, ne
lui apporterait pas au moins dix mille francs comme
preuve de son activité et de son intelligence. « Ce qui
n'était pas, ajoutait-il, trop exiger pour sa fortune à lui,
et pour la dignité de son gendre. » Marguerite pleura,
assura son ami de son immuable affection, le supplia
d'excuser son père, mais ni Marguerite ni madame
Pontalais ne purent le retenir à Beaulieu.

Il partit sur ce coup de fouet plus tôt que sa santé ne
l'aurait voulu.

Revenir dans l'humide Paris ne lui était pas encore

possible : il songea à X***, ville très-salubre, non loin
de Beaulieu, et assez riche pour qu'il put espérer y
trouver des leçons. Il avait là d'ailleurs un ami de son
père, chef de division à la préfecture, et qui pouvait lui
être utile. Ce fut en s'y rendant qu'il rencontra en
chemin de fer la famille Parson. Elle quittait Monté-
limart et s'en allait un peu à la grâce de Dieu. L'inventeur, employé dans une maison de commerce, venait
d'en être renvoyé pour « incapacité reconnue. »

Pontalais monta dans le compartiment des troisièmes
où ils se trouvaient seuls ; ses yeux, d'abord frappés, pas-
sèrent de la tête robuste et méditative de Parson à l'angélique figure de Blanche, puis aux quatre beaux enfants, et il
se sentit attiré et remué jusqu'au fond de l'âme. Après une
conversation d'une heure, il en savait assez sur les voya-
geurs pour offrir à Parson de venir avec lui à X***, où
il avait l'espoir de lui procurer une position. Une semaine
passée, en effet, celui-ci entrait à la préfecture dans la
division de l'ami de Pontalais, qui lui promettait une
amélioration de traitement aussi prompte que possible.
Malheureusement, cet ami mourait presque aussitôt, et
l'inventeur comme le savant, à qui il avait eu le temps
de donner deux élèves, restaient sans protecteur.

Pontalais était le premier homme intelligent et bon
qu'ils rencontraient : Parson et Blanche s'attachèrent
à lui, et de son côté il les aimait depuis les premières
paroles qu'ils avaient échangées. Mais son cœur ne se
répandait pas volontiers au dehors. Sa froideur appa-
rente et son esprit railleur tinrent même quelque temps
en échec la gravité et la nature expansive des deux
époux, qui eurent besoin, pour la liberté de leurs mouvements avec lui, de rompre encore un nouvel obstacle.
En effet, avant de les connaître, Pontalais ne s'était

guère élevé au-dessus de la science positive : sa réflexion ne se portait pas d'elle-même au delà. D'idéal, de religion et de sujets semblables, il pensait à peu près ce qu'en pensent d'ordinaire les docteurs ès sciences. Parson et Blanche commencèrent à lui ouvrir cet autre monde sans la possession duquel l'intelligence reste étroite, inachevée, et que sa jeunesse, enfermée sous les verroux d'un collége, loin de la famille, n'avait pas même entrevu.

Ses nouveaux amis partageaient avec lui, rue Saint-Jean, la location d'une petite maison à deux étages, dont Parson occupait le premier. L'appartement du docteur, au second, se composait de sa chambre et d'une grande cuisine dont il avait fait son laboratoire, où le soir l'inventeur, à l'aide de quelques rares instruments, venait travailler à ses expériences. Blanche y montait alors le plus souvent, avec de la tapisserie et des livres, et donnait une leçon de lecture aux enfants, qui jouaient ensuite dans un coin dont on leur avait cédé la propriété.

Pontalais, en descendant, trouva Parson tranquille. On s'assit sur les chaises de paille de la chambre, et l'on tint conseil.

Qu'allait-on faire?... Un procès avec de tels adversaires, et dans cette ville, avait de quoi effrayer. Et, inconnus, sans ressources, à qui s'adresser pour le soutenir?...

Quand Parson eut agité ce point, le docteur hasarda le mot de *conciliation*.

— Une aumône pour me taire ! s'écria Parson : allons donc ! Et la dignité mise à part, la justice me le permettrait-elle? Notre bien est à nous. Il nous le faut tout entier, ou nous le perdrons tout entier !

— Bien, dit Pontalais ; mais il vous faut au préalable trouver à X*** un avoué et un avocat, et surtout attendre l'heure des débats qui peut sonner tard. D'ailleurs, je comprends votre sentiment.

On devait chercher un avocat assez fort et assez désintéressé pour accepter une si grande cause, sans autre espoir peut-être que de faire entendre la voix des opprimés. Le docteur, pour se relever de son projet de conciliation, proposa d'appeler au secours une des illustrations même du barreau de Paris, un homme dont tous les discours révélaient l'esprit libéral et humain, l'avocat Lagardie. L'idée fut trouvée bonne. Parson fit la lettre sur l'heure ; elle était précise, forte, émue et capable de toucher un cœur moins généreux.

Puis l'âme de Blanche se montra dans une proposition nouvelle.

— Avant d'envoyer cette lettre, dit-elle, si nous essayions d'agir directement sur M. l'abbé Aubert ?

— Que voulez-vous dire ? demanda Pontalais.

— Nous ne le connaissons pas ; il ne nous connaît peut-être pas de son côté ; et, ignorant qu'il existait des héritiers, il a pu....

Pontalais l'interrompit en riant :

— Mais, madame, un prêtre n'ignore jamais rien des choses de famille ! Songez que celui-là a converti, assisté et confessé, — je l'espère, — madame Thiel ; que vous avez pu à peine rentrer chez elle dès qu'il y a mis le pied, et qu'enfin il hérite !...

— Vous nous l'avez vous-même appelé un saint !

— Je parlais la langue des habitants du pays ; mais je ne l'ai appelé qu'un saint !

— Il pourrait être un honnête homme ! Pourquoi n'aurait-il pas la vertu dont il fait profession ? Pourquoi, sans le connaître, lui refusez-vous la plus simple probité? Ma pensée est qu'il faut aller le voir.

— Je vous admire, madame, et je me tais, prêt à vous obéir si vous avez besoin de moi pour cela.

— Je vous écoute, dit Parson, et bien que je pense comme Pontalais, je veux donner satisfaction à cette belle erreur de Blanche. J'irai voir l'abbé !

— Te sentirais-tu assez calme et assez sûr de toi? dit-elle en souriant.

— Cela dépendrait de lui ! répondit-il.

— Voilà pourquoi je te prie, mon ami, d'y envoyer M. Pontalais, qui s'offre obligeamment.

— Il vaut mieux, en effet, dit Parson, qui se figurait bien ce qui pouvait arriver de lui dans sa rencontre avec le spoliateur.

— J'y vais donc, reprit Pontalais, et non sans quelque intérêt pour moi : voici la première fois, depuis bien longtemps, que j'aurai affaire à un prêtre. Ce sera un sujet d'étude... Cependant, n'égarez pas la lettre à Lagardie !

Après avoir accompagné Parson jusqu'à son bureau, le docteur demanda l'adresse de l'abbé Aubert au premier passant, qui lui indiqua le numéro 6 de la rue *Neuve*.

III

Pontalais était de ceux qui prennent tous les prêtres pour des niais ou pour des fourbes. Dans le cas présent, il n'hésitait guère entre les deux espèces. En montant l'escalier d'Aubert, il apprêta ses armes.

Le prêtre logeait au troisième étage, au bout d'un très-long corridor qui l'isolait du reste de la maison.

La porte de sa chambre se trouvait ouverte. Aubert, debout et le dos tourné, murmurait son bréviaire. Son recueillement était si entier, qu'il n'entendit point les pas et ne s'aperçut aucunement de la présence du docteur arrêté sur le seuil, qui, croyant à une comédie, s'y tint pour regarder.

La pièce, formant tout l'appartement, était petite, basse, crépie à la chaux, meublée d'une sorte de cercueil posé à terre, et servant de lit, d'une table et de trois chaises. Sur la table se dressait un grand crucifix de bois grossier. A droite du crucifix était un objet assez volumineux, couvert d'un voile de laine noire. A gauche, quatre livres, les seuls qui se vissent dans la chambre. Au-dessus du lit, et mal caché sous un rideau de serge, auprès de quelques vêtements, s'apercevait un fouet formé de lanières de cuir, que terminaient de petites boules de plomb.

Cette lugubre cellule, qui aurait dû repousser, avait pourtant cet attrait que communiquent aux plus pauvres lieux les mœurs pures de l'homme qui les habite. Il en sortait une douceur que Pontalais sentit un peu sans s'en rendre compte, et malgré son esprit prévenu qui tenait à voir dans un tel ameublement une hypocrite mise en scène. Après son examen, comme le vicaire ne bougeait pas, il fit un mouvement pour appeler son attention. Aubert tourna la tête et s'avança vers lui :

— Pardon, monsieur, lui dit-il sans le regarder autrement, et en achevant sa prière. Je ne vous avais pas aperçu. Entrez.

Il ferma la porte, approcha une chaise de la table, plaça à côté un petit morceau de tapis troué, et dit :

— Agenouillez-vous !

Pontalais, en s'inclinant, répondit par un geste poli, mais significatif, auquel l'abbé vit qu'il se trompait :

— C'est l'heure, dit-il, où je reçois mes pénitents, et je croyais que vous veniez vous confesser.

— Je viens, monsieur l'abbé, pour un motif plus grave.

— Plus grave ! Que voulez-vous dire, monsieur?

Et il regarda alors son interlocuteur, dont l'air ferme froid, poliment hostile et spirituel, n'était pas celui des gens de son habitude. De son côté, le savant considéra le prêtre, et parut un moment inquiet comme devant un problème inattendu.

— Monsieur l'abbé, dit-il, je suis l'ami de la famille Parson, et je viens vous trouver de la part de cette famille.

— Parson ?... interrogea Aubert.

— Oui.

— .... Je ne connais pas ce nom.

— Réfléchissez, monsieur l'abbé, je vous en prie ; il n'est guère possible que vous ne le connaissiez pas.

— .... Je cherche.... je ne le retrouve pas dans ma mémoire.

Il présenta une chaise, en s'asseyant lui-même.

— Vraiment ! personne ne vous l'a appris.... pas même madame Thiel ? dit le docteur qui reprit son assurance, et se crut alors tout permis.

— Non, monsieur, répondit le prêtre avec tranquillité.

— Il vous est interdit, je le sais, de vous arrêter aux secrets de la confession....

— Je n'ai pas confessé madame Thiel, monsieur !

— Ah !... dit Pontalais qui se tut un moment à cette fâcheuse nouvelle, et reprit ensuite : — Madame Thiel, monsieur l'abbé, s'est montrée d'une grande délicatesse envers vous, d'une délicatesse telle que sa générosité peut seule s'y comparer. Pour ne pas vous blesser les doigts, elle a pris soin d'enlever toute aspérité à ses trésors en vous les remettant.... Ainsi, vous ne saviez pas qu'il existe ici une famille Parson, et que madame Parson était la nièce de madame Thiel ?

— Je ne le savais pas.

— Cela est fort regrettable pour cette famille.... Monsieur l'abbé, mieux instruit, n'aurait pas voulu assurément de toute cette énorme fortune !

— Je n'ai rien voulu là-dedans, monsieur ; je n'ai rien fait de mon propre mouvement pour obtenir cet héritage : c'est même contre ma volonté que je l'ai reçu. — Pontalais fit un haut-le-corps. — Madame Thiel me l'a offert avec instance, et j'ai cédé par obéissance à mon évêque.

— L'obéissance est une des belles vertus du clergé, je ne l'ignore pas, et qui, dans certains cas, sait le débarrasser du poids gênant de la conscience et de la responsabilité personnelle.

— Monsieur, dit Aubert, je ne puis vous permettre de parler ainsi devant un prêtre !

Pontalais continua :

— Vous n'avez pas même songé, monsieur l'abbé, en obéissant à votre évêque, à vous informer par vous-même s'il existait des héritiers ?...

L'abbé, à ces mots si directs et qui lui rappelaient un scrupule, éprouva quelque embarras. Mais il pensa à Mgr Meulan, à M. Guillois, qui l'avaient déchargé de

ce soin, à la subite agonie de madame Thiel, qui ne lui
permit pas de la questionner ; et, comme son interlocuteur parlait d'un ton blessant, il répondit :

— J'ai obéi à mon évêque. Cela regarde Dieu et
lui....

— Oh ! et vous aussi, monsieur l'abbé ! et nous également, cela nous regarde !... Voyez si je l'entends bien :
M. votre évêque vous a dépouillé de votre jugement,
de votre conscience, et vous, de votre côté, mis ainsi à
l'aise, vous nous avez dépouillé de notre argent : et je
ne raisonne que d'après vos propres données, remar-
quez-le !

Le docteur, en poussant ainsi, voulait le mot de ce
jeune homme, dont l'air candide et honnête contrastait
si singulièrement avec l'habile politique qu'il lui sup-
posait.

— Vous raisonnez mal, monsieur, dit Aubert.

— Enfin, monsieur l'abbé, continua Pontalais après
un silence, quels qu'aient été vos motifs déterminants
et vos pratiques, ces trois millions sont légalement à
vous, et....

— Monsieur, interrompit l'abbé, vous vous trompez,
ces trois millions ne sont pas à moi.

— Ah !... et à qui ?

— Ils appartiennent aux bonnes œuvres auxquelles
ils seront appliqués.

— Sans doute ; mais ces bonnes œuvres, c'est vous-
même qui, l'héritage à la main, les imaginerez, les
accomplirez ?

— Non, je ne suis plus le maître de l'héritage, j'en
ai fait hier une donation à mon évêque.

Pontalais devint pâle. Il savait quelque chose du
caractère de Mgr Meulan par son vieil ami, le chef de

division qui avait habité X*** une vingtaine d'années.

— Une donation légale ? dit-il, une donation entière?

— Légale et entière.

Il y eut un nouveau silence.

— Vous possédez de votre côté quelque fortune ? demanda Pontalais.

— Aucune, monsieur ; je vis de mon traitement de vicaire.

— Mais alors, reprit le docteur, votre position doit s'améliorer ; pour un si royal cadeau, votre évêque reconnaissant ne peut que vous pousser très-vite aux honneurs, et vous êtes fait pour le traiter bientôt de collègue ?

Le regard d'Aubert en dit plus qu'une longue réponse. Ce qu'il contenait d'étonnement, de sérénité et de reproche frappa Pontalais.

— Il existe donc véritablement des enfants de cet âge, pensa-t-il, et madame Parson aurait pressenti juste ! — Voyons, monsieur l'abbé, continua-t-il d'un ton radouci, je me suis sans doute trompé avec vous. Je vous prie de regarder mes premières paroles comme.... adressées à M. votre évêque, et d'écouter ce qui me reste à vous dire. Je suis, je vous l'ai appris, l'ami de M. Parson : en me présentant ici, c'était à votre honnêteté, à vos sentiments d'homme et de chrétien que je venais m'adresser pour prévenir de grands malheurs. Nous ne nous sommes pas entendus du premier coup. Ce que vous venez de m'apprendre m'ouvre les yeux et m'accable. Votre donation met les héritiers en présence d'un adversaire autre que vous et autrement redoutable. Or, voici ce que sont ces héritiers.

Et il lui raconta à grands traits la vie, le caractère de l'inventeur et de sa femme, cette belle lutte soutenue contre une destinée fatale ; il lui parla de cette espérance si légitime d'héritage qui faisait leurs seules forces dans le combat, de cet homme de génie méconnu et opprimé, enfin de ces quatre enfants. Pontalais fut d'une éloquence qu'il ne se connaissait pas, que la situation, son amitié et la présence de cette âme simple et déjà sympathique lui avaient mise aux lèvres.

— Monsieur, dit naïvement Aubert, vous m'avez vivement touché. Je vais de ce pas chez Monseigneur lui redemander ma donation, je vous la remettrai....

— S'il me la rend, dit le docteur souriant, en continuant la phrase. — Et s'il ne vous la rend pas, monsieur l'abbé.... que ferez-vous ?

— Il est mon supérieur, j'accepterai sa volonté.

— Mais si sa volonté n'est pas la vôtre ?

— Je me soumettrai : un prêtre ne peut faire autre chose devant son évêque.

— Même quand, de la façon la plus éclatante à vos yeux, votre évêque viole le droit ?

— Monsieur, dit l'abbé, en vous offrant de me rendre chez Monseigneur, je suis poussé par l'émotion que m'a donnée votre discours et par la crainte d'avoir blessé la justice. Mais rien au monde, tant que je serai prêtre, ne peut prévaloir sur l'autorité que je reconnais à mon évêque sur mes actes et sur mes pensées !

— Comment ! monsieur, dit le docteur stupéfait. Mais fussiez-vous cent fois prêtre, vous ne pouvez cesser d'être homme, c'est-à-dire, de relever de votre jugement seul ! Ce que vous me dites est insensé, ou je ne vous comprends pas !

— Vous ne me comprenez pas, en effet : je dis que la décision de mon supérieur commande et doit commander la mienne ; car, supposez que dans ce cas, par exemple, je m'élève contre cette autorité, que j'en appelle au métropolitain, au pape lui-même. Si le pape rend la même sentence, la révolte une fois déclarée de mon jugement peut-elle ne pas persister? Ne dois-je pas accuser d'erreur le dernier comme le premier tribunal?...

— Tout bonnement! dit Pontalais.

— Et alors, où vais-je aboutir?

— Au bon sens! cria le docteur, à vous-même!

— A moi-même! répondit l'abbé en hochant la tête; qu'est-ce que moi-même, que ténèbres et faiblesse? Vous en parlez bien légèrement, monsieur! Ce qu'affirment nos évêques est pour nous le droit et le bon sens! Votre cause offre une apparence de justice qui me touche, mais l'intérêt de l'Église, qui est la justice elle-même, peut ne pas reconnaître comme moi cette apparence, et tout ce que je puis faire pour vous, c'est d'aller m'en assurer, avec la confiance que Monseigneur s'attendrira autant que moi-même envers vos amis.

— C'est très-sincèrement que vous parlez, monsieur l'abbé?

— En doutez-vous? Ma soumission, c'est ma foi elle-même, et elle ne me sera arrachée qu'avec elle!

Ces derniers mots furent prononcés avec un geste plein d'énergie.

Le docteur hésitait à en croire ses oreilles. Cependant il entendait bien, et, mieux que cela, il commençait à voir clairement, et sous sa face véritable, l'homme qui lui parlait. Il considérait ce phénomène, qu'il n'avait pas encore soupçonné, de la foi contre nature, de la passion de la servitude, toutes-puissantes, obstinées jusqu'à la folie et au crime, dans un cœur d'honnête homme; et il en sentait la présence dans ce prêtre, tout à l'heure un enfant pour lui, et qui maintenant prenait à ses yeux des proportions d'Hercule, — d'Hercule sourd, aveugle et frappant de toute sa force inconsciente et fatale.

Ce spectacle le jeta dans une réflexion assez profonde qu'Aubert constata avec plaisir. Le prêtre était accoutumé au succès de sa parole, et il attribuait à ses derniers arguments le silence de son interlocuteur. L'habitude de l'affirmation inspire cette sacerdotale confiance en soi-même, à laquelle les saints n'échappent pas plus que les autres.

Pontalais, se jugeant dans la position d'un médecin placé devant un aliéné d'espèce particulière, observait le cas, et se demandait s'il s'y pouvait trouver quelque remède.

— Bah ! pensa-t-il après un moment, il n'en existe pas plus à cette misère-là qu'à celle du pauvre Parson !

Il se leva en saluant pour sortir.

— Vous me quittez déjà, monsieur ? dit Aubert. Quand puis-je espérer de vous revoir ?

— Pourquoi me revoir, monsieur l'abbé ?

— Pour.... vous apprendre le résultat de ma visite à Monseigneur.... — Pontalais haussa les épaules. — Et aussi pour que vous me maltraitiez encore comme à votre entrée, fit le prêtre en souriant, pour que nous causions ensemble, pour que nous devenions amis, si vous le voulez.

— Je vous préviens, répondit plaisamment le docteur, que je n'ai pas le moindre million au service de votre évêque !

— Mais vous avez une âme ! reprit le prêtre. Vous ne connaissez pas l'Église, vous ne connaissez pas la foi ; vous n'êtes pas chrétien ?

— Moi aussi vous voulez me convertir ! s'écria Pontalais qui roulait de surprise en surprise.

— Oui, mon frère, avec la grâce de Dieu !... Habitez-vous la ville ? dites-moi. Qu'y faites-vous ?

Il questionnait avec bonté et de l'air d'un homme doux qui parle à un enfant.

— J'habite la ville, dit Pontalais, et j'y fais ce qui ne peut guère être de votre goût.... de la science.

— Vous êtes un savant ?

— Avec la grâce de Dieu, dit le docteur, et vous voyez que nous ne pouvons point trop nous entendre.

L'abbé eut un mouvement de tête dont ne se préoccupa pas Pontalais, qui continua :

— Je suis d'ailleurs fort occupé, et le temps me manquerait pour venir vous voir longuement. Je vous avoue d'ailleurs, ajouta-t-il en maniant les quatre livres qui étaient sur la table, et la discipline au fouet de plomb qui dépassait le rideau de serge, que votre bibliothèque et les instruments de votre laboratoire ne m'invitent pas précisément. Ce sont là tous vos livres : le *Bréviaire*, la *Vie des Saints* et deux *Imitation de Jésus-Christ* ?...

— Oui, monsieur.

— Et qui vous suffisent sans doute ?

— Je n'en ai guère lu d'autres depuis dix ans.

— Je vous crois, monsieur l'abbé, je vous crois.... Et c'est de vous-même que vous vous êtes condamné à ce sobre régime ?

— De moi-même.... non, répondit Aubert en hésitant un peu. Mes supérieurs m'en ont fait une loi que je trouve douce, et je les en bénis.

Le docteur, agissant avec la familiarité que lui témoignait le prêtre, passa de l'autre côté du crucifix, auprès de l'objet couvert du voile de laine noire qu'il avait aperçu en entrant.

— Et cela, dit-il en levant le voile, ce doit être au

moins une tête de mort?... Ah! le rare morceau! reprit-il soudain en se trouvant devant une pierre porphyrique à cristaux nets, veinée de rouge, de la plus belle pâte, qu'il prit entre ses mains et considéra attentivement. — Que faites-vous de ce fragment? Où l'avez-vous eu? Seriez-vous géologue, monsieur l'abbé?

— C'est, dit Aubert, un morceau détaché de la sainte montagne de Sion, qu'un pieux pèlerin m'a rapporté de Palestine. Je le conserve avec vénération.

— Ah! fit en riant Pontalais, le pèlerin n'est pas venu de si loin! Il vous aurait rapporté de Sion le roi Salomon lui-même plutôt que cette pierre. La sainte montagne n'est pas d'éruption porphyrique, et ne contient pas miette de porphyre. Mais, en quelque pèlérinage qu'il ait pris cette cassure, elle est admirable, et vous pouvez lui conserver votre vénération.

— Éruption porphyrique?... interrogea l'abbé, que ces deux mots avaient frappé entre les autres. Que sont ces éruptions?

— Vous le savez sans doute?... des roches ignées d'un certain ordre, lancées de l'intérieur incandescent du globe et qui en soulèvent l'écorce en ces hauteurs que nous appelons montagnes.

— Le feu est l'origine des montagnes? dit Aubert.

— Une des principales, monsieur l'abbé; personne n'ignore cela.

Le prêtre avait changé de physionomie d'une manière frappante. Ses yeux portaient, avec un regard fixe et pénétrant, tour à tour sur la pierre et sur le docteur : le pli de l'attention se formait entre ses deux sourcils, un air de curiosité presque violente animait tous ses traits, bandés comme sous l'action d'un ressort mis tout à coup en jeu.

— Oh ! oh ! pensa le docteur en le considérant, qu'est ceci ?... Serai-je devant quelque bel instinct étranglé qui veut qu'on lui coupe la corde ?

Il fit parler le vicaire, constata le vide parfait de sa tête, vit à quelques mots la mutilation dont elle avait été l'objet, en même temps qu'il se confirmait, par une sorte de voix du sang, qu'il avait devant lui un frère, un véritable esprit scientique. Ce fut au tour de Pontalais à changer de visage. Son bon cœur venait, devant cette découverte, de lui suggérer une idée et une espérance. Il dit à l'abbé :

— Je dois me retirer, il est tard ; mais je ne veux pas vous quitter sans m'excuser encore du ton que j'ai pris avec vous....

— Ah ! monsieur, répondit Aubert plein d'effusion et en lui tendant la main, dites-moi seulement que nous nous reverrons !

— Vous tenez donc bien à me convertir, monsieur l'abbé ?

— Pourriez-vous me refuser de vous parler de Dieu ?

— De Dieu ? non, vraiment, j'accepte cela !

— De mon Dieu ! de celui que vous ignorez, qui vous aime et vous appelle par ma voix !

— J'accepte encore volontiers.

— Et je puis croire que le jour où vous le reconnaîtrez, ce Dieu, vous vous inclinerez devant lui, devant ses commandements, devant son Église ?

— Comme vous le feriez sans doute vous-même devant un autre Dieu et devant d'autres commandements, si vous trouviez la vérité hors de votre bréviaire ?

— Comme je le ferais !

— Ce doit être là la volonté de tout honnête homme ! acheva Pontalais, tandis qu'ils se donnaient encore la

main, et qu'Aubert se préparait à descendre après lui
pour se rendre auprès de l'évêque.

IV

Parson quittait l'évêché où, pour la cinquième fois
il avait inutilement tenté d'être introduit.

Mgr Meulan, après la visite d'Aubert, dont il interrompit vite la singulière réclamation, avait fait condamner sa porte. Il tenait à éviter de vaines explications
avec le prétendant à l'héritage qui venait de se révéler.

L'inventeur, après quelques pas, rencontra Pontalais
que Blanche, inquiète, envoyait au devant de lui.

— Venez, mon ami, dit-il, j'ai la tête en feu et besoin
d'air ! Passons chez moi pour rassurer ma femme : nous
irons ensuite un peu dans les champs.

Ils prirent la rue Saint-Jean, virent Blanche qui
tremblait en effet d'une rencontre de son mari avec
l'évêque, et gagnèrent la campagne.

— Cette porte était encore fermée ! dit Parson.

— Elle le sera longtemps, répondit Pontalais. Cela
ressort de la lettre de l'abbé Aubert m'annonçant le
résultat de sa démarche. La lettre, courte et froide, a
été évidemment dictée par l'évêque qui déclare « qu'il
avisera. » Il fait bien d'ailleurs de s'enfermer, encore
moins pour lui que pour vous, qui n'avez rien à gagner
à un tel entretien.

— Qu'ai-je à y perdre maintenant?

— Et votre position à la préfecture ! Et la nécessité de ne pas vous compromettre par des actes dont s'indisposeraient les tribunaux qui jugeront de ce procès !

— Ah ! le procès ! le procès ! instance, appel, cassation, des années, ma vie entière, le temps pour moi et les miens de nous user à l'attente et dans la misère, la lutte d'un seul contre une armée !

Il prononça ces mots d'une voix farouche. Sa tête exprimait une concentration profonde de douleur. Elle était de celles où la force intérieure transpire et arrête le regard. Son large front s'encadrant de cheveux noirs bouclés surplombait des yeux francs et pleins de lumière. La pensée et la lutte y avaient imprimé une gravité qui allait presque jusqu'à la rudesse, bien qu'on sentît ce visage susceptible de s'attendrir sous un sentiment doux jusqu'à la bonté infinie. Il avait la peau hâlée, tout l'extérieur et les allures de l'homme qui a vécu en pleins champs et que l'air des villes n'a pu changer. Sa démarche était libre, avec des mouvements brusques. Sa taille haute, ses muscles saillants, ses fortes épaules annonçaient une vigueur peu commune.

— La conscience des juges n'est pas toujours celle des prêtres, répondit le docteur, et, comme je vous l'ai dit, vous ne combattrez pas seul sans doute : j'espère vous amener un auxiliaire qui abrégera les débats.

— Votre abbé Aubert?... Oui.... vos projets sur lui m'étonnent encore moins que cette passion à première vue d'un esprit tel que le vôtre.

— Mon cher ami, il vous aurait encore bien plus vite séduit que moi ; à le voir, vous l'auriez vous-même prié de garder vos trois millions, dit Pontalais en riant. Il est simple et honnête comme on l'est à six ans, avec une maladie de conscience assurément très-prononcée, et qu'un instant même j'ai crue incurable ; mais aussi avec une intelligence qui peut tout sauver, une intelligence à jeun, affamée sans qu'elle y pense, et qui, la première pomme goûtée, avalera l'arbre tout entier. Si vous l'aviez vu regarder le porphyre !... Ce regard valait dix péchés mortels !... Enfin nous allons mutuellement nous convertir ! Et si je réussis, — de la vérité, dès qu'il y sera parvenu, à la justice, où il faut qu'il arrive, — il ne s'amusera pas en route, je vous en réponds ! Il n'est pas homme à laisser traîner ses actes loin derrière sa foi. Nous aurons le temps, j'espère, dans le cours du procès, de causer cette surprise à l'évêque ; et voilà pourquoi vous ne devez pas compromettre l'avenir par une explication périlleuse avec Mgr Meulan.

— Vous êtes un brave ami, Pontalais, et un homme qui grandit à vue d'œil....

— Vous voulez me faire dire que c'est vous qui me portez ?

— Dans votre jugement sur ce prêtre, vous vous élevez à la hauteur de Blanche.

— Elle l'avait jugé sans l'avoir vu, elle !

En parlant ainsi, ils suivaient le chemin de la *Source*, sentier très-étroit, bordé d'un bruyant ruisseau qui lui donne son nom, et de haies vives et hautes, où se glissaient par places les fleurs des prairies contiguës qui embaumaient l'air.

La pente fort sinueuse, et de plus en plus rétrécie, descendait rapidement d'une des plus fraîches collines qui environnent la ville de X***. Du point où ils se trouvaient, leur vue plongeait à pic sur l'étroit vallon naissant qui commence là la plaine vers le sud, et qui allait avec sa verdure, en s'élargissant pas à pas comme un fleuve, se perdre dans l'horizon.

3.

Sous le charme de ces lieux, la conversation des deux promeneurs fit bientôt place au silence. Ils marchaient, chacun songeant de son côté, depuis cinq minutes déjà, quand ils se trouvèrent soudain devant une voiture à deux chevaux, retournant au pas.

Pontalais reconnut sur le panneau les armoiries épiscopales. La voiture était vide; un cocher, assisté d'un valet de chambre, la conduisait; mais sans doute le prélat n'était pas loin, et il devait suivre à pied, à cause de la pente raide. Une parole haute et assurée, accueillie de ces rires approbatifs dont les inférieurs saluent la bonne humeur du maître, l'annonça aussitôt. Mgr Meulan, retournant de promenade, récitait à sa compagnie le dernier article d'un célèbre journal religieux où les libres penseurs étaient traités en termes si crus et si pittoresques, que dans sa joie il l'avait retenu par cœur. Parson montait lentement, les mains derrière le dos, si préoccupé, qu'il avait à peine pris garde à la voiture, et qu'il n'entendait la voix et les rires que vaguement.

Les deux groupes allaient se rencontrer. Pontalais le prit par le bras :

— Je suis las, dit-il, redescendons ; il se fait tard, et l'on doit nous attendre chez vous !

En même temps, il lui imprimait un mouvement en arrière qui le réveilla.

— Mais, dit Parson, il est encore grand jour, et cette promenade me repose. Vous pouvez bien me donner encore un quart d'heure !

A son tour, il prit le bras du docteur et le ramena. Celui-ci n'eut pas le temps d'insister : à quinze pas au-dessus d'eux apparut Mgr Meulan, escorté de M. l'abbé Guillois et de son autre vicaire général. Pontalais se laissa entraîner sans souffler mot, se confiant à la dernière ressource d'une nouvelle méditation de Parson, qui passerait peut-être près des ecclésiastiques comme près de la voiture, sans trop y regarder.

— Voilà des prêtres ! dit aussitôt l'inventeur en les apercevant.

La croix d'or qui brillait sur la poitrine de l'évêque le lui dénonça.

Il doubla le pas et, suivi de Pontalais, ne s'arrêta que devant lui.

A l'aspect de cet homme imposant, les rires cessèrent, et Mgr Meulan pâlit légèrement. Par l'abbé Aubert et par M. le baron de Forty, secrétaire général de la préfecture, son parent et son ami, il en savait maintenant assez de Parson pour se douter qu'il l'avait sous les yeux.

Parson salua.

— Monsieur, dit-il en s'adressant au prélat, vous êtes l'évêque de la ville ?

Mgr Meulan, qui avait ôté son chapeau, le remit sur sa tête à cette appellation de *monsieur*. Les deux prêtres l'imitèrent. Parson alors se couvrit, ainsi que Pontalais.

— Je suis, répondit Mgr Meulan, l'évêque de la ville.

— Cinq fois déjà j'ai frappé à votre porte, monsieur, sans pouvoir être introduit auprès de vous. Mon nom vous dira ce que j'y venais faire : je m'appelle Parson. Le hasard me fait vous rencontrer, et il vous plaira sans doute de me donner audience ici.

— Ici ou ailleurs, répliqua l'évêque, un entretien entre nous me semble chose délicate et chose inutile, comme vous devriez le sentir ; et c'est pour ce motif

que j'ai évité de vous voir depuis hier. Vous venez me
réclamer une fortune que vous attendiez et qui vous a
manqué : or, je ne suis pas l'héritier testataire.

— C'est vrai, dit Parson, vous n'avez pas le testament
pour vous, mais vous avez l'héritage par la donation
d'un homme à qui vous commandez avec la plus entière
puissance. Cet héritage est ma propriété, et je réclame
ma propriété !... La morale et la loi, monsieur, ne permettent à personne de profiter de la maladie et de la
vieillesse d'une pauvre femme pour lui ouvrir et lui
vider ainsi les mains !

M. l'abbé Guillois, placé auprès de l'évêque, fit ici
un geste de dénégation.

— Si la loi ne permet pas cela, répondit Mgr Meulan,
adressez-vous à la loi, monsieur, et ne prolongeons pas
cette rencontre. Laissez-moi vous dire seulement que
vous ignorez ce dont vous parlez ; que ni moi, ni
M. l'abbé Aubert, ni aucun des prêtres qui sont sous
ma puissance, n'avons provoqué madame Thiel ; que
seule, d'elle-même, elle a eu l'idée de ce legs pieux,
refusé d'abord par M. l'abbé Aubert, qui l'a accepté
seulement sur ses instances, et qu'enfin il faut vous en
prendre plus haut qu'à nous ! Madame Thiel s'est convertie à la vraie religion par un coup de la grâce divine.
Volontairement, et par une suite de cette grâce, elle a
légué sa fortune au prêtre, instrument de sa conversion.
Le ciel a tout conduit. Telle est la vérité, qui exclut
de notre part toute idée de captation, contre laquelle
je proteste, monsieur, au nom de mon clergé !... Personne de nous d'ailleurs ne savait votre existence !

L'évêque parlait avec hauteur. Parson s'enflamma :

— Je ne vous permettrai pas, répondit-il rudement,
et en s'animant à l'aller, des faux-fuyants de cette

sorte ! Vous niez la captation, quand vous, convertis-
seurs, confesseurs, ministres de Dieu, chargés, comme
vous le dites, du salut des âmes, vous laissez ainsi les
âmes dans le silence et dans les ténèbres sur les plus
sacrés des devoirs ! Une femme folle, sans esprit, sans
bonté, sans honnêteté, vous tombe par hasard entre les
mains, et vous ne l'éclairez pas, vous ne la guérissez
pas : vous n'attaquez point la fibre humaine qui peut
encore dormir dans son cœur, pour la rendre à la justice,
qui seule fait le salut, monsieur ! Elle laisse un héritage, et vous ne la contraignez pas d'avouer qu'elle a
de légitimes héritiers ! Ces héritiers, vous ne les cher-
chez pas vous-même malgré elle ! Vous respectez son
hypocrisie ; vous la laissez tromper sa conscience et le
ciel, vous prenez son argent ! Et c'est Dieu qui a tout
conduit ! Et vous n'êtes pas des captateurs ! Allons, les
derniers des prolétaires ne font pas cela ! J'en ai vu
perdre leur pauvre journée à rechercher le maître de
l'or qui s'était offert sous leurs sabots !... Si vous n'avez
pas couru après moi, d'ailleurs, vous me trouvez ici....
et maintenant que vous savez mon existence, qu'allez-
vous faire ?

L'évêque ne répondit pas. Pour la première fois, il
se voyait devant une volonté plus forte que la sienne et
qui semblait décidée à tout. Cette parole fière, emportée,
oublieuse de toute convenance, et le mouvement puissant
de ce cœur ému l'avaient presque troublé en le domi-
nant.

M. l'abbé Guillois se pencha vers Pontalais :

— Monsieur, lui dit-il, de tels propos jetés à la face
d'un évêque sont déplorables. Aidez-nous, je vous supplie, à sortir d'ici !

— Monsieur, répondit Pontalais, je n'y puis pas plus

que vous ; et si je ne tente rien, c'est que je le crois
inutile.

Le second vicaire général, qui, à cause de l'étran-
glement du sentier, se tenait derrière le prélat, se
haussa en regardant par-dessus la haie et cria, en appelant le valet de chambre et le cocher : « Valentin !
Jérôme ! »

— Le bruit de la voiture les empêche d'entendre,
ajouta M. Guillois, qui regarda aussi vers la pente.

— Il faut répondre ! dit Parson en se rapprochant de
l'évêque qu'il toucha presque.

Avec un effort sur lui-même, Mgr Meulan fit entendre
ces mots :

— Nous ne parlons pas la même langue, monsieur, et
ce sont des principes différents qui nous mènent. Vous
êtes protestant...

— Je ne suis pas protestant ! interrompit Parson.

— Vous êtes libre penseur, ce qui vaut autant, et je
suis évêque catholique : vous invoquez vos intérêts et
vos droits privés, cela est naturel ; moi, sans tenir
compte de ma personne, je défends les droits et les
intérêts de l'Église, et c'est aussi naturel. Ces intérêts
et ces droits, je ne vous les explique pas ; il vous serait
difficile de me comprendre : je me contente de vous
dire : ces trois millions qu'une mourante nous a laissés
de sa seule et libre volonté, sont chose sacrée, puisqu'ils
doivent être employés à la gloire du catholicisme.

— Et c'est moi que vous chargez de payer cette
gloire ? dit Parson. Ne pourriez-vous le faire de votre
propre argent, vous qu'elle regarde ? Me prendre mon
pain pour en faire leur gloire !

Il se mit à rire, ce qui détendit un peu le visage des
prêtres et de Pontalais.

— Le pain n'est pas tout en ce monde ! répondit l'évêque.

— Non, dit l'inventeur avec passion, mais c'est le fondement de tout. Si votre père en avait manqué, comme tant d'autres pères en manquent, vous ne seriez aujourd'hui qu'un misérable valet, d'habit et de sentiments, assis peut-être derrière la voiture de quelque évêque !... Or, continua-t-il, je ne veux pas que mes enfants en viennent là ! Je ne veux pas que ma femme souffre la faim ; je ne veux pas m'éteindre dans la misère ; je ne veux pas me laisser voler mes droits, mes découvertes, ma vie ! Et c'est pour cela que je veux mon héritage : rendez-le-moi !

— Monsieur, dit doucement l'évêque, la charité nous commande de ne pas vous laisser souffrir, et soyez assuré qu'autant qu'il sera en nous....

Il s'arrêta devant le regard accablant dont le couvrait Parson.

— Cet homme, pensa le prélat, est le démon même de l'orgueil !

L'inventeur reprit avec une voix et une physionomie qui redoublèrent l'alarme :

— Il faut me le rendre !

D'un air doux, mais inflexible, Mgr Meulan répondit :

— Nous ne le pouvons pas !

— Ah ! fit Parson.

— Notre entrevue, monsieur, reprit l'évêque, a suffisamment duré, il me semble, pour vous et pour nous. Comme je vous le disais au début, adressez-vous aux tribunaux, attendez leur arrêt, puisqu'ils se font obéir, et veuillez me permettre de me retirer.

En disant ces mots, il fit un pas en avant avec décision, et frôla Parson qui barrait la route.

Celui-ci le saisit par le bras, et, aussi facilement qu'il l'eut fait d'un enfant, le remit en place. Mgr Meulan y resta fixé, pâle comme un cadavre.

— Monsieur, dit l'abbé Guillois indigné, il est criminel de porter ainsi la main sur un prince de l'Église !

Le second abbé pleurait, et continuait de regarder par-dessus les haies, cherchant des yeux un secours dans la campagne déserte, et n'apercevant que la voiture qui descendait toujours.

— Écoutez-moi, reprit Parson, vous ne sortirez d'ici qu'en me jurant, — j'ai encore foi dans votre parole, — de déchirer votre donation, et de commander à l'abbé Aubert le refus de ce testament !

Son expression et son attitude étaient telles, que l'évêque répondit en balbutiant :

— Que prétendez-vous faire, monsieur ?

— Jurez ! cria Parson hors de lui, et ne sentant pas même les efforts de Pontalais qui essayait de le contenir.

Mgr Meulan s'était reculé. Parson, voulant le suivre, rencontra un obstacle : trois femmes, qu'il vit alors, étaient agenouillées entre lui et le prêtre, et courbaient la tête en silence. Il s'arrêta.

C'étaient trois paysannes que le labyrinthe du sentier avait dissimulées jusque-là, et qui s'étaient tout à coup trouvées en face du groupe. Elles venaient de la ville, chargées de provisions dans leurs longs paniers plats, et retournaient à la montagne.

Bien qu'elles entendissent depuis quelques minutes les éclats de voix, elles n'y pensèrent pas autrement, et eurent à peine un regard pour la compagnie en se trouvant en présence de l'évêque. Directement elles allèrent se mettre à genoux devant lui. Mgr Meulan ôta son chapeau, leva les yeux au ciel et traça de ses doigts le signe de la croix au-dessus d'elles.

Les deux prêtres, la tête découverte et profondément inclinés, reçurent la bénédiction comme les paysannes, qui, se relevant, se remirent aussitôt en marche.

Le prélat avait repris ses couleurs, sa taille, sa grande mine avec son rôle.

Parson s'avançait encore sur lui.

Tout à coup, saisi comme par une inspiration du ciel, le front illuminé, l'évêque leva de nouveau les yeux vers le firmament, les ramena sur son ennemi et, tendant la main vers lui, il le bénit avec une véritable majesté, en prononçant lentement les paroles saintes d'usage.

— *Amen !* finirent les deux vicaires généraux.

Puis avec eux, grave, haut, paisible, il passa et descendit le sentier.

En montant dans la voiture qui, enfin arrêtée, les attendait aux trois quarts de la côte, Mgr Meulan, joignant les mains, s'écria :

— Quel possédé, mon Dieu !

— Monseigneur, répondit M. l'abbé Guillois, mais aussi quel exorcisme vous avez accompli là !

— Nous pouvons en témoigner ! ajouta le second vicaire général.

La voiture prenait déjà le grand trot dans la plaine, que Parson n'avait pas encore bougé. Il était resté en place, immobile, stupéfait, sans voix. Il ressemblait au soldat entraîné tout à l'heure par le combat et la victoire, et qu'une balle soudaine cloue au rempart qu'il attaquait.

Le docteur, un roseau à la main, épointait les pousses légères de la haie. Enfin Parson reprit ses sens. Ils se regardèrent et, Pontalais en donnant l'exemple, ils se mirent à rire.

— Il était donc sérieux, cet homme? demanda Parson.

— Si sérieux, que je m'étonne qu'il soit parti sans vous donner le baiser de paix, et à moi aussi, répondit Pontalais. Je m'y tenais préparé.

— Vraiment! cela n'est pas joué? Ce n'est pas de la présence d'esprit?

— On pourrait s'entendre avec de la présence d'esprit; c'est bien plus grave, et votre stupéfaction l'a prouvé. C'est de la présence d'infaillibilité en chair et en os. Voilà le second de ces hommes que je vois depuis hier, mon ami, et ma conviction est établie : je les crois aussi sérieux que vous.

— Et que me disiez-vous donc que vous voulez les convertir? Ainsi faits, ils sont dans un état irrémédiable !

— Pardon, répondit le docteur, je ne me charge pas de convertir l'évêque : je ne parlais que de l'abbé Aubert, variété particulière de l'espèce.

Ils revenaient vers la ville, tantôt conversant, tantôt silencieux.

— Et il n'a pas l'air de songer aux suites de cette scène ! se disait le docteur auprès de Parson, qui, suivant la pente de son esprit apaisé par la violence même des contrastes, réfléchissait sur ce qu'il venait de voir, et dont le visage ne reflétait plus qu'une méditation tranquille.

V

Le bruit de cette rencontre et du miracle qui avait sauvé l'évêque s'était à peine répandu dans la ville, que Parson fut mandé dans le cabinet de M. le baron de Forty, secrétaire général, cousin du prélat.

M. le baron de Forty était un homme bien élevé, très-chétif de corps, à qui les brusqueries matérielles répugnaient naturellement, et qui professait une réelle vénération pour les formes et les bonnes manières.

Après avoir pris quelques précautions contre un danger possible, il reçut l'employé, assis dans l'attitude la plus convenable à la circonstance : celle d'un homme de la bonne compagnie qui est en même temps baron, secrétaire général et juge souverain : le préfet se trouvant absent. Il rappela en quelques mots les détails de la scène de la veille au chemin de la Source. Interrogé, l'accusé confirma ces détails. Le baron lui apprit ensuite que Mgr Meulan, plein de miséricorde, lui avait pardonné.

— Je le sais, dit Parson, il m'a béni.

M. de Forty ajouta que, malgré ce pardon, son agression contre le chef sacré du clergé local et le scandale donné avaient, à tous les points de vue, une gravité trop haute pour n'être point pris en considération, et que, sous peine de destitution immédiate, il allait adresser, par écrit, des excuses à l'évêque. En parlant ainsi, il se penchait vers son cordon de sonnette, et suivait les moindres mouvements de l'employé. Mais Parson se contenta de parcourir la maigre personne de son juge, de la tête aux pieds, par un regard de parfait mépris mêlé de pitié, et qui était aussi inattendu qu'écrasant pour M. le baron ; puis il sortit destitué.

En rentrant de la préfecture, il trouva chez lui ses deux créanciers, MM. Giraud et Martel, accourus de Moulins à la nouvelle de la mort de Mme Thiel. Le premier venait réclamer dix mille francs, le second cinq mille. Martel parla d'abord de prison. Giraud, plus intelligent, qui connaissait la valeur de Parson et quelque chose de sa dernière découverte, lui proposa poliment à l'oreille de la lui abandonner contre un double avantage : les deux créances déchirées, et douze mille francs donnés comptant.

L'inventeur, sans paraître l'avoir entendu, lui demanda du temps ainsi qu'à Martel.

Les deux usuriers (ils avaient prêté à 40 p. cent) firent diligence. En riant de Pontalais, qui vint leur offrir cinq cents francs, sa fortune, avec sa signature, ils mirent la loi et ses gens en avant.

Leur lettre de change à la main, ils obtinrent coup sur coup le jugement, la saisie, l'arrêt de prise de corps.

Tandis qu'on saisissait chez Parson, le docteur écrivait partout à Paris, à Beaulieu, implorant tous ses amis et M. Valier lui-même.

Il reçut en réponse de vives pretestations d'impuissance et de regret. Une seule lettre, et la moins attendue, lui arriva avec de l'argent. Elle venait du cabinet de l'évêque. Sans doute l'attitude paisible et triste du docteur au chemin de la Source, et son amicale visite chez le vicaire, qui ne cacha pas à l'évéché ses projets de conversion sur lui, valurent cette faveur à Pontalais.

La lettre, renfermant deux billets de banque, était ainsi conçue :

« Monsieur,

« Monseigneur adresse à M. Parson deux mille francs, tout ce qu'il possède à cette heure. La position de M. Parson intéresse Monseigneur, qui s'occupera activement de lui. Le cœur de Sa Grandeur est ouvert à ses ennemis comme à ses amis, à ses fils séparés comme à ses propres enfants.

« J'ai l'honneur d'être, Monsieur, votre très-humble et très-obéissant serviteur.

« DUVAL, *secrétaire.*

« *P. S.* — En apprenant le dernier événement de la préfecture, Monseigneur s'est immédiatement transporté chez M. le secrétaire général, qui, malheureusement, n'a pu exaucer ses pressantes supplications. »

Le prélat avait couru, en effet, demander la grâce du coupable au baron de Forty, qui, en le glorifiant pour ce mouvement si noble et si chrétien, déclara qu'une telle grâce n'était pas possible devant l'endurcissement, l'amour-propre extravagant, et peut-être même devant le passé de l'employé qu'il faisait rechercher en ce moment.

C'est alors que Mgr Meulan rassembla tout ce qu'il possédait, et qu'épuisant sa bourse jusqu'au dernier centime, il adressa deux mille francs à Pontalais.

Celui-ci reçut le pli épiscopal devant Parson et Blanche. Parson, la lettre lue, répondit :

— Monsieur, M. l'évêque se trompe en m'adressant deux mille francs quand il me doit trois millions. Je ne reçois pas d'aumône.

A peu de temps de là, un soir, dix minutes avant le coucher du soleil, l'inventeur fut saisi sur le pas de sa porte par deux recors qui le guettaient.

— Mon père, au moins, alla mourir en plein air ! dit-il à Pontalais, qui l'accompagnait après l'avoir arraché aux bras de Blanche éperdue et de ses fils. Pourtant, ajouta-t-il en arrivant devant la prison, il serait bon que les lois valussent mieux que les hommes ! Et quelle est celle-ci qui, sur l'ordre de quelques écus, supprime un activité humaine, enlève au foyer l'époux et le père, et met à la famine la femme et les enfants !

Pontalais, en revenant vers la maison désolée, songeait qu'il possédait cinq cents francs d'économies, — les premières qu'il eut amassées de sa vie — mais qu'il lui manquait le moyen de les faire accepter. Il avait aussi quatre élèves. Dans la rue Saint-Jean, il en rencontra deux, deux cousins, qui venaient lui apprendre leur départ pour Paris.

— Il est des gens, pensa-t-il, qui prennent bien leur heure !

Il retrouva Blanche en pleurs. Comme il consolait les enfants pleurant aussi, mais qui croyaient leur père parti seulement pour un voyage, elle lui dit à voix basse :

— Procurez-moi du travail, de la tapisserie, de la broderie, ce que l'on voudra !

— Cela tombe à point, madame, répondit-il aussitôt. Justement deux de mes élèves viennent à l'instant de me dire que leurs mères, deux sœurs, cherchent partout de bons ouvrages de tapisserie. Il paraît qu'on n'en trouve presque point dans la ville. Je vais de ce pas chez ces dames voir ce qui en est, et je vous rapporterai sans doute leurs dessins.

Ce mensonge sortit si tranquillement de ses lèvres, que Blanche, d'ailleurs trop préoccupée, ne se demanda pas comment deux élèves pouvaient s'adresser à leur professeur de physique pour la tapisserie qui manquait à leur mère.

— En même temps, ajouta Pontalais, je passerai chez l'abbé Aubert. Vous le savez, madame, nous devons nous revoir.

Il se rendit rue Neuve, chez le prêtre, en se disant :

— Il est temps de songer à notre conversion !

Celui-ci lui pressa les mains comme à un homme longtemps désiré.

Pontalais remarqua qu'il était encore plus pâle qu'à leur première entrevue, et que la pierre porphyrique ne se trouvait plus sur la table. Aubert, en effet, pour chasser les distractions qu'elle lui donnait là, si près de son crucifix, l'avait reléguée dans une armoire.

— J'ai, lui dit-il, prié pour vous, monsieur, pendant que vous m'oubliiez peut-être ; car vous êtes en retard avec moi, je vous attendais plus tôt.

Et les préliminaires de la politesse à peine échangés, il attaqua la question religieuse. Après un discours ininterrompu, plein d'âme et d'abondance, il offrit son *Imitation de Jésus-Christ* au docteur, qui l'accepta gravement, comme il avait écouté, en promettant de lire. Aubert était tout entier à sa douce persuasion. Ce fut seulement en voyant le docteur se lever qu'il ha-

sarda timidement quelques regrets de sa tentative man-
quée auprès de Mgr Meulan. Pontalais passa vite là-
dessus et dit en sortant :

— Monsieur l'abbé, je vous remercie de vos bonnes
paroles ; je regrette fort de ne pouvoir venir vous entendre tous les jours, mais si vous voulez me faire la
grâce de me rendre mes deux visites rue Saint-Jean,
n° 10, au second étage, vous me trouverez toujours dans
la matinée. Du reste, m'ayant écrit, vous connaissiez
mon adresse.

— Oui, le lendemain de notre première entrevue, je
vous vis à la fenêtre de ce second étage. Je viendrai
demain, dit le prêtre.

— Il ignore évidemment, pensa le docteur, quels sont
mes voisins.

Dans le premier magasin de modes qu'il rencontra,
Pontalais acheta des dessins de tapisserie. Il les porta à
madame Parson avec des détails si précis sur les dames
Devoyod, comme il les lui nomma, que Blanche, con-
fiante, sourit à la vue de ce pain qui lui arrivait si vite.

VI

Ce n'était pas un riche laboratoire que celui de Pontalais. Cependant une trentaine de fioles aux liquides
de toutes couleurs, des cornues, des baquets, des tubes,
une petite machine électrique, une balance de précision, quelques autres instruments, donnaient à la
grande cuisine une suffisante apparence de lieu savant,

et à Pontalais le moyen d'instruire assez complétement ses élèves, et d'occuper pour lui-même le reste de ses journées.

Quand l'abbé Aubert entra, le docteur commençait une expérience, qu'il lui demanda, en le faisant asseoir tout auprès de lui, la permission de continuer. Le prê-tre, ayant promené des yeux curieux sur toutes les parties du laboratoire, les reporta vers un vase de verre à parois plates sur lequel le docteur opérait.

Celui-ci, dans ce vase rempli d'eau et d'alcool, déposa à l'aide d'un tube une assez grosse goutte d'huile, qui, à la suite de quelques oscillations, resta en équilibre au sein du liquide. Par le centre de la goutte, il fit alors passer une fine aiguille d'acier à laquelle s'adaptait un volant. Il imprima doucement à l'aiguille un mouvement de rotation sur elle-même. Le volant communiqua son mouvement à la goutte, qui d'abord devint ronde, et peu à peu s'aplatit sur ses pôles. Le mouvement parti des doigts du docteur s'accélérant de plus en plus, il se détacha de la goutte un anneau d'huile, sans adhérences visibles, et qui circula autour d'elle. Bientôt cet anneau se brisa, et se résolut en plusieurs petites gouttes rondes, aplaties aux pôles, tournant sur elles-mêmes, et autour de la goutte primitive (1).

Dès le commencement, en sentant son attention se prendre, l'abbé avait essayé de distraire du baquet ses yeux qui y revinrent malgré lui, et y restèrent enfin attachés. Un détail lui avait échappé. Il le dit au savant, qui recommença l'expérience en l'accompagnant cette fois d'explications.

— Combien la matière, dit le prêtre en se secouant, se

____

(1) Expérience Plateau, de Bruxelles.

rend maîtresse de nous! J'étais là corps et âme comme un enfant devant un tour de physique amusante. Les choses, si on les laisse faire, nous prennent par ce qu'elles ont de plus petit et de plus vain.

— Pas si petit ni si vain que vous le pensez! répondit tranquillement Pontalais, tout en maniant ses ustensiles, et sans paraître attacher d'importance à ses paroles. Avant de se produire dans ce baquet d'eau, cette suite de phénomènes que vous venez de voir s'est manifestée sans doute dans l'espace aux premiers temps du monde.

La goutte d'huile, c'est la masse encore liquide du soleil, qui, par le mouvement, prend peu à peu sa forme sphérique, et, par la rotation sur lui-même, l'aplatissement aux pôles qu'il a probablement. Ces gouttelettes, rondes aussi, puis aplaties, douées du même double mouvement, ce sont les planètes, et notre terre, fragments détachés du premier globe par la brisure de quelque immense anneau formé autour de lui dans la rapidité de son évolution.

En parlant ainsi, le docteur constatait sur le visage du prêtre la même expression d'attention avide qu'il lui avait vue devant la pierre porphyrique.

— Les petites gouttes, dit Aubert en regardant à travers les parois du vase, ont disparu... Ah! elles se sont fondues dans la grande, car en voilà encore deux qui vont s'y perdre... par la cessation du mouvement, n'est-ce pas?

— Naturellement, répondit Pontalais.

Et il lui expliqua, avec un certain développement, ce qui se produirait dans les espaces, si la force mouvante des astres s'y trouvait jamais arrêtée.

— Vraiment, fit l'abbé, vous vous élevez d'une obser-

vation aussi simple que celle-ci à l'explication de tels
prodiges !

— Nous soumettons, comme vous le voyez, la matière à des expériences qui peuvent rendre compte de la
formation des choses. Sur certaines données, la science
construit une théorie, et applique ensuite cette théorie
à l'expérimentation qui la confirme ou la détruit.

— Ce n'est donc qu'une théorie ?

— Assurément. Il est des principes démontrés en
science, mais il en est d'autres qui ne le sont pas, au
moins jusqu'ici.

— Et la part des vérités est grande ?

— Du tout, fort petite.

Comme s'il avait trouvé dans cette réponse un auxiliaire à son combat intérieur, Aubert répondit :

— La science ne donne donc pas de certitude ? Et
avec vos observations, vos études et vos théories, vous
restez dans le doute sur la plupart des objets ?

— Parfaitement. On fait ce qu'on peut, monsieur
l'abbé !

— Vous pouvez vous passer de la certitude ?

— On se passe bien de la santé parfaite, du pouvoir
absolu, de la fortune de Crésus et de la beauté d'Apol-
lon ! Le sage sait se contenter de peu, dit Pontalais
avec bonne humeur, surtout quand il n'a pas moyen de
faire autrement. Il suffit au savant d'avoir conscience
qu'en cherchant, comme en vivant, il accomplit sa loi
de nature, c'est-à-dire son devoir ; et que, si au bout
de ses recherches, il ne trouve pas, cela ne le regarde
plus, puisqu'il ne s'est pas formé lui-même.

— Vous parlez trop plaisamment pour que je vous
croie, monsieur, et en tout cas, vous ne sauriez appliquer une telle doctrine à la morale et à la religion, au-

trement essentielles à l'homme que la science dont il
peut manquer sans danger pour son âme.

— Il est en morale des principes évidents et de simple bon sens, comme celui-ci, par exemple : « Fais à
autrui ce que tu voudrais qu'on te fît. « Mais il n'en
existerait aucun de si palpable à notre raison, qu'il
faudrait bien accepter aussi cette disette. Comme un
homme totalement chauve serait ridicule de s'imaginer et de dire qu'il a des cheveux sur la tête, nous le
serions, nous, dénués de la vue claire des principes mo-
raux, d'affirmer notre foi en eux : car la foi, à quelque
objet qu'elle s'applique, n'est que l'entraînement de l'é-
vidence lumineuse, ou un mot vide de sens. Il faut se
voir et se prendre tel que l'on est, fût-on encore mille
fois plus incomplet : la réalité est le seul terrain où portent bien le pied et la connaissance...

— Allons, dit l'abbé, c'est de cette réalité que je
veux vous tirer, et c'est à une foi supérieure que je
veux vous conduire !

— Ici, par exemple, continua le docteur, comme s'il
n'entendait pas l'interruption, et en regardant son baquet, supposez que j'affirme ma théorie, — je le pour-
rais avec une organisation particulière : il y a dans certains cerveaux, comme dans certaines moelles épinières,
une disposition à dévier de la ligne, et l'affirmation
sans preuves, avec l'entêtement, sont des bosses assez
communes ; — mais vous rendriez-vous à ma parole tant
qu'elle ne vous serait pas autrement prouvée ?

— Non, répondit Aubert, d'autant que j'ignore si
votre expérience se reproduirait toujours la même.

— Bien jugé ! monsieur l'abbé, et ce mot termine la discussion. Tenez, pour vous en dédommager un peu et vous
assurer davantage, reprenez vous-même l'expérience !

Il poussa devant lui le vase, la fiole d'huile et le tube.

Aubert eut vers ces objets un mouvement impétueux de tout le corps ; ses yeux brillèrent et s'agrandirent ; mais il abaissa aussitôt sur eux ses paupières, et, quittant la table, il fit quelques pas dans le laboratoire, rouge comme une vierge à sa première tentation.

— Voilà le tube, dit Pontalais quand il repassa à portée, et en feignant de ne pas voir ce trouble. Il le lui mit dans la main ainsi que la fiole. Le prêtre s'approcha du baquet avec un frémissement. Comme il allait succomber, l'horloge sonna.

— Midi ! s'écria-t-il en quittant tout, et reprenant son chapeau. Deux heures que je suis ici ! et mes exercices du matin que je n'ai pas faits ! C'est ma journée perdue. Je venais vous parler de Dieu, et en deux heures je n'ai pas placé une seule fois son nom !

— Je suis très-désireux de vous entendre, monsieur l'abbé, dès qu'il vous plaira.

— Et si c'était encore demain !

— Au plus tôt !

Un ordre rigoureux présidait à la journée du jeune prêtre. Ses prières, les devoirs de son ministère, ses macérations le prenaient à cinq heures du matin, et ne le rendaient au sommeil qu'à minuit. Soumis à une quantité innombrable de petites pratiques, il ne trouvait que miraculeusement le temps de les remplir toutes. Il gaspillait sa vie dans une prodigieuse activité. La multiplicité des exercices religieux est une création admirablement appropriée au développement de la vie mystique. La régulière habitude y a cela de particulier qu'en enchaînant l'homme comme d'un réseau aux mille mailles, qui le fixe et l'isole, elle ne le lasse pas, grâce à ce recueillement affairé et à cette solitude remplie des plus doux fantômes qui trompent son besoin d'agir, de penser et d'aimer. Le fonds principal de ces pratiques, la prière éternellement répétée, comprise ou non, occupe les lèvres à un mouvement doux, sans fatigue, où l'imagination bercée se représente, à son caprice, l'objet divin aussi beau, aussi exquis, aussi caressant qu'elle le peut, et y appelle les ardeurs enflammées du cœur. C'est, dans les chaudes natures, toute la poésie et tout l'emportement de l'amour qui les exaltent jusqu'à la soif même de la souffrance, jusqu'aux coups de fouet de plomb, jusqu'aux cilices, jusqu'aux plaies saignantes, par lesquels l'amour veut se prouver.

C'était la puissance de cette vie active et passionnée qui avait arraché Aubert au commandement de ses instincts et qui le tenait enchaîné si loin d'eux. Le sacrifice de sa pensée curieuse et personnelle, lui coûta, dans les premiers jours, des larmes qui ne se séchèrent que peu à peu. Au sortir de sa maladie, pendant près de dix-huit mois, ses désirs vécurent encore et s'agitèrent en lui comme des serpents, mais à des intervalles de plus en plus éloignés : et il acheva enfin de les assoupir tout à fait par le charme des mortifications. Ils n'avaient plus, depuis longtemps, donné signe de vie, quand ils se réveillèrent soudain au choc de Pontalais.

La pierre géologique commença le trouble, et il dut l'éloigner de ses yeux. Cette fiole d'huile, ce tube, la leçon du docteur le continuèrent en l'accroissant. Il était, au sortir du laboratoire, dans une extraordinaire émotion. Il sentait la joie ensemble et la terreur du premier péché. Il venait de toucher au fruit défendu. Le vieil homme et ses appétits étaient debout : ils persistaient donc encore, après dix ans d'efforts pour les anéantir, après les livres proscrits, après une telle volonté d'obéissance aux ordres de Mgr Meulan, après son ascension dans le ciel mystique ! Les paroles froides et nettes de Pontalais sur la certitude lui revinrent et lui donnèrent le frisson. Était-ce donc à ce but désolant que le mènerait lui-même la passion de la science s'il s'y abandonnait ? N'entendait-il pas là clairement le cri de son repos en péril ? Se retrouvait-il devant le séduisant abîme dont l'avait une fois sauvé le rude théologien ?

En pensant de la sorte dans sa chambre, il tenait un chapelet pour accomplir sans perte de temps ses exercices retardés. Mais le chapelet restait immobile dans ses mains, et l'ardente pensée se mouvant dans sa tête suivait déjà une autre voie. Il se représenta que le docteur avait parlé sans doute en impie qui affecte devant un prêtre la licence des discours, qu'il ne croyait pas lui-même à ses paroles légères, et que les recherches de l'esprit humain sont peut-être la volonté de Dieu et une des routes qui mènent à la foi. Cette réflexion lui rendit du courage. Il se replaça devant l'*expérience* comme s'il en avait eu les instruments sur sa table ; il la revit, mais sous les traits des grandes images qui lui étaient familières : au lieu de gouttelettes d'huile et de vase de verre, il contempla dans les espaces infinis les radieuses masses de ces mondes enfantés les uns des autres, et se liant dans l'ordre d'une attraction sublime et fraternelle.

Il sortit de ce rêve tentateur pour se reprendre valeureusement à son chapelet oublié, et accomplit en entier toutes ses pratiques de la journée. Mais ce ne fut, car le temps manquait, qu'en se contentant d'un morceau de pain pour son dîner et d'une heure de repos pour sa nuit.

A cinq heures du matin, sa messe dite, il se prosterna devant l'autel, demandant à Dieu de lui apprendre s'il devait revenir aujourd'hui chez le savant, ou attendre pour cela son entier apaisement.

Il y revint sur cette pensée, qui prit à ses yeux l'aspect d'une inspiration céleste et les proportions d'un devoir absolu : qu'il s'agissait de la conversion d'une âme, et que rien, pas même l'appréhension de sa propre perte, ne devait en retarder le travail d'une minute.

Il entra d'un air affermi dans le laboratoire. Pontalais, qui vit cette assurance, parut aussitôt très-occupé d'un transbordement de liquide entre deux cornues, et, après quelques mots insignifiants, laissa malicieusement le prêtre à lui-même sans lui parler. Ce silence gêna Aubert, qui, assis à l'écart, ouvrit par contenance les yeux qu'il s'était promis de tenir fermés, vit à la dérobée le vase de la veille, et regarda sur les murs ces mystérieux instruments, ces choses inconnues et provoquantes qui, par degrés, le captivèrent complétement. En glissant insensiblement dans son plaisir, il se demanda si de chacun de ces objets ne se dégageait pas un aussi puissant intérêt, une pensée aussi grandiose que l'intérêt et la pensée nés hier pour lui devant ce petit vase ; si de l'étude de toute cette matière, l'esprit ne s'élevait pas naturellement au ciel ; si Dieu pouvait en vérité condamner cette voie par laquelle on arrivait également à lui. Il revoyait déjà son beau rêve.

Pour résister à l'entraînement, il fut obligé de se rappeler le motif de sa visite, et il dit au savant :

— N'avez-vous point terminé, monsieur ?

— Je suis, répondit Pontalais, tout entier à vous, monsieur l'abbé.

Il vint s'asseoir à son côté.

— Vous savez que votre temps, dit l'abbé, m'appartient aujourd'hui. Vous me l'avez donné, vous me laisserez bien m'en servir pour vous parler de Dieu ?

— Je vous écoute.

Le docteur avait l'air d'un marbre.

Aubert se recueillit. Son visage garda une contraction pénible qui en altérait l'ordinaire sérénité. Sa parole se ressentit de son malaise. Elle fut embarrassée et lente. Les pensées aimées et les sentiments connus, qu'il exprimait avec une facilité si grande, ne lui venaient aux lèvres que par fragments et sans suite. Il parla un peu de tout : de la nécessité de sauver son âme, des tentations de la chair, de l'avilissement de l'humaine nature, de l'abnégation et du sacrifice, de l'influence souveraine des sacrements, sans lesquels il n'est aucune vertu possible : ni chasteté, ni charité, ni pardon des injures.

— Je sais bien, dit Pontalais en l'interrompant sur ces derniers mots, que la foi et la pratique des *signes* ont une grande puissance sur l'homme. J'ai vu à Paris, à l'hôpital, un Océanien en voyage, se guérir d'un mal affreux en baisant sans cesse un petit morceau de bois dont il avait touché, à son départ de la patrie, les yeux, le nez et les pieds de son idole. Son compagnon, — car ils étaient deux, — avait horreur de lui pour cette maladie et pour la méchanceté qu'elle lui avait donnée. Il brûlait de le quitter. Le seul morceau de bois sacré qu'il tenait à baiser, aussi et que possédait l'autre l'en empêcha. Il le soigna en frère, à l'admiration de tous les assistants.

— Que vous êtes peu sérieux, monsieur ! dit le prêtre
qui se mit à rire des miracles océaniens.

— Mais, continua le docteur, ne pensez-vous pas que
d'autres causes peuvent amener ces cures ou ces vertus;
qu'un corps vigoureux, par exemple, et une âme bien
faite valent les morceaux de bois les mieux frottés à
l'idole ; que si telles jambes ont besoin de béquilles,
telles autres vont toutes seules, et qu'il est dans certaines gens une force naturelle produisant la santé et
la morale comme cette machine électrique produit
l'étincelle ?

— Quelle force ?

— Le tempérament.

— Non, monsieur ! Je vous parle des vertus chrétiennes, des vertus achevées. Il n'est pas de tempérament qui de lui-même monte à celles-là. Un homme ne
peut être chaste, absolument charitable, il ne peut pardonner à son semblable qui lui a fait du mal, sans l'aide
d'une volonté plus forte que la sienne.

— Les sentiments de chasteté, d'amour et de pardon
me paraissaient de l'ordre de tous les autres sentiments:
spontanés, personnels comme ceux de l'honneur, du
désintéressement, de la compassion ou, si vous le voulez,
de la haine et de l'envie. J'avais cru la beauté morale
naturelle comme la beauté physique.

— Non, monsieur, affirma le prêtre. Vous ne connaissez pas, vous n'avez pas approfondi la nature humaine ! A qui fait profession de plonger dans les âmes,
à qui se scrute soi-même, la triste certitude ne se
fait pas attendre que nous ne sommes que des vers de
terre affamés de mal !

— Dame, si vous en parlez par expérience, monsieur
l'abbé? si le crime vous appelle ? s'il vous tire par la

robe ? si vos convoitises ont saigné quand vous avez, par exemple, refusé l'héritage de madame Thiel, ou fait votre donation à votre évêque ?

— Vous riez, monsieur ; mais chacun a sa pente mauvaise ; et qui n'est pas tenté d'un côté l'est de l'autre.... Il m'a fallu assurément à moi la grâce divine, et dans toute sa puissance, pour m'arracher à la vaine curiosité de l'esprit et des livres ! Ah ! croyez-vous, croirais-je que je l'aurais pu de moi seul ?

Il parcourut le laboratoire d'un regard avide et douloureux.

Pontalais écouta un bruit de pas dans l'escalier qu'il paraissait attendre. C'était Blanche qui lui amenait ses enfants avant de se rendre à la prison, où elle allait voir son mari. Il reprit gravement, du ton d'un homme prêt aux concessions :

— Je reconnais là, en effet, une action particulière, monsieur l'abbé. Mais pouvez-vous en conclure si sévèrement à la négation de l'énergie humaine ? N'avez-vous jamais rencontré des cœurs naturellement hauts, religieux, purs, généreux ?

— Non ! affirma encore plus fortement le prêtre. Si les hautes et pleines vertus étaient ainsi naturelles, qu'aurait-on besoin de nous, de sacrements, d'Église romaine ? Non ! et d'âmes achevées, il n'en est pas hors de la pratique catholique !

La porte s'ouvrit : les enfants entrèrent les premiers C'étaient quatre robustes garçons, dont l'aîné avait sept ans et le plus jeune vingt-deux mois. Ils ressemblaient à de jeunes peupliers de belle venue, et présentaient cette liberté d'allures, cette grâce de vie des enfants grandissant heureux entre des mains intelligentes.

En les voyant, Aubert fit un mouvement : le souvenir

de Parson venait de se présenter à son esprit. Il arrêta Pontalais :

— Seraient-ce eux ? lui dit-il.

— Qui ?

— Les fils de votre ami.... de M. Parson ?

— Vous y pensez ! répondit le docteur d'un air stupéfait et ambigu qui pouvait signifier à la fois : c'est maintenant seulement que l'idée vous vient de me parler d'eux ? — ou bien encore : est-il raisonnable de supposer que j'aie voulu les faire rencontrer avec vous ?

Le sourire dont il accompagna ces paroles rassura Aubert, qui prit le dernier sens.

Les enfants embrassèrent le docteur. Ils se tinrent debout, avec quelque étonnement, devant le vicaire : c'était la première fois qu'ils voyaient un prêtre de si près.

Pontalais reçut madame Parson sur le séuil du laboratoire. D'après le tour de la conversation qu'il venait d'avoir, il attendait vaguement quelque chose de cette rencontre entre elle et Aubert.

Blanche, un peu pâlie, les yeux brillants de fièvre, ses cheveux châtains dérangés par les doigts caressants de petit Pierre, le dernier né, qu'elle avait tenu dans ses bras, offrait au regard la grâce abandonnée et séduisante d'une jeune fille, malgré les vingt-six ans qu'elle comptait déjà. Sa beauté pure, infiniment douce, ne frappait qu'après cette première impression d'adolescence si fraîche, qu'on cherchait en la voyant ce qui avait pu ainsi la préserver des atteintes du malheur et de l'âge. L'élévation de l'âme, la paix des célestes sentiments, marquées sur son beau front, expliquaient cette longue candeur. On l'aurait crue une patricienne à son port de tête. Elle était la fille de petits commerçants

en soieries, gens honnêtes, mais vulgaires. Elle sortit
de leurs mains comme une fleur rare sortirait d'une
terre livrée aux orties. Comme ils l'aimaient, ils la
gardèrent auprès d'eux, et n'agirent sur elle qu'en lui
donnant un vieux professeur qui lui enseigna ce qu'on
enseigne aux jeunes filles. Tout entiers à leur commerce,
ils la laissèrent à son propre développement, jusqu'à
lui parler à peine de leur religion protestante, qu'ils
négligeaient fort pour leur compte. De son âme et de
Dieu, elle resta ignorante jusqu'au moment où le vieux
professeur, presqu'en dormant, la mit en présence de
la poésie et de la musique, qui du premier coup l'en-
levèrent dans le monde idéal pour lequel elle était
faite, et qu'elle ne quitta plus. Elle avait rencontré
l'homme qui devait être son mari un jour qu'elle allait
rêveuse dans la campagne, à quelque distance de sa
mère. Parson, en costume de labour, tandis que ses
bœufs au repos soufflaient, s'était assis sous un arbre,
et, se croyant seul, lisait tout haut le sublime dialogue de Polyeucte et de Pauline. L'admiration, les
larmes et l'amour jaillirent à la fois du cœur de Blanche, qui n'avait encore ni entendu de telle poésie exprimée par une telle âme, ni vu de tête plus fière parmi
les plus distingués de sa petite ville; et elle ne songea
que devant sa mère à s'éloigner du jeune homme, qui,
à sa vue, croyant à quelque apparition divine, s'était
levé et tendait les mains vers elle.

— Madame, lui dit Pontalais à demi-voix, l'abbé
Aubert est là !

Blanche n'aperçut que la robe du prêtre, chancela,
et fut sur le point de reprocher au docteur cette surprise : depuis deux jours, celui qu'elle aimait plus que
sa vie, autant qu'elle en était aimée, gémissait en

prison ; depuis deux jours, elle vivait dans les pleurs et les veilles qui marquaient son visage fatigué ; la ruine était complète, l'avenir effrayant, sa belle confiance perdue : et l'homme, cause de toutes ces misères, paraissait inopinément devant elle !

L'abbé, souriant, appelait les enfants avec un mouvement de bonté charmante. Eux souriaient aussi, mais sans bouger. Il s'approcha. Les deux aînés, Jacques et Paul, se laissèrent prendre ; Georges recula, et petit Pierre se réfugia derrière sa mère. C'est alors qu'Aubert aperçut madame Parson. Il alla vers elle et la salua.

Chose étrange, ils se ressemblaient ! Ils ne le virent pas eux-mêmes ; mais Pontalais, qui n'y avait pas pris garde encore, et dont les yeux allaient de l'un à l'autre, en fit intérieurement la remarque. C'était une ressemblance éloignée, visible pourtant dans la coupe et les lignes du visage, mais vraiment sensible dans l'idéale expression de la tête.

— Madame, dit le prêtre, Dieu garde et bénisse ces beaux anges !

Elle le remercia du regard.

— Mais pourquoi ne veulent-ils pas me donner la main ? ajouta-t-il avec cette assurance qu'ont d'ordinaire les prêtres devant les enfants et les femmes.

Elle fit un signe à Georges, qui, resté à quelques pas, les mains croisées, la bouche un peu ouverte, l'air un peu fâché, semblait attendre cette invitation pour revenir décemment et sans honte de son premier mouvement.

Pierre avait fait le tour de sa mère, et se tenait maintenant devant elle.

— Et vous, mon ami, lui dit l'abbé, ne voulez-vous pas faire comme eux ?

Tout en regardant ses frères, qui lui parurent pourtant en sûreté auprès de l'inconnu, il se sentit encore mieux lui-même où il était, et, avec une petite moue, il secoua la tête négativement.

— Va, Pierre ! dit madame Parson, va !

Et, comme il ne se décidait pas, elle le prit et le donna à l'abbé.

Tandis qu'il caressait l'enfant, elle s'adressait au docteur :

— Je vous les confie ; récréez-les : ils sont tristes !... Je cours le voir !

Elle les embrassa en les engageant à jouer, et leur promettant de revenir bientôt. Les trois plus jeunes se mirent à pleurer. Depuis deux jours, leur sensibilité était en éveil. Jacques, qui déjà se contenait, pressa avec force sa mère contre lui, en lui disant à l'oreille : « Je ne pleure pas ; je sais que tu vas nous chercher des nouvelles de mon père ! ».

Pontalais fit bondir au milieu d'eux un gros ballon rose qu'il leur avait acheté le matin. Elle profita de cette distraction, salua le prêtre et sortit.

Les enfants gagnèrent leur coin accoutumé, Pierre jetant le ballon que les autres allaient lui chercher. Le jeu s'anima un peu, mais sans bruit.

Le docteur et le prêtre revinrent vers la table.

— Qui est-elle ? demanda naïvement celui-ci.

— Comment la trouvez-vous ? répondit hardiment Pontalais.

— Elle a un visage... d'une expression bien religieuse, et qui annonce une belle âme chrétienne !

— Elle n'est pas chrétienne, monsieur l'abbé !

— Pas chrétienne !

— Non !

— Et à quelle religion appartient-elle?

— A aucune, par religion, comme le poëte Schiller. Cependant vous ne vous êtes pas trompé. Elle est religieuse et chrétienne autant qu'il peut vous convenir d'étendre le sens de ces mots.

L'abbé hocha la tête avec un air de peine. Pontalais continua :

— Elle se nomme madame Parson.

— Madame Parson! s'écria Aubert, madame Parson! Je suis ici chez elle?

— Non, vous êtes chez moi; mais elle demeure dans la maison. Ne le saviez-vous pas par l'évêché?

— Si on l'a dit devant moi, je ne l'ai pas gardé. Mais ce nom m'était revenu à la vue des enfants, monsieur!...

— Il vous revenait un peu tard, monsieur l'abbé. Je vous en avais assez dit cependant pour intéresser votre mémoire à le retenir. Une seule fois vous m'avez parlé de mes amis, et en coupant si court...

— C'est vrai, monsieur, pardonnez-moi!... Mais, tout à l'heure, comme je le retrouvais, vous m'avez répondu...

— Je vous ai répondu assez clairement pour la circonstance. C'est votre tort de ne pas m'avoir compris!

— Monsieur, dit Aubert, des préoccupations personnelles, en m'absorbant tout entier pendant ces derniers jours, m'ont empêché de penser à mon prochain. Je suis coupable. Permettez-moi de réparer ma faute en m'informant, avec tout l'intérêt que je dois y mettre, de la situation de vos amis depuis notre première entrevue.

— Il n'est pas nécessaire de remonter si haut que notre première entrevue, et vous pouvez tout savoir d'un trait. Depuis avant-hier, M. Parson est sous les verroux de la prison pour dettes.

L'abbé demeura sans voix. Il regarda les pauvres enfants qui déjà ne jouaient plus, et parut sentir rudement le coup de cette nouvelle, qui, venue plus tôt, se serait sans doute, comme les premières ouvertures du docteur, émoussée sur son mystique esprit.

— Madame Parson, reprit le savant avec la même tranquillité froide, m'a confié ses enfants, tandis qu'elle allait voir son mari. Je n'ai pas besoin d'ajouter qu'en entrant ici, elle ne croyait pas vous y trouver.

Aubert respira.

— Heureusement, dit-il, elle ne me connaît pas plus que je ne la connaissais moi-même !

— Je vous demande pardon, monsieur l'abbé, je vous ai dévoilé...

— Et à quel moment?

— Oh ! rassurez-vous... C'est avant qu'elle ne poussât ses enfants dans vos bras !

Avec toutes les apparences d'un grand trouble, le prêtre s'assit, puis, se levant, fit quelques tours dans le laboratoire, prit son chapeau et se prépara à sortir.

Comme il passait devant les petits Parson, les deux plus jeunes, qui trouvaient la connaissance avec le prêtre suffisamment faite, allèrent à lui, demandant une caresse.

Par distraction, ou par habitude de prêtre, il leva la main au-dessus de leur tête.

— Miséricorde ! s'écria plaisamment Pontalais en songeant aussitôt à l'évêque et au chemin de la *Source*, n'allez pas les bénir !... Embrassez-les !

L'abbé, des larmes dans les yeux, les embrassa tous les quatre.

— Voici deux livres que vous pouvez emporter, lui dit le docteur en lui présentant un traité de physique et un autre de géologie.

Aubert vit le titre et dit :

— Non !

— Alors, reprenez votre *Imitation de Jésus-Christ*, je ne veux rien devoir à qui que ce soit, monsieur l'abbé! répondit Pontalais avec un semblant de susceptibilité blessée.

L'abbé accepta les livres.

Le docteur les lui mit dans la poche :

— Vous paraissez distrait, vous les égareriez en route.

— Mais, dit Aubert, qui poursuivait visiblement une pensée, madame Thiel était au moins protestante! Madame Parson l'est sans doute aussi, c'est-à-dire encore chrétienne?

— Chrétienne, en doutez-vous?... mais sans foi, ni loi de commande, ni pratique catholique ou protestante ! .

— Comment cela se peut-il, mon Dieu ! murmurait-il en descendant l'escalier.

— Les oiseaux volent, monsieur l'abbé ! les poissons nagent! répondait le docteur, penché sur la rampe la force native!... songez-y!... la nature!...

En refermant sa porte, il se dit : .

— Je pressentais quelque chose de bon à cette rencontre... Mais quelle singularité que cette ressemblance !

Quelques minutes après, les enfants battaient des mains à des tours de physique amusante que leur faisait « notre ami, » comme ils l'appelaient.

L'abbé s'en allait bouleversé.

L'image de cette femme belle et magnanime, comme
le Christ, et qui n'était pas catholique, l'accompagna,
tandis que, dans son désordre, il prenait machinalement la route de l'évêché.

VII

Mgr Meulan était dans son cabinet avec M. le baron
de Forty.

Il présentait un air de satisfaction épanouie, et trempait voluptueusement ses mains dans des flots de pa-
piers qui sortaient d'un coffret ouvert sur ses genoux :
c'étaient toutes les quittances des notes qui, quelques
jours auparavant, l'avaient tant tourmenté. Il remerciait le secrétaire général de son secours personnel ap-
porté à l'œuvre du collége de la *Conception*.

En effet, à la nouvelle de l'héritage Thiel et de la donation d'Aubert, quelques personnes de la ville, recom-
mandables par leur fortune et leurs sentiments religieux, accoururent et fournirent les sommes nécessaires
à dégager la situation de l'évêque, en payant ses créanciers. L'apport du baron fut le plus glorieux : cent
mille francs. L'évêque reconnaissant avait offert à ses
bienfaiteurs un bel intérêt de leur argent, jusqu'à son
entrée en possession de l'héritage, et une hypothè-
que sur l'immeuble de la Conception. C'était une garantie très-suffisante en cas de perte du procès, si toutefois on intentait le procès, qui, d'ailleurs, par l'ab-

sence avérée de captation, était, aux yeux de tous, comme partie gagnée.

Les sommes prêtées pouvaient rester placées avec le plus grand fruit sur la maison d'éducation, appelée plus tard à un immense développement. On savait à cet égard les projets grandioses de Mgr Meulan.

Sous cette pluie d'or, le collége, relevé subitement, poussait à vue d'œil. Le nombre des élèves s'augmentait de jour en jour par la loi de l'enchaînement des bonheurs. Les cours pour les écoles du gouvernement étaient définitivement établis, malgré quelque répugnance de l'évêque à ce trop large enseignement scientifique, que les parents avaient dû presque exiger de lui. Il s'en consolait avec ses cours littéraires, bien autrement sympathiques à son esprit, et qu'il dirigeait avec une sollicitude profonde et une entière autorité. Les lettres, l'histoire même, sont, par la grande part qu'elles laissent. à l'imagination, une cire molle dont chacun peut faire ce qu'il veut. On en faisait chez lui tout ce qu'il voulait : les professeurs lui obéissant avec un zèle jaloux, comme à un évêque tout-puissant et à un homme qui les écrasait de sa supériorité d'intelligence. Tout se ramenait à l'unique pensée épiscopale avec un merveilleux ensemble. Les mathématiques elles-mêmes, la physique, la chimie, souffrant de son dédain, luttaient pour se relever à ses yeux par la voix de maîtres pleins de bonne volonté qui en tiraient les plus singulières preuves en faveur de la doctrine, et des armes fort inattendues de controverse.

L'antiquité grecque et la latine avaient dans les études littéraires la plus mince part.

L'idée récente de l'énorme danger de ce Paganisme,

le ver rongeur des sociétés modernes, s'était, dès son apparition, présentée à l'évêque comme la plus grande découverte de ce siècle. Il l'avait embrassée avec transport, et mise en œuvre aussitôt dans son collége. Cornélius Népos, Quinte-Curce, César, Ésope, Plutarque y étaient remplacés par les *Vitæ sanctorum* et les *Acta martyrum* dans les deux langues, ainsi que par des morceaux plus sérieux des Pères de l'Église. De petites brochures sorties de *la Conception* affirmaient, à ce sujet, non-seulement la supériorité morale des auteurs chrétiens, mais encore la pureté presque égale de leur forme jusqu'ici méconnue. Cette forme antique tant vantée méritait-elle d'ailleurs sa réputation? Valait-elle l'admiration dont s'enflamment pour elle les esprits exclusivement littéraires?

« Le Beau est la splendeur de la Vérité.

« La Vérité n'existait pas avant le christianisme. Donc le Beau n'existe pas dans les œuvres du paganisme. »

C'était un des arguments des petites brochures.

Les écrivains païens échappés à la proscription, s'expliquaient dans les hautes classes, où, pensait-il, les élèves pouvaient mieux en apprécier le danger. Des cours de dogme, qui primaient tout, donnaient le ton et le branle aux autres, qui n'en étaient que les satellites. La fréquence des prédications et des exercices religieux, la présence continuelle des maîtres aux jeux, aux promenades, aux conversations des enfants, leur tendresse insinuante, et les mêmes idées éternellement répétées, des enthousiasmes et des aversions inspirés, une direction unique sachant ce qu'elle voulait, où elle allait, parfaitement obéie, une pesée permanente, en tous sens, sur la tête et sur le cœur des écoliers, de jeunes

intelligences ainsi saisies, maniées, pétries, modelées :
c'était là un admirable exemplaire de l'art de l'éducation, et que les quelques ennemis de l'évêché admiraient
tous les premiers.

Dans le triomphe commencé de son œuvre, une seule
amertume troublait la joie de Mgr Meulan.

A deux pas de son palais s'élevait le lycée de la ville,
c'est-à-dire l'Université elle-même, une de ses plus vi-
goureuses haines. Jugeant la force et l'action de l'é-
ducation laïque sur la force et l'action de la sienne
propre, il se représentait que ce qu'il faisait chez lui,
l'Université le fait chez elle en sens contraire, et que la
jeunesse y est soumise à cette pression puissante, mul-
tiple, convergente, ombrageuse, brûlante, dont il l'accablait lui-même, et l'enflammait par tant d'efforts. Il
voyait dans les professeurs universitaires non des savants, des grammairiens, des rhéteurs habiles, fins,
élégants, indifférents aux doctrines, aux hautes questions de ce siècle ou le paraissant — mais des hommes
ardents à imprimer une forte direction morale à leurs
élèves, attachés à créer des âmes passionnées et ennemies de sa foi. Il rêvait la mort de l'Université ; il pleurait sur tant de générations qui s'y perdent, et répétait
sans cesse le mot de Napoléon : « Donnez-moi la jeunesse ! » C'était une de ses idées fixes. Il s'était jeté
dans l'éducation comme on se jette dans l'eau pour sauver ceux qui se noient. Il voulait être par elle un rénovateur social.

— Je constituerai, disait-il tandis qu'il n'en était encore qu'aux projets, je constituerai un bataillon sacré,
une minorité pleine de l'esprit céleste, devant laquelle
se dispersera, comme la paille, l'innombrable foule des
démons !

Pour fonder et soutenir sa maison, il demanda à Dieu des miracles. En la sentant menacée, prête à s'écrouler, sa douleur fut immense; devant cet abîme ouvert, il crut le ciel fermé.

Mais le jour de la donation Thiel étant venu, il s'écria :

« Louons le Seigneur, le Dieu des armées ! voici le nerf de la guerre... Et maintenant, l'Université a vécu! »

Lorsqu'il eut à plaisir étalé ses quittances; Mgr Meulan ferma le coffret, et dit au baron qu'il désirait s'entretenir avec lui de Parson.

— Cela est d'autant mieux, cher monseigneur, répondit M. de Forty, que j'arrive avec de nouveaux renseignements sur cet homme.

— Il est en prison, reprit l'évêque, et c'est, vous le sentez, mon cousin, un fait considérable et très-regrettable; mon intention est de l'en tirer au plus vite en soldant ses créanciers. Outre que la charité le veut, je dois prévenir de la sorte les criailleries des mauvais esprits, qui, bien que peu nombreux et peu écoutés dans cette ville, se feraient peut-être entendre au dehors. Mes deux mille francs se sont vu refuser comme trop minces, et sans doute aussi pour avoir été offerts directement. Je m'adresserai cette fois aux créanciers eux-mêmes, en leur recommandant le silence, et ils ne manqueront pas d'accepter.

— Votre Grandeur, mon cousin, dit le baron, fait paraître en ceci une délicatesse qui ne surprendra personne, mais dont l'effet et la portée, qu'elle me permette de le dire, ne sont pas assez prévus. D'abord les propos ennemis ont déjà pris leur vol. Des lettres de Paris,

que j'ai reçues ce matin, m'avertissent du bruit qui se
fait autour de cet héritage ; un grand journal en a parlé,
et le scandale est presque achevé à cette heure. Le célèbre avocat Lagardie, à qui Parson a écrit pour lui
confier son procès, paraît décidé à l'accepter. La lutte
est ouverte et va prendre, sans aucun doute, les proportions que saura lui donner le parti libéral. Rien
n'est donc à prévenir à cet égard. Quant aux créanciers, vous en satisferiez un, que l'autre ne se rendrait
jamais à vos propositions charitables. Car il retient
Parson en prison pour se faire céder je ne sais quelle
découverte que celui-ci a faite.

— Mais sait-on ce qu'il exigerait comme équivalent ?

— L'impossible, monseigneur, l'héritage entier ! Je
connais l'homme par un agent qui l'a fait parler, c'est
de la malhonnêteté rapace, et vous ne devez en rien
vous commettre avec cela. Malgré ce côté sérieux, je
soupçonne néanmoins dans cet emprisonnement quelque
comédie. Parson n'a pas vécu ici huit mois auprès de la riche madame Thiel sans en obtenir quelques gros cadeaux.
Sa femme, qui passe pour posséder de la douceur et de
l'habileté, qualités nécessaires avec cet homme violent,
s'est indubitablement servie de ces ressources auprès de
sa tante. D'ailleurs toute la ville aujourd'hui estime la
fortune de la vieille dame à plus de trois millions ; et
je ne suis pas loin de croire que notre convertie n'a
déshérité cet homme que pour l'avoir déjà fait riche
de son vivant. C'est l'opinion de Martel, un des créanciers, et le motif qu'il donne de ses poursuites contre
lui. La conduite de Parson confirme surabondamment
ce sentiment. Comment, en effet, sans cela, un être de
rien, tel qu'il est, avec cette modeste position à la pré-

fecture, avec quatre enfants, se serait-il permis cette sauvage attaque contre Votre Grandeur, qui devait amener sa destitution? Comment aurait-il pris avec moi, qui cherchais à le sauver, cet air de gentilhomme blessé dans son honneur?...

La voix frémissante du baron, en parlant ainsi, accusait la blessure encore vive du supérieur largement humilié.

— Comment accepterait-il la prison, sans faire un pas vers vous pour capituler, et en refusant même vos offres généreuses?

— Cela semble vrai! dit l'évêque.

— Et considérez, monseigneur, la fin de la comédie! La destitution, la prison ne sont que les préparatifs au procès, le condiment à l'intérêt dont cherche à se couvrir votre adversaire, qui rira, avec les siens, de votre naïveté à vouloir lui rendre son emploi et sa liberté, comme il a dû rire de cette magnifique bénédiction dont vous avez arrêté sa colère et ses coups!... Au reste, voici sur lui des notes de la préfecture de police : C'est le fils d'un vagabond en lutte constante avec la société, qui quitta Épinal et se sauva dans les bois à seule fin de ne pas payer ses termes de loyer. Et mal lui en prit, car il y mourut. Lui-même, à l'exemple de son père, a vagabondé toute sa vie, abandonné tous ses moyens d'existence, et durant sept ans de service militaire s'est fait casser deux fois pour son détestable esprit de révolte. — Voilà celui que vous voulez sauver!

— La charité, mon cher baron, ne doit pas se montrer trop sévère!...

— Ni trop intempestive, ni trop maladroite, monseigneur!

— Enfin, dit l'évêque d'un air recueilli, la question est délicate, nous consulterons Dieu !

Un valet de chambre ouvrit la porte ; l'abbé Aubert entra.

— Que souhaitez-vous, mon cher abbé ? dit le prélat avec quelque froideur, comme s'il pressentait le but de sa visite.

L'abbé, sans autre exorde, annonça l'emprisonnement de Parson.

Le prélat l'interrompit. Il le savait ; il en parlait à l'instant avec M. le baron. Il engagea l'abbé à se souvenir de ses recommandations déjà faites à ce sujet, et à ne plus se préoccuper de questions que son évêque prenait entièrement entre les mains. En même temps, il lui mit sous les yeux les traits principaux de Parson, que venait de crayonner M. le secrétaire général.

Aubert répliqua qu'il sortait de la maison Parson, et qu'il avait pu prendre là de bien autres sentiments. L'évêque et le baron s'exclamèrent du même coup. Il fallait dès lors tout dire.

Cependant Aubert ne dit pas tout. Il sentit se fermer subitement son âme jusqu'alors ouverte à tout le monde, comme celle d'un petit enfant, à ses supérieurs surtout, qui y entraient à toute heure encore plus librement que chez eux.

Par une divination familière aux simples de cœur, quand l'éveil leur est donné, il vit le fond des deux hommes qui l'écoutaient : l'un léger, sceptique, factice, glacé, sévère aux beaux sentiments ; l'autre, grave, ardent, dur, de bronze, d'une sévérité d'autre source et encore plus redoutable.

Il parla d'abord de Pontalais et ne le présenta pas comme un savant.

— Cette conversion marche-t-elle à vos souhaits? demanda l'évêque.

— Monseigneur, balbutia le vicaire, je commence à peine.

— Oui, sans doute... mais vous ne m'avez pas appris ce qu'est ce jeune homme, ni ce qu'il fait!

L'abbé frémit à la pensée de ses relations criminelles avec la science, et à la vue de son passé intellectuel violemment étouffé qui reparut soudainement devant ses yeux. Heureusement, le baron prit la parole :

— Il donne par la ville, dit-il, des leçons... de latin.

— De latin, bien! dit le prélat. Continuez, l'abbé.

Aubert ajouta qu'il avait vu madame Parson chez M. Pontalais.

Il hésita pour raconter son entrevue avec Blanche, et ne la raconta pas.

Une sorte de pudeur le prit d'exposer aux sourires et aux dénégations la noblesse de cette femme. Il dit seulement en termes très-courts n'avoir pas été mal accueilli par elle.

— Elle ne vous connaissait pas! interrompit l'évêque.

— Elle pouvait le connaître! reprit le baron. Elle a une réputation de douceur moutonne qui s'est faite au contact de son mari, et qui peut expliquer cet accueil.

L'abbé suait à grosses gouttes, et s'étanchait le front de son mouchoir.

— Vous êtes venu un peu vite? lui dit l'évêque.

— Oui, monseigneur.

Aubert ne souffrait pas seulement de ses réticences,

mais aussi d'un mouvement sourd de son esprit qu'il repoussait en vain, dont il n'avait pas peut-être conscience entière, et qui pouvait s'expliquer par la présence en lui de deux faits nouveaux, inouïs : son évêque jugé, et l'invasion, le commandement d'une affirmation personnelle, si personnelle qu'elle le menaît à la dissimulation, au mensonge !

— Enfin, l'abbé, dit l'évêque, vous venez nous demander.. quoi ?...

— Si je dois, monseigneur, retourner dans cette maison ?

Ces mots furent prononcés avec le ton d'un homme qui met toute sa vie dans la réponse attendue.

L'évêque, sans s'en apercevoir, réfléchit.

— Cela ne me paraît pas de toute nécessité, dit-il après un moment. Il est vrai, d'un autre côté, que vous ne devez pas rompre avec M. Pontalais.

— Monsieur l'abbé peut faire venir son catéchumène chez lui, reprit le baron, s'il croit pourtant au succès de son entreprise, qui me semble hardie. Un jeune homme qui a vécu au sein de la capitale...

— Je l'ai vu au chemin de la *Source :* sa tenue m'a fait plaisir ; je ne le crois pas hostile, et c'est sans doute votre sentiment, abbé Aubert?... répondit Mgr Meulan.

Le vicaire inclina la tête.

— Il ne faut point se mettre au travers de la grâce : si elle voulait descendre sur la maison entière !... Cette famille Parson est protestante ou à peu près !

— Oh ! pour celle-là, monseigneur, répondit le baron, il y faudrait l'effort d'une légion d'archanges. Voici, pour tout dire, un détail que j'oubliais : les quatre enfants ne sont pas baptisés !

Sous le coup de ce mot, l'évêque se leva de son fauteuil, tendit les bras au ciel et parcourut le cabinet.

— Ils ne sont pas baptisés! s'écria-t-il. Quatre enfants sans baptême, ici... dans cette ville... à l'ombre de ce Siége!... Mon Dieu!... Le saviez-vous, l'abbé?

— Non, monseigneur!

— Mes renseignements sont exacts, reprit le baron.

— Quatre enfants sans baptême! répéta Mgr Meulan. Il n'y a plus à hésiter; vous reviendrez dans cette maison, abbé Aubert! dit-il avec commandement.

Il se rassit, et continua d'un ton profondément pénétré :

— O conseils de Dieu! que vous êtes admirables!... La voyez-vous, mon cher baron, la raison vraie de l'emprisonnement de cet homme? Le ciel l'a permis pour nous laisser le champ libre, et mes scrupules n'existent plus! Il a disposé en outre le cœur de sa femme à recevoir sans amertume l'envoyé évangélique. Elle est douce, elle est seule... elle est vaincue!... Les enfants seront baptisés! Mon cher abbé, pressez-vous : que le charbon divin touche vos lèvres pour le salut de la nièce comme il les a touchées pour celui de la tante; aidez-nous à purifier cette ville de l'hérétique lèpre!...

Ses yeux étaient humectés de larmes. M. de Forty, devant cette émotion, se tut.

— A partir de cette heure, continua l'évêque, notre collége est ouvert à ces quatre enfants. Ils y seront défrayés de tout, et les plus chères brebis de notre troupeau!... Allez, mon ami, je vous confie à votre ange de la persuasion!

Bien que la rue *Neuve*, où il demeurait, fût voisine

de l'évêché, Aubert erra longtemps, sans la trouver, à travers plusieurs quartiers de la ville, heurtant les passants, et recevant des saluts qu'il ne voyait ni ne rendait. Il avait la fièvre. Cette conduite et cet ordre de son évêque, ces enfants sans baptême, l'attrait et la crainte d'une autre entrevue avec cette femme et avec le savant, sa propre dissimulation, la scène du laboratoire, les derniers mots de Pontalais, l'expérience de la goutte d'huile, tout cela, brûlant et confondu, passait comme un orage dans son cerveau. Il allait ainsi depuis une heure. Un embarras de voitures l'arrêta au coin d'une rue, devant une boutique d'opticien. A la devanture, parmi des boussoles, des lentilles, des thermomètres, s'étalait une cage de verre semblable à celle où le docteur avait expérimenté devant lui. Le tumulte de sa tête cessa presque soudainement, et toutes les autres idées s'évanouissant ensemble, une seule lui resta, claire et entraînante, qui fut d'avoir cette cage, de l'emporter, et de faire seul cette expérience. Subjugué, sans autre volonté, il l'acheta, ainsi que de l'alcool, et une longue aiguille d'acier.

Arrivé dans sa chambre, à l'aide de l'huile de sa lampe, il opéra comme il l'avait vu faire. Avec une sorte de fureur, il reprit dix fois l'expérience, qui réussit dix fois. Puis, il chercha dans le livre de physique la réponse à toutes les questions qui se présentaient à son esprit, et naissaient l'une de l'autre. A la nuit seulement, quand il n'y vit plus, il s'arrêta.

Il remarqua alors qu'il n'avait fait de tout le jour ni un repas ni une prière.

VIII

La prison pour dettes et la maison d'arrêt de X*** occupaient alors les derrières du palais de justice. Depuis quinze jours, on avait commencé la démolition forcée de ce palais, vieux monument qui tombait en ruines. La municipalité espérait pouvoir conserver les prisons jusqu'à l'érection de l'édifice nouveau. Mais elle dut renoncer à cette idée, quand sur tout l'espace, les fondations s'ébranlèrent sous les coups de marteau. Deux murs des prisons s'abattirent un matin, et l'on dut au plus vite chercher un autre asile pour les détenus.

On ne leur trouva pas de refuge provisoire dans la ville : la caserne, les autres lieux publics étaient trop étroits, et en ce moment trop encombrés, pour recevoir près de deux centaines d'hommes.

Le préfet s'adressa à son collègue de R***, ville voisine, à une distance de douze lieues, et reliée à X*** par un chemin de fer. R*** pouvait disposer de quelque place.

Les prisonniers pour dettes, comme les autres, s'y acheminèrent avec l'espérance qu'on leur donna de rentrer chez eux avant trois semaines. Ce fut un second déchirement pour Parson et pour Blanche. Les infortunés commençaient à accepter leur désastre en se voyant tous les jours, et en se soutenant l'un par l'autre. Elle partageait son temps entre son mari et ses enfants.

Elle lui apportait leurs baisers, leurs jolis mots, leurs souvenirs touchants, leurs rires et tous ces riens dont les cœurs paternels se nourrissent et se dilatent. Il s'était condamné à ne pas les voir, et préférait la torture d'en être privé à celle de les embrasser entre les murs d'une prison : « Ils sont tendres et bons, disait-il, je ne veux pas qu'à leur âge ils se doutent de l'injustice humaine; cela me les rendrait peut-être méchants ! »

Pontalais venait après madame Parson, et à eux deux, ils remplissaient sa journée avec des conversations et des lectures. Sous la main du malheur venu, l'homme qui défaillait à l'attendre se retrouve tout entier. Il vit au fond des abîmes, dont l'aspect seul le faisait mourir. Accablé dans les commencements, l'inventeur s'était relevé. Le travail de Blanche, dont elle retirait six francs par jour (c'était ce que lui remettait Pontalais en échange des tapisseries, au nom des fabuleuses dames Devoyod), assurait le pain du foyer. Il accepta par cette pensée la triste nécessité de voir travailler sa chère Blanche, elle qu'il idolâtrait, et pour qui il avait rêvé des palais ! C'était d'ailleurs un labeur décent et facile. Il remercia « notre ami, » qui le trompa également par les détails les plus circonstanciés sur les dames Devoyod. « Femmes bizarres, disait-il, ne recevant personne : l'une jolie et très-délicate, l'autre énorme et fort laide, mais avec de beaux yeux, très-curieuses toutes deux de tapisserie intelligemment ouvrée, qu'elles payaient généreusement. Il ne les voyait lui-même qu'une ou deux fois par mois, où elles paraissaient un moment aux leçons de leurs fils. »

La réponse de Lagardie arriva. Elle était favorable. Comme l'annonçait M. de Forty à l'évêque, Lagardie acceptait la cause. Il indiquait un avoué à X***, se char-

geait des frais, et demandait un mémoire détaillé, auquel
l'inventeur se mit sur-le-champ.

Les visites de l'abbé Aubert chez Pontalais, sa rencontre avec Blanche, fournirent de longs et intéressants
sujets de causerie.

Parson apprit du docteur, dans tous leurs détails, les
grands mouvements survenus dans l'esprit du prêtre,
et l'espoir de plus en plus assuré que lui donnait cette
nature naïve et généreuse. Sans partager cette confiance, il fut touché de ce qu'il entendit.

L'action de Blanche donnant ses enfants à embrasser
à l'abbé l'émut, bien qu'elle ne l'étonnât pas. Elle lui
en fit le récit de son côté, simplement, comme d'une
chose ordinaire, en se contentant de demander à son
mari s'il l'approuvait.

— Va, dit Parson en riant, la bénédiction de l'évêque
est battue ; tu m'as largement vengé sur le vicaire !

Le soir du départ, le directeur de la prison se laissa
fléchir, et permit à l'inventeur de passer deux heures
chez lui, de sept à neuf heures du soir. On partait à dix.
Pontalais l'amena : les enfants étaient prévenus et
rangés à la porte. Ils s'élancèrent d'un bond entre ses
bras, avec des cris de joie. Au souper, ils se succédèrent
sur ses genoux, l'embrassant, caressant sa chevelure et
sa longue barbe, et lui demandant des nouvelles de son
voyage. Ses efforts pour trouver de quoi dire furent une
distraction à sa douleur. Il imagina une odyssée quel-
conque. Quand sa voix et son imagination faiblissaient,
le docteur reprenait le récit, comme le connaissant déjà,
et le décorait de la couleur la plus pittoresque et la plus
attachante. Jacques seul semblait défiant. Il regardait
tour à tour son père amaigri, et sa mère dont le visage
se contractait à mesure qu'approchait l'heure fatale.

Parson voulut revoir le laboratoire. Il remarqua dans un coin une cornue et des tubes dont il se servait d'ordinaire, et que, par un soin délicat, le docteur avait mis à part. Il les toucha.

— Ils vous attendent ! dit Pontalais.

A neuf heures, les adieux s'échangèrent. Blanche ramassa les enfants contre son sein en détournant son visage en larmes, et Parson partit.

Une heure après, en compagnie des autres prisonniers, il passait devant sa maison entre une double haie de gendarmes. Blanche eut à peine le temps de retirer de la fenêtre ses fils, qui, réveillés au bruit des bottes sonores et des longs sabres, voulaient voir passer le *régiment*.

IX

Pendant trois jours, Pontalais attendit vainement Aubert.

Sauf le temps pris au dehors par son ministère, le prêtre resta dans sa cellule, en tête-à-tête avec son trouble, ses terreurs, l'image de Blanche et des enfants, le livre de *Physique* et celui de l'*Imitation de Jésus-Christ* ouverts sur sa table, l'un à sa droite, l'autre à sa gauche.

Lorsque, la tête dans ses mains, et la scène vivante sous ses yeux, il s'était représenté, pour la centième fois, sa conversation avec le docteur, ses tranchantes paroles, puis l'entrée dans le laboratoire et l'action de cette femme, sans trouver à cette action d'explication possible, il revenait à ses deux livres. Alors, de celui-ci à celui-là, il allait tour à tour, par un double mouvement fatal de passion qui veut se satisfaire et de remords qui suivait cette sensualité obéie et aussitôt renaissante.

Pendant les éclaircies qui lui permettaient de voir en lui-même, il se disait :

« Suis-je donc un criminel ? Et quel est mon crime ? Un homme, un ami, me met sous les yeux une expérience de physique, dans la main un livre de science ; un autre monde se découvre à moi, un monde plein de Dieu, où tout mon être s'élance pour voir, pour aimer, pour prier ! Et je m'épouvante de ce spectacle et de cet amour nouveaux ! D'où vient ma peur ? Le savant a parlé de doute et de choses mystérieuses ; mais il raille, il me traite en ignorant dont on se joue.... Ma foi n'est pas menacée ! Je la sens aussi pleine, aussi vivace qu'avant, et enracinée dans mon âme pour l'éternité ! La science serait-elle donc défendue au prêtre ? Bien d'autres de mes frères s'en nourrissent, qui restent attachés au Christ et aux autels ! Cependant mon évêque en a détourné mes lèvres comme d'un poison.... Ce livre, — il mit la main sur l'*Imitation*, — ce livre la nomme vaine et dangereuse ! »

Il lut à haute voix :

« Malheur à ceux qui cherchent à apprendre beaucoup de choses curieuses (chap. 43) !... Mon fils, il y a des choses qu'il est bon que vous ignoriez ; il faut vous regarder comme un homme mort au monde et pour qui tout le monde est mort (chap. 44).... Défaites-vous du trop grand désir de savoir, parce qu'il s'y rencontre beaucoup de distractions et de supercheries.... Il faut être bien insensé pour s'appliquer à d'autres choses qu'à ce qui sert à nous sauver !... Que servent ces recherches raffinées sur des choses cachées et obscures, puisque nous ne serons pas repris au jour du jugement de les avoir ignorées ? Notre aveuglement est étrange ; nous négligeons l'utile et le nécessaire pour nous appliquer à des choses curieuses et dommageables : c'est avoir des yeux et ne point voir. Qu'est-ce qui vous cause plus de trouble et d'obstacle que la passion immortifiée de votre cœur ? Les actions de l'homme de Dieu ne l'entraînent point sur la pente d'une inclination vicieuse. Toute notre occupation doit être de nous vaincre nous-mêmes; de prendre chaque jour plus de force sur nous.... Combien y en a-t-il dans le monde qui se perdent tous les jours pour une science vaine, qui leur fait négliger le service de Dieu? Celui-là est vraiment prudent qui regarde toutes les choses de la terre comme du fumier, pour gagner Jésus-Christ (chap. 3) !... »

— Est-ce là de ce fumier ? s'écria-t-il en frappant sur le *Traité de Physique*. — Est-ce là la pente vicieuse?... Ah ! je m'en suis tenu loin pendant dix ans ! J'ai montré de la prudence : et dix ans, en effet, j'ai vécu dans la paix. En une heure de curiosité, le désordre et la peur ont fait de moi leur victime !... Mais si j'avais dormi du sommeil de la mort? Si la vie elle-même se réveillait en moi maintenant au milieu de tout ce tumulte ? O mon Dieu ! lequel de la paix ou de la guerre nommez-vous la vertu? Et de quelles incertitudes effroyables avez-vous donc formé la conscience humaine ?

L'abbé Aubert ne se confessait que tous les quinze jours. C'était l'ordre fixé par son confesseur, qu'il poursuivait auparavant, à toute heure, de ses scrupules, et qui, pour lui échapper, avait jugé nécessaire de ne plus le recevoir dans l'intervalle. Malgré cette rigueur, à laquelle il dut se soumettre, Aubert, dans les circonstances présentes, avait tenté dix fois de le voir, mais vainement, le confesseur ne se trouvant pas chez lui, ou refusant de le laisser entrer.

Il se leva après ces derniers mots, et, emporté par le besoin d'une réponse à ses terreurs, il alla faire une onzième tentative chez M. l'abbé Érard.

M. l'abbé Érard appartenait au diocèse de Paris, et habitait celui de X*** depuis un an. Il y était venu, appelé par l'air salubre de cette ville, afin de s'y rétablir d'une maladie de larynx que le climat de Paris ne faisait qu'aggraver.

C'était un prêtre intelligent et instruit.

Amateur de science, il savait un peu de tout : d'astronomie, de chimie, de botanique, de minéralogie, même d'anatomie, dont il prit, en costume ecclésiastique, trois ou quatre leçons à l'amphithéâtre de Clamart, malgré les étonnés et les moqueurs. Il possédait en outre le don de la parole, et dès son début, il s'était vu en passe d'arriver à la célébrité. Après l'avoir entendu dans la chaire du Panthéon, maniant la langue scientifique avec autant d'aisance, de sans-gêne que la langue théologique, et en appelant bravement « à la vraie science de cette science fausse, antichrétienne, si malheureusement répandue aujourd'hui, » et qu'il appelait encore finement « science *artistique*, » ses auditeurs, gens du monde, furent éblouis et tout à fait charmés. Ils crurent voir l'athlète qui, ramassant en lui les forces du savant et du prêtre, allait enfin écraser l'ennemi. Mais, après deux conférences seulement, la laryngite de l'abbé

6

Érard, subitement développée, et son départ pour X***, détruisirent ces espérances.

Il en fut plus désolé que personne. Il se croyait déjà l'orateur de la jeunesse parisienne, comptant en avoir assez dit devant elle pour la conquérir. Le grand mot séducteur, en effet, n'avait pas un moment quitté ses lèvres durant ses deux longs discours. Il y revendiquait la liberté! la liberté du bien, la liberté des âmes, la liberté de l'Église, la liberté politique aussi : la presse et la tribune libres, « seules conditions, disait-il, de la dignité du chrétien catholique! » Avec un art infini, un ménagement de parole fort remarqué, il ne s'était pas refusé à la liberté des cultes, et avait poussé jusqu'à la liberté de la pensée.

M. l'abbé Erard respectait les opinions d'autrui, ne damnait personne, jugeait avec condescendance les grands esprits de l'antiquité et des temps modernes, qui, se passant de la révélation, avaient, par leurs seules forces, atteint à quelque portion de la vérité. Il pratiquait avec plaisir, dans ses lectures, la philosophie de notre époque, et entretenait même des relations avec quelques libres penseurs.

Il s'était fait ainsi un catholicisme élargi, indéterminé, où les contradictions se mouvaient à l'aise, mais sans le troubler un instant ni l'emporter jamais, à cause d'une certaine facilité de conscience qui lui permettait de s'arrêter à une sage limite, sans poursuivre la vérité pour elle-même, jusqu'au bout, quoi qu'il arrive, comme le bien souverain, commandant toutes théologies, philosophies, morales, religions, dont elle est la source, et qui n'ont pas le droit d'être, si elles ne peuvent s'arranger avec elle.

Il tenait aussi à sa doctrine pour lui avoir prêté serment, pour ses habitudes, pour son habit, et s'il lui faisait des infidélités, c'était en la tenant toujours par la main, et sans se trouver aucunement gêné entre elle et la compagnie singulière où il la mettait.

Devant l'ultramontanisme et le pouvoir temporel des papes, il branlait la tête d'un air mystérieux, et murmurait entre amis qu'il y avait là sans doute quelques retouches à faire; mais il n'en paraissait pas autrement pressé, et se contentait, en attendant, de s'avouer tout haut gallican de pied en cap.

L'expression un peu dure, mais très-altière de sa tête, semblait annoncer un cœur en possession de lui-même, haut, libre, inattaquable. Il criait sur les toits la parfaite indépendance de sa pensée : Au début de sa vie de prêtre, disciple d'un grand homme, il avait, sous un pseudonyme, participé à la rédaction d'un journal hardi, dont le souvenir est resté, et qui voulait prendre en France la direction du catholicisme pour le mener dans des voies plus larges. Ce journal était sa conviction, sa passion, ses entrailles. Sur un mot venu du Vatican, il réduisit en cendres sa feuille, sa conviction, et tourna tranquillement le dos à son maître persécuté.

Plus tard, dans le grand bruit de la *Conception immaculée*, tandis que se couvait le nouvel article de foi, l'abbé Erard en déclara sans ambages l'idée légère et maladroite.

Les évêques réunis à Rome étaient à la veille de leur décision, que, la main sur les Pères et les docteurs, il s'affirma plus haut son sentiment.

Le jeune dogme proclamé, il y crut! Il le prêcha.

La médecine a constaté des déplacements d'organes dans certains corps humains : elle a vu des cœurs situés à droite et des foies situés à gauche.

De telles anomalies se rencontrent également dans certains esprits. La volonté y prend la place du jugement. On vit avec cela.

Du reste, cette double soumission n'interrompit en rien ses affirmations d'indépendance.

Il ne parlait que plus haut de marier le catholicisme et la philosophie. Il manifestait ce désir aux rationalistes de sa connaissance, et travaillait hardiment à cette union en leur présentant le catholicisme sous le costume le plus propre à le faire valoir. Il leur apprenait qu'ils se trompaient singulièrement sur son compte; que l'Église est la source de toutes les libertés, la mère, la sœur, la vraie protectrice de la pensée moderne, qu'on la calomnie fort gratuitement, et que l'opinion et l'histoire sont à refaire en cette matière. Par une métaphysique transcendante, il distinguait l'esprit de l'Église d'avec son corps, sa réalité d'avec ses apparences, et affirmait, par exemple, que l'Inquisition n'est pas l'Église, et que Galilée, condamné par celle-là, a été défendu par celle-ci (1).

On répondait à ses avances et à ses propos. On lui faisait toucher certaines réalités du doigt. Mais il n'était pas un incrédule à la façon de Thomas. Il ne se rendait pas aux plaies vives et sensibles. Aux réponses embarrassantes, il ne s'embarrassait pas encore, grâce à un expédient bien simple : il les laissait de côté, en détournait son attention, et finissait par les perdre de vue : elles n'existaient plus pour lui.

En subordonnant ainsi la vérité à lui-même, et sa conscience à sa doctrine, il passait sa vie dans le repos, au sein des incompatibilités et des inconsé-

______

(1) Voir : Revues, Pamphlets catholiques.

quences : c'était un prêtre *libéral*, un néo-catholique.

Depuis son arrivée à X***, M. l'abbé Erard s'était enfermé avec ses livres, dans une complète solitude et dans un silence nécessaire à sa guérison. Homme bien élevé, discret, il garda de se faire connaître à des gens qui paraissaient entendre son nom pour la première fois. Son passé de journaliste restait ignoré, le pseudonyme n'ayant pas été découvert. Ses brillants succès parisiens s'étaient si vite arrêtés que le bruit ne put s'en répandre bien loin du Panthéon. Mgr Meulan lui-même ne se rappela que vaguement un ouï-dire insignifiant à ce sujet. Il le questionna, n'apprit pas davantage, et, au bout de quelques mois, ne vit en lui qu'un malade qui se soignait bien, et qu'un prêtre de mœurs régulières dont il ne devait pas autrement s'occuper. A le connaître, il l'aurait chassé sur l'heure : Mgr Meulan appelait le libéralisme catholique « la plus effroyable lèpre qui eût jamais menacé de dévorer l'Église ! »

Bien qu'il ne fréquentât ni l'évêché, ni ses collègues de X***, l'abbé Erard savait, par ces bruits de petite ville qui glissent, comme le vent, sous les portes les mieux closes, quelque chose du caractère absolu de l'évêque, et dans l'air respiré, il sentait aussi l'étroitesse de ce clergé provincial.

Il ne s'en étonna pas et ne s'en tint que plus enfoui dans sa retraite studieuse, loin des conversations, loin de la chaire et du confessionnal. Il ne confessait que l'abbé Aubert. Celui-ci, après la mort de son premier directeur de conscience, homme simple et mystique, en chercha un autre. L'air intelligent de l'abbé Erard l'attira. Un jour justement que des scrupules le pressaient, il s'adressa à lui, et emporta sa résistance par les plus vives supplications.

6.

L'abbé Érard constata vite la pureté, l'exaltation, les pusillanimités du vicaire, et n'alla pas plus loin dans l'observation de cette âme dont la profondeur lui échappa. Il ne l'entendit bientôt que d'une oreille, comme il eût fait pour un enfant, le traita rondement, en quelques minutes, et lui fixa ses visites de quinze en quinze jours sans lui permettre la moindre infraction à cette règle. Certains aveux de son pénitent le surprirent fort. Celui de l'attrait pour les livres dont Aubert s'accusa deux ou trois fois le fit sourire. Il s'imagina qu'il s'agissait de romans et passa outre, sans la moindre envie d'en apprendre davantage. Il rit de bon cœur à propos de la pierre porphyrique, et, dans cette circonstance, étonna encore plus Aubert qu'Aubert ne l'étonna lui-même.

Cependant, lorsqu'après la torture de ces trois jours, le jeune vicaire, forçant sa porte, vint tout pâle et frémissant se mettre à ses pieds, il fallut bien prendre quelque souci de ce désespoir et de ces larmes. Il l'écouta, l'interrogea, s'émut au récit de cette adolescence comprimée, de la sévérité folle de Mgr Meulan, et sentit le besoin de réconforter ce cœur timoré.

Il lui répondit par une allocution pleine d'amitié et d'encouragement.

Il lui représenta d'abord qu'il avait à peine vingt ans quand Mgr Meulan, par une crainte exagérée, et par un véritable abus de pouvoir, lui avait interdit l'étude; mais qu'à cette heure où il touchait à la maturité, les livres, loin de lui être d'un commerce dangereux, devenaient nécessaires à sa vie d'homme et de prêtre.

En lui indiquant du doigt la bibliothèque qui tapissait les murs de son cabinet, il ajouta : « Entre les différents secours que la prévoyance divine a mis à notre portée, voilà un des plus efficaces. Les livres sont la sauvegarde du prêtre contre la périlleuse paresse, la solitude, et contre les doctrines ennemies. Les temps de foi naïve ne sont plus, mon cher frère ; c'est l'intelligence plus que le cœur aujourd'hui qui veut être satisfaite, et à moins de laisser le monde aux mains d'autres pasteurs, à moins de rester solitaires dans nos temples désertés, nous devons l'accompagner dans sa voie nouvelle.

« La science est sainte d'ailleurs, et le meilleur fruit de cette loi du travail que le ciel commanda aux hommes. Le christianisme, dont le large esprit embrasse et englobe tout ce qui est bon et vrai sur cette terre, doit donner la main à cette fille de Dieu, et se l'attacher comme une amie et comme une conquête. C'est elle qui aujourd'hui fait la parure la plus attrayante du sacerdoce. Le prêtre peut bien encore se rendre recommandable par la pureté de la vie, mais il restera incomplet sans la possession de la science, qui le tient au niveau des hommes de ce temps, qui lui permet de répondre aux aveugles, aux méchants, aux intelligences troublées, et de parler la langue des forts et des sages. Entre ceux-ci, sa noble ambition doit être même de marcher le premier ; car, sans cette supériorité du savoir et de l'entendement, il n'est plus possible de dominer rien ni personne dans notre société. Atteindre à toute vérité, s'en emparer au nom de l'Église catholique, et la répandre, voilà maintenant son rôle ; ce qui doit l'effrayer devant les grandes attaques de ce siècle, ce n'est pas le trop de science, c'est le trop peu. Saint Basile, saint Grégoire, saint Augustin, saint Thomas d'Aquin, Bossuet, Fénelon, les grands solitaires de Port-Royal, Malebranche, et, auprès de nous, le généreux esprit du

père Lacordaire , l'ont ainsi pensé. Par leur savoir et
leur génie, ils ont maîtrisé leur époque. La plus belle
part de leur gloire est là. Que ne feraient pas ces
héros sur les champs de bataille de nos jours? Vous
les représentez-vous fuyant les combats dans l'égoïste
repos des mystiques solitudes? Ce sont leurs noms qui
brillent sans cesse devant mes yeux, et que je vous
propose, mon frère, en reconnaissant enfin la vie intellectuelle conservée en vous malgré un si long abandon.
Leur exemple vous invite, le conseil de Dieu aussi, qui
n'a pu permettre à cette heure un si large mouvement
des esprits pour nous interdire de nous y mêler.

« Quand l'*Imitation de Jésus-Christ*, que vous aimez
à citer, semble proscrire la science, elle parle pour le
temps de ténèbres, de force brutale, où elle fut composée,
et pour des religieux morts à une terre qu'ils délais-
saient, parce qu'ils n'y trouvaient pas la place à laquelle
l'intelligence a droit. Il faut tout entendre. Ce livre,
que la critique antichrétienne, la critique *artistique*,
méconnaît comme le reste, mais qu'elle semble attaquer
avec plus de raison, — ce livre lui-même, dans le cha-
pitre où vous croyez le voir condamner le plus franchement la pensée, ne dit-il pas : « Il ne faut point blâmer
« la science ou la simple connaissance des choses : elle
« est bonne considérée en elle-même et selon l'ordre
« de Dieu ! » (Ch. 3.)

A genoux, les mains jointes, l'air enivré, Aubert regardait tomber des lèvres du prêtre chacun des mots de
ce discours. Ils sortaient étincelants comme des soleils
devant qui disparaissaient ses ténèbres et ses épouvantes.
A cette joyeuse lumière, il contemplait le beau spectacle
de sa vie élargie, des horizons inconnus, et, pour ses ardeurs apostoliques, la carrière véritable, la seule où

l'appelait la volonté divine alors exprimée par la voix de son confesseur.

M. l'abbé Érard le tint encore quelque temps sous le charme de ses séduisantes théories, et de son aimable rhétorique. Il parla de lui-même, de ses persévérants travaux, de ses connaissances en astronomie, en chimie, en physique, en anatomie, en minéralogie, qui n'avaient fait que confirmer sa foi. Il s'étendit assez au long sur ce sujet par des exemples, et entre autres arguments de prêtre instruit, il lui cita la concordance du récit biblique de la création avec les constatations géologiques d'un savant qui trouve cette concordance parfaite. Il lui parla aussi du miracle de Josué, le point de mire des traits des impies, et il en donna cette explication qu'il avait découverte :

« Non, ce n'est pas le soleil qui s'est arrêté : Josué s'est exprimé en ignorant, mais Dieu, pour exaucer son vœu de tuer jusqu'au dernier des soldats ennemis, a arrêté le mouvement de la terre ! »

« Assurez votre croyance, ajouta-t-il, par des raisons semblables, et allez librement sans rien craindre. En plongeant au profond de l'étude, qu'aurions-nous à redouter, nous autres prêtres? Nos reins sont maintenus par la forte doctrine catholique, qui, en quelque courant que nous soyons entraînés, nous ramène toujours à notre point de départ. Au surplus, il faut que la science se soumette à nos principes, et qu'elle les démontre, à moins de n'être plus la science. Voilà notre force et notre refuge. Ne vous préoccupez pas outre mesure des contradictions que vous rencontrerez. Elles ne sauraient arrêter celui qui a su se placer au-dessus d'elles. Détournez-en la vue, si vous ne pouvez les résoudre, et riez des faux sages qui s'acharnent à leur poursuite jusqu'à se faire mener au doute et à la négation! »

Il l'engagea ensuite à revenir chez Pontalais pour prendre à ce jeune savant toute sa science, et pour lui donner en échange, mais avec tact et prudence, la foi qui lui manquait. Pour madame Parson, il devait se montrer encore plus mesuré avec elle. Ses relations avec cette famille lui semblaient chose fort délicates, et, à sa place d'héritier de madame Thiel, il n'aurait pas songé un moment à mettre les pieds dans cette maison.

L'idée du baptême des enfants, bien que très-chrétienne, ne devait se poursuivre qu'avec le ménagement le plus habile des droits de la famille, et de la liberté de conscience, que les catholiques, en la revendiquant pour eux, ne font pas cependant difficulté de respecter chez les autres. Il fallait y travailler assurément, mais en renonçant à cette œuvre dès qu'on la reconnaîtrait inutile et trop contraire à la volonté des parents.

Il lui parla aussi de l'acte généreux de madame Parson, et le jugea d'une âme distinguée, mais qui n'entraînait pas pourtant la stupéfaction et le trouble auxquels Aubert s'était laissé prendre. « Nous devons, dit-il, reconnaître de bons mouvements de nature. Il n'est pas de foi, comme vous le pensiez, que certaines vertus ne puissent exister hors de la pratique catholique : ne rétrécissons pas là l'étendue de notre doctrine.

« L'histoire ancienne nous montre de ces vertus quelques exemples illustres, comme la magnanimité d'Alexandre qui boit la coupe, en tendant à son médecin la lettre qui l'accuse d'empoisonnement; comme la continence de Scipion, comme le dévouement des Décius. Elargissons notre esprit, reconnaissons le beau partout où il se présente, et appelons nôtres ces cœurs élevés qui, s'ils n'appartiennent pas au corps, appartiennent du moins à l'âme de l'Eglise. C'est l'exagération qui cause le plus de mal à nos principes. Soyons circonspects et réservés.

« De la mesure, de la mesure, mon frère! vous en avez besoin, c'est, en finissant, la dernière recommandation que je vous mets à la main comme le meilleur des guides. »

Aubert ne s'arrêta pas un instant aux singularités de ce discours, où les propositions les plus disparates se trouvaient réunies. Il se sentait trop ignorant, surtout trop heureux pour y donner attention. Son seul souci fut de demander, en tremblant un peu, à l'abbé Erard s'il devait communiquer à Mgr Meulan la vie nouvelle qu'il allait entreprendre.

Le confesseur réfléchit un moment. Il estima qu'il venait de rendre un bon jugement en la matière; que l'évêque, homme étroit et tenace, pourrait vouloir s'en tenir au sien propre, ramènerait ainsi la désolation dans l'âme du jeune prêtre, troublerait peut-être même le repos du confesseur, et il répondit qu'il ne voyait pas la nécessité d'une telle communication.

Aubert fut si transporté à cette réponse, qui le déliait de sa dernière crainte, qu'il saisit M. l'abbé Érard, et l'embrassa passionnément en lui déclarant qu'il lui sauvait la vie.

X

La fièvre de son bonheur un peu calmée, l'abbé Aubert écrivit un autre règlement de ses journées. Dans son temps si bien rempli, il fallait faire entrer celui des occupations nouvelles. Mais la prière lui était une si douce habitude, qu'il ne put s'en rien retrancher. Il la regardait du reste encore comme le premier de ses devoirs, et il n'empiéta que sur son sommeil, en se condamnant à dormir seulement trois heures par nuit.

Comme son règlement, sa chambre changea quelque peu d'aspect.

La pierre porphyrique, retirée de l'armoire, reprit sa place auprès du crucifix, et s'entoura bientôt d'un grand nombre de petites pierres de tout nom que lui donna le docteur. Les quatre livres primitifs se virent aussi en compagnie nombreuse, autant qu'étrangère, et qui venait, partie de chez Pontalais, partie de chez l'abbé Érard, possesseur de plusieurs bons ouvrages scientifiques. Ils s'étalaient partout, sur la table, sur la cheminée, sur le lit, dans un désordre qui égayait la cellule.

Cette imprudence ne plut pas au docteur, qui craignait quelque éveil de la part de l'évêque.

Après le secours inattendu de l'abbé Érard, il fallait ne rien perdre de la bonne situation que lui faisait la fortune, et pousser vivement l'œuvre commencée, en déblayant la route de tout obstacle.

Il représenta donc au prêtre que l'ordre est une de nos premières vertus, ainsi que le respect des livres d'autrui, et que les pierres minéralogiques ne s'exposent pas comme des fleurs, à l'air libre. Tout en parlant, il rangeait livres et pierres dans l'armoire profonde, et priait l'abbé de la tenir désormais fermée contre la poussière et autres inconvénients.

La familiarité, malgré la réserve ordinaire à Pontalais, entrait par degrés dans les relations des deux jeunes gens. Ils se voyaient presque tous les jours, mais le plus souvent dans la chambre d'Aubert. C'était une autre précaution du docteur.

Au laboratoire, et dans l'escalier de la maison de la rue Saint-Jean, l'abbé, quand il y revint après sa dernière confession, avait rencontré Blanche. Il rougit très-sensiblement devant elle, la première fois qu'il la revit, et se contenta de la saluer. Mais bientôt il lui adressa la parole, et peu à peu, avec cette liberté qui, dans les situations les plus délicates, n'abandonne jamais le prêtre, même le mieux élevé. Il parlait des enfants, de leurs études, les caressait affectueusement, s'informait de Parson, et s'attendrissait aux réponses de Blanche où perçait de la tristesse. Elle, devant l'abbé, se tint d'abord grave, puis se détendit par l'habitude, et fit paraître une douceur sympathique, et comme du plaisir à le voir. Aubert, encore affermi et charmé par cette bienveillance, ne pensait plus autant à l'explication du problème dont il s'était tourmenté : la présence d'une telle élévation de caractère dans une telle insouciance de religion. Il chassait, avec le souvenir de madame Thiel et de cet héritage, le malaise qu'il en ressentait à certaines heures.

Pontalais les observait attentivement. Né réfléchi, politique, ne se rappelant pas même dans ses plus lointains souvenirs d'enfance, s'être jamais montré ingénu, il avait une peur horrible de l'ingénuité, qu'il appelait la plus grande provocatrice d'amour. Les cœurs sans calcul, naïfs et tendres, lui semblaient faits pour s'embrasser dès leur première rencontre.

A la vue de la jeune femme et du prêtre, il se remémorait les douces faiblesses de cette sorte qu'il savait, et murmurait une vieille chanson qui l'avait fait rire dans son berceau, et qui lui revenait avec obstination depuis quelque temps :

> « Grand-mère disait qu'en amour
> Yeux d'enfants font de jolis tours;
> Grand-mère disait qu'en amour
> Cœurs d'enfants s'entendent toujours. »

La ressemblance de ces deux visages, qui accusait encore celle des deux âmes, l'avait frappé trop tard. « On ne saurait penser à tout, disait-il, et sans le grave intérêt dont il s'agit, il serait peut-être bon de rendre l'abbé à son bréviaire, pour lui surtout; car elle, son mari, ses fils, son expérience la défendront. »

Et lorsque le docteur faisait effort pour s'élever au-dessus de sa crainte, en considérant la pureté de ces deux natures — l'air épanoui tour à tour et embarrassé du prêtre l'y ramenait; car entre l'emportement de ses instincts intellectuels, la direction nouvelle de sa vie, et les murmures de son passé mystique, Aubert, tourmenté par moments malgré l'autorité de son confesseur, se tenait difficilement dans son naturel.

Pour l'éloigner doucement du laboratoire et de l'escalier, il invoqua quelque dérangement d'heure, réclamé par ses élèves, et lui promit d'aller le trouver chez lui aussi fréquemment qu'il le pourrait. L'abbé, à cette déclaration, montra quelque peine, et lui répondit qu'il s'attendît à le voir rue Saint-Jean toutes les fois qu'il retarderait ses visites à la rue Neuve.

Les livres cependant se succédaient rapidement entre les mains du prêtre. Son esprit avide les dévorait à la suite, et, en peu de temps, comme il avait les yeux bons, de la justesse et de la logique, il sut d'astronomie, de physique, de chimie, d'anatomie même, un peu plus que son confesseur, quoique ce ne fût pas beaucoup. Ils en parlaient ensemble avec un égal plaisir, et M. l'abbé Erard, en riant, le faisait rire de ses anciens scrupules, surtout quand, tenant en main quelque fait ou quelque principe élastique, il trouvait lieu de le tirer longuement et de l'étendre à une démonstration du dogme.

— Vous le voyez! disait-il, et combien tout cela nous est nécessaire! C'est à une démonstration de leur impuissance qu'il nous faut mener nos ennemis; nous balayerons les demi-savants qui nous font obstacle. Vous savez le mot : « Peu de science éloigne de la foi, beaucoup de science en rapproche. » Surtout élevez-vous rapidement à la haute métaphysique scientifique. Là, dans cet espace vague, infini, nous nous jouons à l'aise, nous sommes chez nous; tous les systèmes s'écroulent au toucher; en métaphysique au moins est-on toujours l'égal de son adversaire. Pas un orateur sacré de quelque valeur qui de nos jours prêche autre chose à ses auditeurs flattés.... Ah! triste laryngite!

L'abbé Érard permettait maintenant à son pénitent, qu'il trouvait plus raisonnable et plus sympathique, de le visiter chaque semaine.

Pontalais aurait voulu que ce fût tous les jours. Il était tout aise de sentir un tel conseiller, et sincère, à l'autre oreille de l'abbé Aubert. Mis au courant par celui-ci de toutes leurs conversations, et se gardant d'attaquer les singulières idées du confesseur, il faisait de lui, au contraire, un grand éloge au vicaire qui, tout ravi, lui proposa de les mettre en relation. Mais il n'accepta pas, sous le prétexte d'occupations trop absorbantes. Au fond, il connaissait suffisamment l'homme à distance, et n'y pensait pas sans quelque antipathie.

Ces éloges du docteur semblèrent à Aubert un retour à de meilleures dispositions envers la science qu'il lui avait entendu malmener dans leur seconde entrevue; il n'en prit que plus de confiance envers son maître.

Pontalais, charmé aussi des travaux de l'abbé, en parlait avec lui à son tour et à sa façon. Il était doué d'un certain talent d'exposition brève, lumineuse et de généralisation. Il savait dégager un principe, et l'étendre aux faits qui lui appartiennent. Comme en quelques coups d'aile, sa parole élevait l'esprit à ces points de vue du haut desquels les distances se rapprochent, les faits analogues se confondent, et d'où les lois se contemplent dans leur étendue et dans leur belle simplicité. Il ne procédait pas devant l'abbé d'une manière très-régulière : le temps manquait pour un enseignement de détail : il jetait dans la conversation, comme en passant, un aperçu, un trait, un principe, qui s'imprimaient fortement dans cette intelligence, et lui ouvraient la voie des logiques explications.

L'inflexibilité des lois de la nature, par exemple, était un de ses thèmes favoris. Il la constatait avec lui en toutes choses : il la lui présentait sous toutes les formes, mais sans en tirer les conséquences prochaines, et en se contentant de semer pour l'avenir. Il fallait penser à ne pas effaroucher l'abbé Érard. Au grand contentement d'Aubert, et avec une certaine élévation de parole, à laquelle le docteur se voyait porté par le courant de telles leçons, il appuyait sur le caractère puissant, admirable, de cette inflexibilité, où se reconnaît un esprit divin, et maître de son plan qui reste inaltérable parce qu'il est sage.

Insensiblement, à voir la facilité du prêtre, qui recevait ses propos toutes portes ouvertes, Pontalais devenait plus entreprenant et reprenait l'usage des coups qu'il avait cru devoir frapper dans leurs premières entrevues. C'est ainsi qu'il lui fit un jour considérer la route nécessaire, naturelle, par laquelle l'esprit arrive à la connaissance : « Quel que soit, lui dit-il, l'objet de votre pensée, il doit être placé sous vos yeux, observé, jugé, contrôlé par vous. L'autorité elle-même de l'humanité entière ne saurait vous remplacer dans ce rôle. Le jugement qui n'est pas nôtre n'existe pas pour nous. Notre propre entendement, par une force absolument personnelle, produit nos idées, et quand il accepte sans contrôle celles des autres, et qu'il les appelle siennes, c'est qu'il est impuissant, dépravé, ou qu'il ment. La parole, l'éducation ne mettent en nous que la matière et l'aiguillon du travail intellectuel. L'idée, fruit de ce travail, ne naît que de l'évidence lumineuse des choses proposées et de notre adhésion que cette évidence emporte.

« Un cerveau qui pourrait tout à fait se refuser à cette loi fatale, ne posséderait pas une seule notion, pas la plus simple, pas la plus élémentaire, fût-il rempli jusqu'aux bords. Il se réduirait à l'état du vase incon-

scient qui garde la liqueur qu'on y verse, sans la connaître et sans la goûter.

« Un homme, une société d'hommes n'ont pas plus la
faculté de penser, de juger à ma place qu'ils n'ont celle
de respirer et de digérer pour moi. Là un abîme nous
sépare, qui est celui de l'individualité de l'âme comme
du corps. La seule vérité, librement reconnue par chacun, nous rapproche à travers cet abîme. Le génie lui-
même ne nous commande que par la facilité qu'il nous
laisse de constater ses découvertes, et notre admiration
pour lui suit toujours notre verdict rendu sur elles. Newton affirme la loi de l'attraction, mais en même temps
il dit au plus humble d'entre nous : « Voici mes raisons,
« voici ma méthode : la route que j'ai parcourue vous
« est ouverte : suivez-la comme moi, voyez et croyez. »

« La plus belle part de la grandeur humaine est là. Le
progrès a sa source dans la seule raison individuelle.
Ce ne sont pas les écoles, les académies, ni aucune assemblée d'hommes réunis à cet effet, qui donnent au
monde les idées nouvelles; c'est toujours quelque esprit
solitaire, impatient des doctrines reçues, qui les agran-
dit ou les renverse, pour édifier à leur place des doctrines meilleures. » Et il lui exposait ensuite, dans les
diverses branches de la science et de la philosophie,
l'histoire des découvertes, d'abord rares et maigres,
mais croissant plus tard en importance et en nombre
par l'émancipation des intelligences et des méthodes. Il
lui faisait saluer les noms des grands inventeurs, et,
suivant ces découvertes dans leurs applications jusqu'à
notre siècle, où elles s'étalent en végétation si riche,
il en traçait un tableau devant lequel s'enflammait la
vive imagination de l'abbé.

— Mais je crains, ajouta-t-il, que ni mes paroles, ni

ces noms, ni ce spectacle ne vous émeuvent; car tout cela sort d'un principe que je n'ai fait que vous désigner sans vous le nommer encore, et qui s'appelle : la liberté de penser !

— Oh, répondit Aubert avec beaucoup d'empressement et avec un sourire de confiance, vous êtes trop bon de craindre, et votre liberté de penser ne m'effraye pas tant. Vous figureriez-vous la religion faite pour proscrire des lois semblables, et tous les prêtres condamnés par état à les violer ! Accepterais-je cela ?

— Mais, hasarda Pontalais, si votre évêque le... désirait cependant ?

— Oui, oui, je sais ce que vous voulez dire; mais vous l'avouerez bien, il est une discipline d'inférieur à supérieur qu'il faut respecter dans toute société; et pour les choses essentielles, mon évêque exprimant la doctrine de vérité ne peut ni se tromper, ni me tromper.

— En sorte qu'en obéissant vous faites justement acte d'indépendance ?

— Parfaitement. Il faut vous détromper et nous mieux connaître. Des rapports intimes et sublimes unissent la foi et la science; mais la plupart des hommes les méconnaissent, parce qu'ils ne se donnent pas la peine de descendre dans ces profondeurs, de pénétrer la théologie....

Et se servant de l'enthousiasme où l'avait mis le discours de Pontalais, il développa avec feu cette chère idée, le fond de son espérance et de ses conversations avec l'abbé Érard.

— Et penser, se disait le docteur en l'écoutant, qu'il possède encore moins de théologie que de science ! O mots ! ô piperie éternelle !

Il semblait regarder ce pli énorme marqué par l'habitude de la phrase et de l'affirmation sur une intelligence si longtemps courbée, et songeait qu'il avait besoin de temps et de courage pour achever son entreprise.

Le printemps était venu ; la riante campagne de X*** brillait sous le soleil de mai.

Le docteur entraîna Aubert dans les champs. Depuis dix ans il ne sortait guère de sa chambre ou de l'église, et cette réclusion l'avait affaibli autant que ses macérations nombreuses.

La première promenade fut courte : son règlement rappelait l'abbé; il accorda un peu plus de temps à la seconde. La troisième prit une journée presque entière. C'était une excursion géologique.

Après une heure de marche entre les grands châtaigniers des collines, le long des pelouses en pente, l'air, le soleil, le paysage commencèrent à dilater les poumons et à charmer les yeux d'Aubert. Il se sentit lentement envahir par une sensation délicieuse de vie, par un bien-être inconnu. Puis son sang s'anima : la vitalité opprimée de son adolescence se mit à fermenter dans ses veines, et bientôt avec un mouvement si puissant qu'il emporta pendant quelques minutes sa raison. Au milieu d'un petit plateau inondé de soleil, d'où la vue, à travers les masses voisines des bois, plongeait par échappées sur le plus limpide horizon, il s'élança soudainement avec des cris joyeux, battant des mains, et prit une course folle à travers les haies et les ruisseaux, revenant sur ses pas, s'éloignant encore, jouant avec la vivacité d'un jeune chevreau.

Pontalais, resté en place, l'air ravi, l'encourageait de ses applaudissements et de ses plaisants propos.

— Je suis vraiment fou ! dit l'abbé, quand il fut essoufflé, et en se laissant tomber sur l'herbe ; voilà que je reviens à l'âge de huit ans !... Qu'est-ce donc, ajouta-t-il après un moment, qui m'a emporté et subjugué de la sorte ?

— Subjugué ? fit Pontalais ; que veut dire cette plainte ? Quand vous êtes subjugué, vous n'en êtes que plus indépendant, vous !

L'abbé sourit à l'allusion, et continua de savourer son plaisir.

— Que cela est doux ! que cela est beau ! dit-il, humant l'air, les mille parfums des plantes, le pur horizon, et plongeant avec volupté ses mains dans l'herbe haute et drue.

— Et donc, répondit Pontalais, nous reviendrons dans la montagne ! Maintenant, si vous vous sentez reposé de ces folies indignes d'un homme de votre gravité, et que rien ne subjugue, levez-vous, et hâtons le pas vers ce second plateau du Larzé que vous voyez là, et où nous serons rendus dans une demi-heure. Nous y trouverons un autre divertissement.

Il lui indiquait le sommet d'une colline de belle forme oblongue, toute nue, et brillant par places comme un diamant immense. Le docteur, qui la connaissait pour un trésor géologique, s'était promis d'y conduire l'abbé.

C'est une des plus curieuses montagnes de France, par la variété des masses éruptives de toutes les époques qui l'ont soulevée, en se pénétrant, en se superposant les unes aux autres, et dont un œil exercé suit les assises gigantesques et capricieuses. Le granit des premiers âges y serre entre ses blocs énormes et sombres le trachyte à la pâte blanche, au tissu poreux, où étincellent de larges cristaux de mica. Des filons de grès vert et de porphyre rouge s'y entre-croisent à la façon de branches d'arbres dans les hautes forêts.

De profondes coulées de lave, qui couronnent les hauteurs, annoncent un volcan éteint, et au bas de la colline, la célèbre *Chaussée des Titans* étend ses longues colonnades de basalte à prismes réguliers, qui complètent ce beau spectacle de la puissance féconde de la terre.

C'étaient là les pages ouvertes d'un livre substantiel que Pontalais fit lire au prêtre pendant trois heures d'excursion dans tous les sens de la montagne, en lui donnant, avec son heureuse manière, les principaux traits, mis en saillie et harmonieusement reliés, de la science géologique. Il appuya encore à ce propos sur la force, la permanence, la beauté des lois naturelles, provoqua des questions, y répondit, tint sous le charme l'ardente curiosité d'Aubert.

En finissant, il détacha d'un filon superficiel un morceau de porphyre.

— Tenez, dit-il en le lui présentant, il ne vaut pas tout à fait le vôtre, celui que vous aviez sur votre table; mais c'est son contemporain et son frère, et vous pourrez aussi lui rendre quelques hommages.....

— Pourquoi raillez-vous toujours? répondit l'abbé en prenant la pierre.

— Je ne raille pas. Cette montagne n'est pas celle de Sion, mais malgré son caractère profane, elle reste encore une œuvre assez respectable du Créateur, monsieur l'abbé !

Ils redescendirent vers le vallon.

— J'ai faim ! dit le prêtre quand ils y furent arrivés.

— Voici le déjeuner ! répondit Pontalais en lui montrant à quelques pas, à travers des touffes de vigne sauvage et de lierre entrelacés, le toit d'une chaumière. Ils y entrèrent. Une jeune montagnarde aux joues rouges, plantureuse et accorte, dont l'aspect seul mettait en joie, les reçut, leur servit du lait, des œufs, de la viande froide et du vin. L'abbé mangea et but avec un appétit extrême et une satisfaction dont il ne sembla, après le repas, avoir aucun remords. Ils rentrèrent à la ville en botanisant, et ne se quittèrent que dans la rue Neuve. Il était cinq heures du soir. Le docteur, dont la santé s'améliorait chaque jour, paraissait cependant plus fatigué que le frêle vicaire.

— Je vais me coucher, dit-il, vous m'avez fait parler et marcher outre mesure. Je me sens aussi enroué des jambes que de la gorge.

Ce fut au tour de l'abbé de rire.

— Déjà ! répondit-il ; je ne veux pas m'endormir avant minuit. Vous vous laissez vaincre et vous obéissez à ce peu de fatigue ?

— Ah ! fit Pontalais en s'éloignant, on n'est pas indomptable et indépendant comme vous !

Aussitôt dans sa chambre, le prêtre saisit son chapelet. Il avait à faire toutes ses prières du jour et une partie de celles de la veille, interrompues par la distraction prolongée d'une lecture de Buffon. C'était plus de six heures à leur consacrer. Au repos, la lassitude se fit sentir, et aux murmures du chapelet l'assoupissement vint. Il se défendit quelque temps, et enfin se décida à s'étendre tout habillé sur son lit, pour se reposer un peu en priant, et se relever ensuite au plus vite. A cinq heures et demie, le chapelet aux doigts, il s'endormit profondément et ne se réveilla que le lendemain à huit heures, les membres souples, le teint frais, la mémoire sonnant des souvenirs de sa promenade, qui toute la nuit avaient chanté dans sa tête. Le soleil dardait un joli faisceau de rayons sur son *règlement* affiché au chevet du lit. Il le vit et baissa les yeux. Sa contrition devant sa faute éclatante ne fut pas pourtant aussi vive qu'il l'aurait souhaité. L'allégresse de son esprit y mettait ordre. Il se résigna assez doucement à cette perte de prières, la plus considérable qu'il eût faite jusqu'alors.

Par degrés, à mesure que l'étude l'envahit en maîtresse de plus en plus impérieuse, il arriva à se demander si, en principe, les *règlements* sont définitifs, puis à se retrancher quelques exercices pieux, les moindres, et enfin, après avoir consulté l'abbé Érard, à ne plus se permettre que les prières forcées, celles du matin, du soir et du bréviaire.

Il se garda pourtant une demi-heure pour la *méditation*, trop douce à son cœur pour qu'il l'abandonnât. Mais l'objet de sa tendresse et de ses extases changea par un décroissement successif de ses anciennes imaginations; il vit s'effacer les figures d'autrefois : le Jésus aux vêtements d'azur, les cheveux d'or flottants, la tête infiniment aimable, venant à lui les bras ouverts du fond du tabernacle, et l'embrassant de cette mystique étreinte qui le faisait pâmer; la vierge Marie, au front suave, aux mains pieuses comme des lis, qu'elle tendait vers lui en l'appelant son enfant. Ses rêves prirent plus de sévérité et de largeur. C'était dans des espaces immenses, peuplés de créations grandioses et harmonieuses, qu'il contemplait maintenant à l'ordinaire une figure nouvelle, plus haute, plus solennelle, quoique souriante encore, celle du Créateur et du Père.

Les langueurs enivrantes de cœur dont il avait jusqu'ici vécu, cédèrent la place à un plus robuste amour, où l'intelligence entrait avec l'admiration pour l'ordre et la beauté de l'œuvre divine.

Son extérieur aussi se transforma. Il perdit son émaciation et sa pâleur. Les excursions dans les montagnes, de plus en plus fréquentes, en exerçant ses membres affaiblis, réveillèrent ses forces natives, et lui mirent quelques couleurs aux joues, tandis que l'étude et la réflexion imprimaient plus de virilité sur son visage.

Une dernière dérogation au *règlement*, après laquelle il ne restait plus qu'à mettre l'affiche en pièces, et qui contribua pour sa part à cette résurrection, fut l'abandon du cilice et de la discipline. Le cilice le gênait fort dans ses longues marches. C'était une cotte de fer à larges mailles, terminée par une ceinture à pointes pénétrantes. Le fouet de plomb ne frappait plus ses épaules que faiblement et à de rares intervalles; sur le jugement encore invoqué de l'abbé Erard, qui répugnait naturellement à ces mortifications farouches, il relégua les deux instruments de torture au fond de son armoire, derrière la pierre de Sion.

Comme au dehors sa vie restait la même, que l'opinion sur son compte était depuis longtemps établie, et que, par le pressentiment de quelque danger, il entretenait son confesseur seul de ses habitudes nouvelles, personne à X*** ne soupçonna les changements profonds opérés dans cette âme; pas même Mgr Meulan, qui, sûr de son jeune saint, se contentait de l'exciter aux conversions entreprises.

Ces conversions, encore à commencer, préoccupaient cependant par intervalles l'abbé Aubert autant que l'évêque; car sa foi, toujours ardente, n'avait pas cessé de s'alarmer sur l'état de ses amis et de ces pauvres âmes sans baptême.

Il voyait le docteur peu disposé à goûter l'*Imitation*, dont il lui fit cadeau, et à causer d'une telle matière. Pour madame Parson et ses enfants, il ne les rencontrait plus que très-rarement, quand, Pontalais se faisant attendre à quelque rendez-vous, il allait le chercher rue Saint-Jean. Il aimait ces retards qui lui facilitaient l'entrée du laboratoire; et les jours où il rencontrait Blanche, il se sentait tout heureux. Il éprouvait en sa présence une sorte d'aise et d'épanouissement qui lui promettait la plus belle abondance de paroles pour l'heure où il lui serait enfin permis d'aborder avec elle le grand sujet.

Ces rencontres s'étaient renouvelées plusieurs fois en une semaine; Pontalais devint d'une exactitude extrême à ses rendez-vous, où il se trouva désormais à l'avance. Sollicité par son désir accru de convertir, et par son évêque dont les questions plus pressantes le jetaient en grand embarras, Aubert, devant l'obstacle mis à ces entrevues, dit sa peine au docteur, qui lui demanda tranquillement pourquoi il tenait donc tant à voir madame Parson.

— Mais, répondit-il, ces quatre enfants sans baptême!

— Patience, dit Pontalais, laissez-les grandir, et mieux accuser leur vice originel qui tarde à poindre!

Comme il se dérobait par de semblables réponses, l'abbé chercha quelque moyen de se présenter chez Blanche, et n'en trouva guère, n'ayant pas l'esprit fécond en ruses.

Un jour, dans une excursion solitaire à cette montagne du Larzé qui lui était chère, il s'arrêta au pied de la hauteur devant des ouvriers extrayant du grès d'une mine déjà profonde. Un fragment de fossile, jeté sur les bords, attira son attention, sans qu'il pût en déterminer la nature. Il le prit comme un prétexte pour aller chez le savant.

Pontalais n'avait pas accompagné l'abbé ce jour-là; il était allé voir Parson à R***. Les changements graves qu'il venait de remarquer dans la santé de son ami le tenaient au retour dans une inquiétude qu'il s'efforçait de cacher à Blanche. Elle avait elle-même, trois jours avant, trouvé son mari un peu abattu. Le docteur, en lui rendant compte de sa visite, constata aussi cet abattement, mais en la rassurant du mieux qu'il put. Il était chez elle, et finissait de parler du prisonnier; les enfants jouaient auprès de la porte entr'ouverte; un pas s'entendit sur le palier. Jacques regarda, tendit la main, et dit :

— Bonjour, monsieur, entrez! notre ami est là!

L'abbé Aubert entra, embrassa les enfants, et salua madame Parson et Pontalais.

Il pénétrait pour la première fois chez elle, et il tremblait un peu. Le docteur parut très-contrarié, comme s'il eût rapporté de R*** de nouveaux motifs d'éloigner Aubert de sa maison. Blanche montra quelque gêne dans son accueil. L'abbé s'excusa en termes embarrassés de venir à cette heure, et exposa le motif de sa visite en montrant le fossile.

— Nous allons voir cela chez moi, dit Pontalais en le prenant sans y regarder, et en gagnant la porte.

Mais les enfants l'arrêtèrent, et lui saisirent la main dont il tenait cette curiosité. Avec eux, il y jeta alors les yeux. Blanche s'approcha. Petit Pierre, qui s'efforçait en vain de voir comme ses frères, tendit les bras à Aubert pour qu'il le hissât.

— C'est un os de quadrupède, et rare comme les cailloux du chemin, dit le docteur.

Le prêtre, qui s'attendait à des compliments, eut perdu tout à fait contenance, s'il n'avait eu entre ses bras Pierre, qui, de sa petite main, lui caressait les cheveux. Il demanda à quel quadrupède pouvait appartenir cet os.

— Je ne sais trop, reprit méchamment Pontalais..... Peut-être est-ce un fragment de ce fémur de mastodonte dont les chanoines de Saint-Vincent avaient fait un bras de saint, et qu'ils promenaient par les temps de sécheresse pour obtenir de l'eau (1). Rien n'empêcherait de faire de ceci une relique à même fin.

L'attaque était si gratuite que l'abbé se sentit fouetté.

— Monsieur, dit-il, l'hommage à Dieu et la prière ne sont pas moins purs pour sortir d'esprits grossiers et de lèvres ignorantes! Les chanoines de Saint-Vincent, éclairés sur la nature de cet os, ne l'eussent point porté dans leurs processions; mais ils en auraient encore profité pour s'élever à Dieu. Il ne leur a manqué qu'un peu d'histoire naturelle.

— Cela manque toujours aux chanoines! repartit Pontalais.

Madame Parson, à cette boutade, termina par un léger sourire un signe d'assentiment commencé sur la réponse d'Aubert, mais, des yeux, elle supplia le docteur d'adoucir ses méchancetés.

Pierre, ayant pris le fossile, sauta à terre, et alla en jouer avec Georges. Jacques et Paul écoutaient.

— Je me croyais plus avancé avec vous, monsieur, continua Aubert attristé, et profitant naïvement de ces

(I) Historique.

paroles pour entrer tout d'un coup dans le sujet qui l'amenait. Depuis le commencement de nos relations, je pensais vous avoir attiré un peu à moi, comme vous m'avez tant attiré à vous-même. Vous me traitez à cette heure avec plus d'hostilité encore qu'au premier jour... Je le sais, ce n'est pas ma personne, c'est ma foi que vous attaquez ainsi!

Pontalais ouvrit la bouche. Sans le laisser parler, le vicaire continua sa plainte. Avec cette conviction passionnée dont il touchait d'ordinaire les cœurs, il parla de sa religion, et déplora le dédain que les savants semblaient affecter pour elle et pour Dieu.

— Il est, dit le docteur, des savants qui croient en Dieu!

— Où est votre foi? reprit Aubert impétueusement; au fond de quels brouillards l'enfouissez-vous? Montrez-la donc au dehors, au grand soleil! C'est la foi réelle et vivante que je vous demande; c'est la foi des œuvres, des dogmes et du culte, celle dont vous savez le nom!

Il se tourna vers Blanche :

— Madame, je brûlais de vous le dire, la Providence m'en fournit aujourd'hui l'occasion. Entendez-moi, je vous en supplie! Vous le savez aussi, ce nom vénérable, celui de la religion unique, qui n'est pas la vôtre, mais à laquelle vous tenez par les racines de votre être et par les droits de votre belle âme! Combien souvent, depuis notre première rencontre ici, je me suis représenté ce que vous deviendriez entre les mains de la piété catholique, le prodigieux essor dont vous monteriez dans notre ciel! Car je vous connais bien! Vous êtes du sang des sainte Thérèse, des Chantal et des Guyon! Le niveau de ces cœurs sublimes serait encore

une fois atteint si vous le vouliez ; l'Église s'applaudi-
rait dans une de ses plus nobles œuvres, et le monde
se réjouirait avec elle !

— Voilà assurément, pensa Pontalais, la plus inouïe
et la plus audacieuse des déclarations !

Madame Parson se tenait dans l'attitude du recueillement, tandis qu'à un pas d'elle, mais les yeux fixés au
ciel, comme s'il y contemplait l'idéale image, Aubert,
le visage transfiguré, lui adressait ces paroles. Il ramena ses regards vers les enfants :

— Et vous n'êtes pas même chrétienne !... Ils ne
sont pas baptisés ! murmura-t-il. Cela est-il bien vrai,
madame ?

— Cela est vrai, répondit-elle paisiblement, et c'est
moi la première qui l'ai voulu ainsi... En soulevant de
la sorte une question si grave, monsieur l'abbé, vous
me contraignez de vous répondre et de vous tout dire.
Je vous connais de mon côté, comme vous croyez me
connaitre. Je me suis jadis, sur le bruit qu'elle répand
autour d'elle, approchée de votre religion, par un vif
désir de l'interroger, de l'embrasser ensuite, si je le
pouvais. J'avais dix-huit ans, de la droiture, et un guide
fort et sûr, mon mari. J'entrai dans vos temples. Les
exhortations à la charité, à la pureté morale, à la vie
supérieure en Dieu, qui sortaient de la bouche de vos
prêtres, me saisirent et m'émurent. Mais j'entendis
aussi vos orateurs appuyer ces vérités touchantes sur
des doctrines telles, que je m'éloignai de vous désolée,
et convaincue qu'avec une haute sagesse, vous préchiez
une redoutable folie. C'est le caractère de vos dogmes
qui m'a épouvantée et fait fuir. J'y ai vu la colère, la
vengeance, la méchanceté d'un Dieu... d'un Dieu ! entendez ces mots que j'assemble après vous ! J'y ai vu

l'enfer! Votre culte m'a présenté d'abord, à travers le
bel art dont vous l'enveloppez, le spectacle d'un cadavre, d'une victime couverte de plaies et de sang, qui
expire tous les jours entre vos mains, frappée par la
main de Dieu lui-même; et quelque figure que vous
donniez à de tels objets, bien que vous appeliez *non
sanglant* votre sacrifice, je n'ai pu retrouver dans ce
culte et dans ces dogmes, le Dieu bon, tel que mon cœur
se le représente, le Dieu, père de cette Humanité, qui serait mille fois au-dessus de lui, si vous disiez vrai : car
elle sent, elle, que le fond de ses propres entrailles et de
sa grandeur, c'est l'amour et la miséricorde ! Vous affirmez, en la consacrant dans vos chaires et dans vos cérémonies, l'antique idée d'une expiation étendue à
ceux qui n'ont pas commis le crime, idée terrible d'une
société barbare, et que les consciences adoucies aujourd'hui et véritablement chrétiennes, ne veulent pas
accepter !

Et c'est là votre point de départ! la pierre angu-
laire de votre immense édifice !... Ah ! pour m'expliquer la vie et tous ses maux, comme vous prétendez
le faire, que l'on imagine les systèmes les plus bizarres,
les plus fabuleux, j'accepterai tout, tout, excepté cela :
un Dieu qui éternellement se venge, non-seulement sur
un pauvre homme coupable, mais encore sur la race
infinie des innocents ! Et si le bon sens se riait de ces
systèmes, si même il rejetait la raisonnable théorie
d'une épreuve imposée à l'être humain, qui, de cette
terre douloureuse, doit le mener à une vie meilleure, je
me passerais d'expliquer des choses inexplicables. Sans
des croyances impossibles à former, et d'ailleurs parfaitement inutiles à mes actes, je vivrais suivant les seules
inspirations de mon cœur, qui m'entraînent à Dieu, à la

sympathie effective envers mes semblables, et qui sont la véritable religion!

Quand nos enfants sont venus au monde, leur père et moi n'avons pu nous résoudre à voir des maudits, des méchants, dans ces petites créatures dont le premier mouvement fut de nous tendre les bras. En repoussant la loi, nous n'avons pas voulu nous conformer aux mœurs, et c'est pourquoi, monsieur, mes fils ne sont pas baptisés et ne le seront jamais!...

L'abbé, atterré, se taisait, car c'était au cœur, juge infaillible, que le discours de Blanche avait frappé. Il n'avait pu pressentir ni de telles idées dans une femme, un si ferme jugement, une si puissante répulsion pour ses doctrines, ni l'infinie distance qu'il établissait maintenant entre ses espérances de conversion et la difficulté d'y atteindre. Il voyait avec effroi la hauteur de cet esprit auquel il se jugeait impuissant à répondre sur l'heure. Sa propre droiture même et son intelligence tournaient contre lui, en ne lui permettant pas ces faux-fuyants, ou ces vieux arguments de l'arsenal théologique dont, à sa place, tout autre prêtre eût cru devoir soutenir l'attaque.

Devant ce redoutable adversaire, si désintéressé, si convaincu, armé d'idées dont il n'avait pas même soupçonné l'existence, il ne put que se rappeler les paroles de l'abbé Érard sur la société moderne et sur la science nécessaire au prêtre pour qu'il y tienne sa place.

— Mon Dieu, dit-il dans une aspiration muette, ma foi est la vérité, l'unique vérité, je le sais bien; mais me suis-je vraiment égaré pendant ces dix ans de vie mystique, et châtiez-vous en moi le délaissement de mon intelligence, et ma soumission aux ordres de ceux qui me l'ont imposé!

Il s'adressa à Blanche :

— Madame, je ne vous réponds pas en ce moment...
Vos paroles ne peuvent pas être la vérité. Si elles l'é-
taient, il me vaudrait mieux avoir été frappé de mort
avant mon entrée dans cette maison. Je les emporte
avec moi écrites en caractères ineffaçables. Je vais les
méditer dans la solitude, et pour vous en montrer l'erreur, je viendrai vous retrouver. Vous me le per-
mettez ?

Elle répondit par un signe imperceptible.

— Vous acceptez ? ajouta-t-il. Vous ne pouvez croire
qu'il n'y ait pas de réponse possible à votre discours !
Songez-y, toute ma vie, votre destinée immortelle,
celle de vos enfants sont ici en jeu !

— Maman veut bien ! dit Georges en voyant l'air
désolé du prêtre.

— Oui, puisque maintenant tu es notre ami ! reprit
petit Pierre.

Paul et Jacques, silencieux devant ce qu'ils venaient
d'entendre, regardaient leur mère, qui acquiesça plus
visiblement de la tête.

Aubert s'inclina devant elle, dit adieu aux enfants, et
tendit la main à Pontalais, qui, en l'accompagnant jusqu'à la porte, lui adressa ces mots avec un sérieux aimable :

— Allons, du courage ! et prenez tout le temps nécessaire pour assurer votre triomphe !

XI

Les trois semaines que devait durer l'exil de Parson étaient depuis longtemps écoulées, et la ville de X*** ne se pressait pas de reprendre ses prisonniers. Une formalité négligée et pendante au Conseil d'État; d'un autre côté, des expropriations imprévues, reconnues maintenant nécessaires, avaient déterminé l'interruption des travaux au palais de justice et aux prisons. L'inventeur, qui, autrefois, recevait chaque après-midi Blanche et Pontalais, ne les voyait plus, depuis son départ pour R***, que tous les quatre jours. Le voyage coûtait cinq francs! et, le premier, il avait demandé à sa femme et à son ami de venir plus rarement. C'était un effort déchirant, car cette solitude lui devenait de plus en plus écrasante, malgré les livres et les instruments dont le pourvoyait le docteur.

Sa découverte elle-même n'avait plus le don d'adoucir ses heures lugubres; il n'y pensait que par intervalles, se mettait péniblement à quelque expérience, et ne l'achevait pas toujours.

Cette idée, qu'il avait un jour nommée à Pontalais « son coup de force et de gloire, » était véritablement grande. Elle consistait à féconder, par des procédés chimiques peu coûteux, et d'une application facile, les terres les plus arides, et à porter ainsi jusqu'au triple le rendement des prairies. Un résultat immense en découlait : la production du bétail qui nourrit l'homme, amenée à ce point que, suivant ses calculs, le prix devait en baisser avant une dizaine d'années de 80 p. cent. La richesse des peuples, si largement accrue par là dans le monde entier avec leur santé et leur vigueur, avançait de quelques siècles l'heure de leur éducation et de leur moralité.

De ces généreuses spéculations, de l'espoir de les mettre bientôt en œuvre avec son héritage attendu, de la joie qu'elles lui donnaient et qui servit à lui faire traverser les premières misères, de la vie libre au grand air qui maintenait robuste ce fils des forêts, des tendresses vivifiantes du foyer, il était tombé dans un complet affaissement intellectuel, dans le désespoir et le malsain isolement des prisons.

Ses journées sombres et ses nuits sans sommeil connurent bientôt des souffrances nouvelles. Il sentit en lui les mouvements d'une grave altération de santé, qui se manifesta par des pesanteurs de tête, des palpitations, et par une vive coloration des pommettes des joues.

Pontalais augura vite les débuts d'une hypertrophie du cœur, affection particulière aux tempéraments vigoureux.

Le médecin des prisonniers, qu'il appela dans la cellule de son ami, n'y voulut rien voir de semblable, et ne constata, à l'inspection des symptômes, qu'un trouble passager de l'estomac. Parson et Pontalais s'entendirent pour rassurer Blanche avec cette dernière déclaration, que le médecin répéta devant elle.

Presque aussitôt Pontalais crut découvrir dans Parson un autre germe de maladie bien autrement grave.

L'inventeur lui parlait de plus en plus fréquemment de l'abbé Aubert. Il lui faisait longuement raconter toutes leurs entrevues, celles surtout du laboratoire, qu'évidemment il savait déjà par Blanche. Il l'écoutait de toute son attention, et comme s'il eût cherché à démêler au fond de ses discours quelque mot dérobé ou quelque contradiction entre les deux récits.

Parfois, en l'entendant, une lueur étrange passait dans ses yeux, une contraction brusque raidissait ses traits, et il détournait alors la conversation.

Le docteur, qui connaissait cette nature de fer et son violent amour pour sa femme, vit bien, à l'aller de Blanche, que Parson avait avec elle une autre attitude qu'avec lui. Il la faisait en effet parler aussi du prêtre, mais il l'écoutait avec sérénité, et le sourire aux lèvres, soit par l'effet d'une volonté puissante, soit que la seule présence de cette âme pure suffit à chasser les démons de son esprit.

D'elle-même, d'ailleurs, elle lui disait tout par devoir autant que par plaisir : les naïves maladresses de l'abbé, ses surprises de chaque heure avec Pontalais, ses scientifiques enthousiasmes, son affection pour les enfants. Elle mettait à le peindre quelque passion d'artiste, et s'animait d'autant plus à narrer ce qu'elle en avait vu ou entendu, que Parson semblait y prendre plus d'intérêt et en tirer de la distraction. Depuis leur mariage, tout avait été entre eux confiance et paix si inaltérables, qu'elle comprenait à peine le sens du mot jalousie. Elle ne pouvait imaginer d'elle-même que l'amour de son mari ne fût aussi tranquille qu'il était profond.

Le docteur hésita d'abord dans son jugement : il craignit d'attribuer à son ami les soupçons qu'il éprouvait lui-même. Il chercha dans la maladie physique et dans les souffrances de cette forte organisation arrachée à son milieu, la raison des symptômes qu'il constatait.

— Il est, pensait-il, d'une admirable confiance envers

moi, qui ne quitte pas sa femme, qui habite sous le même toit qu'elle. Pourquoi jalouserait-il un homme qui ne la voit qu'en ma compagnie, et par intervalles ? un prêtre qu'il sait pur comme elle ?... Oui, mais je le soupçonne bien, moi ! Et la jalousie, la plus folle des passions, souffle où elle veut....

Parson était jaloux en effet. La ruine, la prison, la maladie, toutes les douleurs, en frappant et en altérant cette grande âme, l'avaient préparée à ce dernier coup. C'était de la pureté même et de l'ingénuité du prêtre, apparues à travers les récits émus de Blanche, et méditées, exaltées ensuite dans les transports de son imagination solitaire, que le serpent était né. Paisible à l'égard de Pontalais, qu'il jugeait d'une nature morale inférieure à celle de sa femme, il s'enflamma à la pensée que l'abbé était aussi haut qu'elle, et que deux êtres de cette beauté ne pouvaient se voir sans s'attendrir l'un pour l'autre.

Aux premiers jours, les morsures étaient encore légères. Il se trouvait dans cet état de doute que la peur de la réalité et que le courage ensemble font durer. La vue de Blanche, comme un rayon de soleil, fondait cette douleur commençante, qui reparaissait à son départ pour s'évanouir de nouveau devant elle. Par intervalles, il parvint à rire de lui-même, et pendant une semaine, ses névralgies s'étant un peu calmées, il fit paraître une tranquillité qui gagnait également le docteur, quand une après-midi, au milieu d'une conversation scientifique où celui-ci s'animait, Parson tout à coup lui demanda :

— Quel visage a donc l'abbé Aubert ? Est-il beau ?

Pontalais, pris à l'improviste, avança les lèvres, fit, pour se donner le temps de trouver quelque chose, un mouvement de la main, et répondit plaisamment :

— Pas tant que moi !... Mais je vous suis plus obligé de cet aveu auquel vous me contraignez, que de l'attention que vous prêtez à mon discours !

Parson sourit, et, de lui-même, reprit l'entretien commencé.

Le docteur, sans en donner le moindre signe à son ami, se crut, après ce mot, suffisamment éclairé.

C'est au sortir de la visite où il venait de l'entendre qu'il vit entrer chez Blanche le prêtre muni de son fossile, et qu'il l'accueillit comme on le sait.

Quel parti prendre maintenant ? Il est des portes fermées que l'intimité même la plus audacieuse ne saurait forcer. Le secret de Parson jaloux et l'ignorance de Blanche devaient être également respectés, par celui surtout qui avait eu les premiers soupçons.

Sortir de prison n'était pas pour le malheureux un remède bien assuré, même contre l'hypertrophie du cœur.

D'autres souffrances, celles de la misère prochaine qui menaçait son foyer, auraient, plus vite que le cachot, développé son mal.

A R***, du moins, il trouvait le pain de chaque jour, et il était plus facile de le tromper sur celui que mangeaient sa femme et ses enfants. Qu'aurait-il fait, d'ailleurs, de sa liberté ? Son procès l'empêchait de quitter X***. Les opinions cléricales de cette ville, qui s'était si peu intéressée à son sort, ne permettaient pas d'espérer qu'il y trouvât une position. Et ne fallait-il pas craindre de le voir de nouveau s'emporter à quelque nouvel acte de violence envers les spoliateurs ?

De ces considérations, Pontalais présenta celles qu'il put à madame Parson. Elle en sentit le poids ; mais la santé de son mari, supérieure à toute autre raison, commandait la décision à prendre. Elle demanda au docteur ses efforts pour le déterminer à céder sa découverte et à sortir de prison.

A la suite de cette délibération, Pontalais se trouva le premier à revoir l'inventeur. Il exécuta consciencieusement les volontés de Blanche.

Parson répondit qu'il ne voyait pas de motif si pressant pour sortir de sa situation à un tel prix ; qu'il pleurait son éloignement de sa femme et de ses fils, mais que le sacrifice de la séparation étant fait, il devait l'accepter jusqu'à des jours meilleurs.

— Ma maladie n'est rien, ajouta-t-il ; affection de cœur ou d'estomac, cela doit passer, et j'espère, — il appuya sur ces paroles avec une certaine hauteur, — j'espère que vous n'allez pas, en docteur que vous êtes, m'inventer des maladies graves et me faire peur !

Pontalais comprit qu'il jugeait sa jalousie découverte.

— Je ne suis pas, répondit-il, un inventeur comme vous ; je ne vous crois que légèrement malade du cœur ou de l'estomac, et mon avis est, madame Parson vous le confirmera, que vous restiez ici. Ce que je vous en ai dit, c'est elle qui me l'a dicté, en s'exagérant votre mal ; vous lui ferez vos reproches à votre aise ; moi, je n'en accepte pas !

Parson lui tendit la main, content de cette réponse, et croyant s'être trompé.

Il aurait à cette heure résisté pour sortir de sa cellule. Depuis quelque temps, sa générosité naturelle avait pris le dessus. Il se reprochait sa jalousie comme une insulte, comme un crime envers sa sainte vénérée, et, plutôt que de permettre à cette honte de se glisser dans les motifs qui lui demandaient de revenir

au foyer de famille, il aurait à cette heure muré sur lui
la porte de son cachot.

Blanche le trouva inébranlable, mais si souriant, si
paisible, qu'elle se consola en le croyant déjà revenu à
la santé.

Les choses ainsi établies de ce côté, Pontalais se
tourna de l'autre. La résolution de Parson était héroïque,
il le voyait bien ; mais pour cela même, elle devait
faiblir bientôt. Il fallait supprimer le nom d'Aubert sur
les lèvres de Blanche dans ses conversations avec le
prisonnier, et le seul moyen en était, puisqu'elle ne
devait rien savoir, d'éloigner définitivement le prêtre
de la rue Saint-Jean.

XII

En apprenant la profession de foi de madame Parson,
M. l'abbé Érard ne s'en émut pas, comme Aubert s'y
attendait, et, par son tranquille sourire, il rendit de la
confiance au vicaire.

— Les attaques fondent sur nous sans trêve, lui dit-
il, et de toutes part, mais nous en rions, — *irridebit et
subsannabit eos,*— nous demeurons de granit dans notre
dogme ; c'est un de nos priviléges. Si la constance, dont
parle le poëte latin, se perdait sur cette terre, on la retrouverait dans le cœur du prêtre catholique! Ici pourtant vous avez un peu vite abaissé vos armes : ce n'est
qu'une femme qui vous a jeté aux yeux de la poudre

poétique et sentimentale. Le raisonnnement secoue facilement cela, et vous auriez dû trouver une réponse.

— Laquelle ? demanda Aubert.

— Il y en a vingt que l'étude dont vous manquez
vous aurait fournies... Voici, mon ami, des livres de
controverse pleins de victorieux arguments. Méditez-les
jusqu'au moment où, maître d'eux, vous pourrez prendre l'offensive. D'ici là, vous serez prudent, et vous éviterez une nouvelle attaque en préparant la vôtre.

— Je prierai aussi, dit Aubert avec quelque attendrissement ; veuillez également prier vous-même, pour
moi et pour eux !

— Oui ; mais étudiez sans relâche, et forgez-vous de la
dialectique, répondit l'abbé Érard, qui ne comprenait
pas qu'un prêtre consentît à rester court dans une discussion religieuse.

Quand Pontalais se rendit chez le vicaire, il le trouva
enfoncé dans la lecture de ses controversistes qu'Aubert
lui présenta comme la réponse prochaine et triomphante
à leur dernier entretien. Le docteur, dont il avait déjà
dévoré toute la bibliothèque exclusivement scientifique,
songeait à mettre maintenant aux prises avec la philosophie cet esprit suffisamment préparé.

Ce devait être la seconde phase de la lutte.

En le voyant s'engager dans la route folle et ténébreuse du syllogisme, il se hâta de prévenir le désastre,
et sur un in-folio controversiste pour appui, il écrivit
aussitôt à deux collègues parisiens, riches en bons ouvrages philosophiques, de lui choisir les meilleurs, et de
les lui expédier pour quelques mois.

En attendant, il remit à l'abbé un volume qu'il venait
de découvrir chez Parson. C'était le *Discours sur la
Méthode*, de Descartes, qui, dès ses premières lignes,

8.

nettes, précises, fortes de bon sens, s'empara des yeux de l'abbé ébloui, et lui fit abandonner les pages ternes qu'il tenait avant l'entrée de Pontalais.

Celui-ci, après l'avoir laissé quelques minutes se mettre en goût, jeta la conversation sur l'agrément réciproque de leurs relations, et finit par lui dire qu'il ne pouvait plus guère le recevoir chez lui, et qu'ils se verraient désormais dans cette cellule. L'abbé s'étonnant, il lui en donna le motif. C'était la misère de la maison Parson ; misère un peu farouche, et qui ne voulait pas être approchée de trop près :

— La misère ! la misère ! dit Aubert en se levant. Et vous ne m'en parlez qu'aujourd'hui ! Il est vrai que je devais la sentir moi-même ! Je ne suis décidément qu'un égoïste ! Tenez, prenez cela, je vous prie, je m'en procurerai davantage.

Il lui tendit 80 francs, son traitement du mois qu'il avait reçu le matin même, et en se promettant intérieurement de revoir, de persécuter l'évêque à ce sujet.

— Non ! répondit Pontalais d'un ton qui n'admettait pas d'insistance, et qui fit mal à l'abbé.

En le refusant, le docteur souffrit plus que lui :

C'était un secours si bien venu dans l'heure présente ! Sa bourse en effet allait s'épuisant : on approchait du mois d'août, et les leçons cessaient avec le départ des écoliers pour les vacances. Il ne lui restait que ses derniers écus, et le produit peu rétribué de quelques préparations chimiques, pour lesquelles on l'occupait dans une pharmacie de la ville. L'heure des privations allait sonner. Il ne s'en effrayait pas pour lui, les connaissant de longue date : à Paris, il avait vécu deux ans avec seize sous par jour pour sa nourriture ; et, à ce moment, sa santé était assez rétablie pour lui permettre de leur faire face. Mais ces quatre enfants et cette femme!... A cela s'ajoutait une autre inquiétude. Depuis une semaine, madame Parson lui semblait recevoir avec quelque défiance l'argent qu'il lui remettait en échange de sa tapisserie. Elle le questionnait plus fréquemment sur les dames Devoyod et demandait à les voir. Malgré ses ressources d'imagination et d'à-propos, il sentit son crédit chanceler. Une distraction le compromit davantage.

Il plaçait l'ouvrage achevé de Blanche dans un des tiroirs d'une grande commode qui meublait son laboratoire. Il laissa par mégarde la clef sur ce tiroir qu'il tenait toujours fermé. Georges et Pierre, habitués à toucher à tout chez « notre ami, » l'ouvrirent et en tirèrent un amoncellement de carrés de tapisserie. Il eut le temps de les rattraper tous, sauf deux que Petit Pierre avait déjà descendus à sa mère. Les enfants heureusement ne parlèrent pas des autres, et sur ces deux carrés, Pontalais bâtit une des plus jolies explications qu'il eût jamais trouvées; mais, en la donnant, il vit les soupçons fort avancés.

Dès que Blanche pressentit cette ruse charitable, elle interrogea plusieurs personnes qui ne connaissaient pas même le nom des dames Devoyod, et elle se promit d'éclairer un point aussi délicat.

Le docteur, qui prévoyait d'un jour à l'autre le fâcheux éclaircissement, eût désiré se faire remplacer dans son mensonge. Un seul homme pouvait prendre sa succession : c'était l'abbé Aubert, et les circonstances le contraignaient à le refuser !

Après le départ de Pontalais, l'abbé, le cœur endolori, sortit de sa cellule et gagna, pour se distraire, le *chemin de la Source*. Comme il y arrivait, madame Parson descendait le sentier, revenant de la promenade avec

ses enfants. Ceux-ci coururent au prêtre, et Blanche le
salua avec un air ouvert qui lui dilata l'âme. C'était la
veille qu'elle avait trouvé son mari soulagé, expansif,
riant!

Elle était radieuse et répandait son bonheur. Ils parlèrent de lui pendant un quart-d'heure qu'ils restèrent
ensemble entre les haies parfumées.

En la quittant, Aubert lui dit avec hésitation :

— Même avant que je n'aie préparé la réponse que je
vous dois, madame, me permettez-vous de venir prendre
des nouvelles de M. Parson?

— Volontiers! répondit-elle.

Que signifiaient donc la conduite et les ordres de
Pontalais?

Dès qu'il le put, il alla chez elle, et, sans l'avoir cal-
culé, y retourna justement aux heures où le docteur
était occupé dans sa pharmacie. Grâce à l'accueil bien-
veillant de Blanche, il ne paraissait plus tant se préoccuper de la froideur de Pontalais. Celui-ci, du reste, se
sentait fort empêché par la naïve audace du prêtre, et
faute de moyens propres à la réduire. Ceux qu'il avait
employés jusqu'ici ayant échoué, il reculait devant un
éclat dont la seule ressource lui restait : d'abord il l'aimait très-vivement, et ensuite il tenait à suivre de près
sa grande entreprise sur cette conscience. Il reçut de
Paris les ouvrages philosophiques qu'il avait demandés,
—une dizaine choisis parmi les meilleurs de l'antiquité
et de notre temps. — Il vit Aubert les ouvrir et les
lire passionnément par-dessus la théologie délaissée de
l'abbé Érard.

Tandis que Pontalais s'agitait ainsi entre des sentiments contraires, et que madame Parson brûlait d'avoir
un éclaircissement à ses craintes touchant les dames De-

voyod, l'abbé s'épanouissait au bonheur d'être reçu en
ami dans ce foyer intelligent et doux. Orphelin dès sept
ans, il n'avait pas connu la vie de famille. Il la goûtait
là parmi ces enfants d'une nature adorable, qui s'attachaient de plus en plus à lui comme à un frère aîné, et
auprès de cette femme dont le cœur, fraternel aussi, et
dont le visage pur comme un beau ciel, étaient une fête
pour son cœur et pour ses yeux.

L'éducation des enfants se partageait entre leur mère
et le docteur. Celui-ci s'occupait surtout des deux plus
âgés, qui manipulaient déjà gravement dans le laboratoire, et écrivaient à leur père des lettres que Blanche
lui apportait, lettres mêlées de caresses et de propos
scientifiques dont le pauvre homme se divertissait en
pleurant. Jacques, qui lui ressemblait d'extérieur, avait
encore son intelligence robuste, primesautière, et l'instinct chercheur. Paul, avec un esprit également droit,
annonçait une prédominance de sensibilité et d'imagination. Il ne se passait pas de jour que leur mère ne leur
lut et ne leur expliquât quelque page de poésie, — et
avec quels accents faits pour être entendus d'eux! —
C'étaient les traits forts et simples qui saisissaient
Jacques; pendant que Paul s'émouvait aux choses tendres et aux images. Ce que le prisonnier apprenait de
leurs études, du mouvement de leur esprit, lui était un
orgueil et un vrai cordial :

— Si, comme mon père, je meurs écrasé, disait-il à
Pontalais, eh bien! ils continueront la race et console-
ront les morts!

L'abbé assista à quelques-unes de ces leçons maternelles, et s'initia à des émotions ignorées jusqu'alors.
L'âme du prêtre ne s'ouvre pas d'elle-même à l'art, autant par ignorance que par le dédain qu'il en fait.

La chaîne des plaisirs nouveaux attachait Aubert à cette maison où il entrait plus avant tous les jours par l'effet d'une simplicité charmante. Il vivait tellement de cette sympathique vie, qu'un soir, dans une conversation sur l'avenir des enfants, qu'il avait soulevée, et qui amena des larmes dans les yeux de Blanche, il s'écria :

— Ah! que ne vous ai-je connue plus tôt! Pour vous, pour eux, je me serais révolté contre mon évêque! Hélas, je le poursuis de mes prières, de mes douleurs touchant cet héritage : il ne veut rien entendre!

Pontalais, présent, trouva le mot énorme pour être tout du cœur; car Aubert, inspiré par un sentiment de justice, n'eut pas ainsi parlé sans agir.

Il le lui dit quand ils furent seuls. L'abbé en convint, mais sans paraître frappé des conséquences à demi-mot qu'en tirait le docteur pour éveiller sa prudence.

Ses visites se continuèrent. Tant que dura le calme apparent du prisonnier, Pontalais attendit. Mais quand il vit Parson affolé de nouveau, il jugea tout ménagement dangereux.

Trois fois, à partir de ce moment, le prêtre, pendant son absence, vint chez Blanche, et ne prit pas la peine, comme il lui était souvent arrivé, de monter au laboratoire pour y attendre le docteur.

Une quatrième fois, Pontalais se trouvait chez lui, sa porte entr'ouverte. Il entendit un chuchotement montant de l'escalier, et se pencha pour regarder. C'était Blanche et le prêtre qu'elle accompagnait sur le palier. Ils parlaient bas. Il les voyait en pleine lumière, et ne saisissait rien de leurs paroles. A un bruit léger qu'il fit, madame Parson se troubla, devint rouge, et rentra vivement, mais sans l'avoir aperçu. Aubert descendit.

Une heure après, le docteur alla le trouver.

— Vous! lui dit l'abbé, je ne vous attendais pas en ce moment!

— Vous me négligez depuis quelque temps, répondit Pontalais, et je viens vous en demander la raison. Pour un homme qui va si souvent au premier étage de la rue Saint-Jean, il n'est pourtant pas si difficile de monter jusqu'au second!

— Eh bien! je suis heureux que vous me parliez ainsi; je vous dirai aussi librement que cette négligence, vous me l'avez commandée vous-même, cher monsieur, par votre air contraint avec moi depuis quelque temps. Vous m'avez fait craindre d'être indiscret envers vous.

— Envers moi, non... Mais ne craignez-vous pas de l'être plutôt envers d'autres?

— Et qui donc?

— Là, vous n'avez pas réfléchi à votre position étrange dans cette famille?

— Madame Parson vous envoie-t-elle? dit l'abbé tout pâle.

— Non, je viens de moi-même.

— Je croyais, monsieur, vous avoir fait accepter le motif de mes visites assidues chez elle. Devant les considérations qui me poussent, j'avoue n'avoir pas toujours songé à cette position étrange que vous invoquez, et que d'ailleurs la bonté et la générosité de madame Parson ont fait disparaître dès la première heure. Le prêtre, monsieur, est souvent incompréhensible pour le monde, ignorant des mobiles qui le mènent, et que connaissent ceux-là seuls à qui le sens en a été donné. Mais, moins que personne, vous devez vous en étonner, et vous voyez du reste par vos propres yeux l'accueil que je reçois dans cette maison.

— Je ne le vois pas toujours. Je ne l'ai pas vu

notamment avant-hier, ni hier, ni tout à l'heure....

L'abbé rougit.

— Je ne vous demanda pas, continua Pontalais, de quelle façon vous avez été accueilli tout à l'heure, ni de quoi il a été question entre madame Parson et vous, dans l'escalier, persuadé que vous me le diriez à l'instant....

Aubert ne répondit pas.

— ... Ce que je vous demande, c'est de réfléchir aux conséquences de ces visites répétées. Le monde ne pénètre pas jusqu'aux intentions, et ne juge que sur les actes.

— Oh! fit l'abbé avec douleur, me dites-vous de ne plus revenir dans votre maison? Est-ce bien pour cela que vous me présentez le jugement du monde, qui ne s'occupe pas de moi? Voulez-vous que nous nous quittions ainsi? que nous brisions une liaison si douce et si noble? Si ce sont mes intérêts qui vous tiennent, monsieur, laissez-m'en le soin, je vous prie, et ne craignez pas pour moi, car je ne crains rien moi-même!

— Rien... vraiment, monsieur l'abbé?

— Non, et quoi?

— Rien?... Il plongea, comme une épée, son regard clair et froid dans les yeux humides du prêtre.

— Vous ne craignez pas d'aimer cette femme?

L'abbé tendit les bras en avant, comme pour repousser le coup. Ses paupières se fermèrent; tout son sang lui reflua du cœur au visage :

— Moi! murmura-t-il, moi!... cette femme... ah, monsieur!...

Il tomba sur une chaise. Pontalais se retira sans une parole de plus, et cherchant à se consoler de ce qu'il venait de faire par plusieurs considérations : l'intérêt de Parson dont la maladie demandait ce remède; l'intérêt d'Aubert lui-même qui, si l'amour était déjà né en lui à son insu, aurait le temps de l'étouffer, enfin l'avantage d'un orage nouveau éclatant dans l'âme du prêtre, et qui devait, en secouant le vieil homme lent à tomber, précipiter le dénoûment.

Aubert ne savait rien de l'amour. Il avait vu la femme à travers les discours de ses maîtres qui lui en faisaient le chemin de l'enfer. Pour la volupté, elle lui était apparue sous les traits dont la peint un livre fameux proposé, dans les séminaires, aux méditations du lévite. Ce livre, *les Diaconales*, une des manifestations les plus vives de la politique sacerdotale, qui ne recule devant rien pour assurer ses deux principes de gouvernement — l'obéissance et le célibat, — étale dans leur crudité les plus hideux spectacles de la pratique charnelle, afin de dégoûter de la chair les vierges qui l'ont lu. Les natures animales s'y roulent, et en gardent éternellement la boue sous leur soutane. Les impuissants le traversent, comme ils font toutes choses, et l'oublient. Seules, les âmes exquises et timides y prennent l'horreur et le change qu'on prétend donner à toutes.

Le livre avait réussi pour Aubert.

L'idée d'aimer une femme le faisait frissonner; celle de s'unir à elle ne tenait pas une seconde devant l'épouvante qu'elle lui inspirait. Après les Ordres reçus, il échappa encore à l'écueil du confessional, où se brisent tant de jeunes prêtres. Il est vrai qu'une prudence instinctive lui avait fait la loi de n'accepter à ses genoux que des femmes déjà âgées. Sa nature cependant se composait de forces vives. Pontalais l'avait bien vu par ce trait et bruyant sur le plateau du Larzé.

Mais les bouillonnements de son sang, comme son imagination et sa tendresse, avaient pris leur objet dans les mystiques amours de l'Homme divin et de la

Vierge Marie; amours enivrantes autant que les autres, et faciles, où la nature habilement trompée se dédommage avec ces belles idoles, bien plus rapprochées des sens que l'idée pure de la Divinité ne l'est des esprits, et traînant après elles des flots d'adorateurs que le Dieu incorporel ne traînera pas de longtemps après lui.

Aimait-il, n'aimait-il pas cette femme? Et quel nom donner au sentiment qu'il lui portait? Était-ce une sœur, une amie, ou quelque chose de plus, par qui il sentait son cœur tout à la fois rempli et alarmé?

Survenue au milieu du calme que répandaient en lui les conseils et la direction de l'abbé Érard, parmi les joies de la science et des douces habitudes qu'il goûtait au foyer de Blanche, cette tempête le rejeta dans les perplexités premières. Il appela à grands cris la lumière divine, s'étudia, se sonda, et d'abord descendit dans des ténèbres plus profondes. Son confesseur lui répondit vite que, de quelque nom qu'il appelât son trouble, il n'y voyait qu'un remède : ne plus repasser le seuil de madame Parson, et se jeter dans l'étude raffermissante, sans regarder derrière lui. Aubert accepta cet arrêt; mais pendant quelques jours, il ne put plier au travail ni à la prière sa sensibilité surexcitée, frémissante, et vécut dans un vide affreux.

En ce moment, Mgr Meulan, alors à sa maison de campagne, à deux lieues de X***, lui écrivit ces mots :

« Je ne vous reconnais plus, mon cher abbé. Voilà de longs mois que nous vous avons envoyé parmi les hérétiques, comme le meilleur de nos évangéliques ouvriers, et nous ne voyons pas encore lever la plus petite herbe de la moisson. Seriez-vous endormi, tandis que le Sei-

gneur veille? Ceignez vos reins et hâtez-vous. Vous
savez notre désir brûlant de cette conversion, et surtout
de ce baptême ! Il s'accroît de plus en plus par le retard.
Pour vous venir en aide, nous avons ordonné dans notre
chère maison de la Conception une neuvaine que suivront tous nos élèves, déjà intéressés par les discours et
les soins de leurs maîtres à vos quatre catéchumènes.
Nous l'avons mise sous le vocable de saint Jean Baptiste
et de la Vierge Immaculée, naturels intercesseurs dans
cette circonstance, et à qui nous vous recommandons
vous-même. Le Ciel ne peut résister à tant de voix
unies et suppliantes. Nous comptons qu'elle se termi-
nera par quelque éclat de la grâce divine et de votre
bonne volonté. Avec ce vœu, recevez notre bénédiction.

« ✝ Matthias-Victor. »

Le pli épiscopal ne demandant pas de réponse, l'abbé
n'en fit point.

XIII

On ne se doute guère par le monde de la fermenta-
tion où vit dans certains colléges ecclésiastiques l'âme
[...]ants, si endormie ailleurs et si lente à s'éveiller.
[...]nes admis dans la maison de la Conception, le
[...]mina la neuvaine ordonnée par Mgr Meu-
[...]nt été frappés de l'émotion qui la remplissait.
[...]lait, maîtres et élèves, depuis une semaine,

afin de répondre aux désirs de l'évêque et à ses ardeurs de conversion. Un seul sujet remplissait les sermons, les classes, les études, les récréations : celui de ces quatre pauvres petites âmes sans baptême!

Les cérémonies du culte rendues encore plus poétiques, de la belle musique, des monceaux de fleurs embaumant la chapelle, des indulgences promises, une procession solennelle, une confession et une communion générales avaient entretenu et exalté les imaginations et les espérances. Toute la maison comptait sur un miracle. Pour le ravir au ciel, plusieurs jeunes gens des plus pieux s'étaient d'eux-mêmes condamnés à des macérations et à des jeûnes. Quelques-uns avaient entendu en songe des voix célestes qui le promettaient; d'autres avaient vu quatre chérubins portant sur le front et sur les lèvres la trace de l'eau et du sel sacrés, et qui, les palmes à la main, s'asseyaient auprès d'eux comme leurs condisciples.

On attendait Monseigneur qui arrivait de la campagne pour présider à la procession.

Ce même jour, un samedi, dès le matin, Pontalais partait pour Beaulieu. Un exprès lui était venu dans la nuit de la part de Marguerite. M. Valier avait succombé subitement à une attaque d'apoplexie, et la jeune fille, ne se voyant en ce moment douloureux d'autre consolation que la présence du vieil oncle qu'elle n'aimait pas, appelait son fiancé. En disant adieu à Blanche et aux enfants, il s'engagea à revenir bientôt. On avait besoin de lui plus encore ici que là-bas. Du reste, il partit sans trop d'affliction, en songeant que biens et maux se donnent la main en ce monde, et que cette mort, en avançant son mariage, allait adoucir la misère de ses amis.

Dès qu'il l'eut quittée, Blanche se disposa à écrire à son mari. Depuis neuf jours, Parson attendait sa visite retardée par une fièvre de Georges. Elle lui avait mandé qu'elle viendrait enfin ce samedi. Le départ de Pontalais la condamnait à un nouveau retard.

Comme elle trempait la plume dans l'encre, un homme entra, dit qu'il venait de R*** et lui remit une lettre. Cette lettre portait à la suscription une écriture inconnue. Elle la décacheta vivement et lut :

« Madame,

« Votre mari est malade ; il demande à vous voir.

« Votre très-humble serviteur,

« PERRIN. »

Elle le crut mort et s'affaissa sur elle-même.

L'homme était sorti aussitôt.

Les larmes de ses enfants la réveillèrent. Elle reprit ses sens et relut ces quelques mots si brefs et si froids. De qui pouvaient-ils venir ? Du directeur de la prison évidemment ! Elle s'habilla à la hâte, et compta l'argent qui lui restait : elle n'en avait pas assez pour emmener ses fils. Personne autour d'elle à qui les confier ! Elle pensa à l'abbé Aubert.

A ce moment, le vicaire, d'un pas inquiet, parcourait les rues voisines de la rue Saint-Jean, dans laquelle il paraissait hésiter à s'engager.

Une demi-heure auparavant, à l'église, il avait été accosté par un des professeurs de la Conception, qui, envoyé par M. l'abbé Guillois, interrogea Aubert sur la maison Parson, et manifesta le plus grand étonnement d'apprendre qu'il n'y était pas revenu depuis une semaine.

— Que faites-vous donc? lui dit-il. N'avez-vous pas reçu une exhortation pressante de Monseigneur? Oubliez-vous notre neuvaine qui se termine aujourd'hui, et ce que nous en attendons? Empêcherez-vous les bonnes dispositions du Ciel, si nous les avons gagnées par nos prières? On connaît heureusement votre zèle....

— Je n'ai guère pu que prier comme vous, répondit Aubert avec tristesse.

— Faites plus maintenant. Retournez rue Saint-Jean et voyez au moins si la grâce n'y est pas descendue. Tout notre collége vous le demande par ma voix.

— J'y vais donc! dit-il.

Des méditations poignantes et ténébreuses auxquelles Aubert venait de s'abandonner pendant ces derniers jours, une idée enfin avait surgi la veille, et paru devant ses yeux comme une lumière rassurante.

L'amour, pour le prêtre, a un nom particulier : il s'apelle la concupiscence : la grande épouvante à la fois et le grand attrait. Des deux vœux qu'il a prononcés : l'obéissance et la chasteté, le premier ne lui pèse pas d'ordinaire un fétu : il se moque de l'orgueil et des besoins de l'esprit : la soumission du clergé à la doctrine et à un maître est générale et parfaite. C'est une erreur de croire que beaucoup de prêtres en souffrent, et étouffent la révolte de leur pensée sous la peur de l'interdiction et de la misère. L'immense majorité — on peut dire tous—savourent la servitude avec délices, et s'en glorifient comme de l'exercice de la vraie dignité humaine : Naturel effet d'une toute-puissante éducation. Le second vœu, qui touche aux besoins du corps, est autrement lourd, et difficile à garder. Généralement aussi, le prêtré

le garde, mais ce n'est pas avec la même sérénité. Si
l'on veut s'en assurer sans la moindre indiscrétion, que
l'on suive pendant quelque temps la parole sainte dans
une église. On constatera qu'en moyenne deux sermons
sur cinq roulent sur l'impureté; et à l'audace, aux cru-
dités, à l'accent très-particulier de ces discours, on
prendra sur le vif l'état de sensibilité et d'imagination
où se trouvent les orateurs sacrés. « Fermez au diable,
disait un saint, la porte du sud, il s'élancera par celle
du nord. »

Son éducation dérobait à Aubert ce que son âme
était faite pour comprendre : la sainteté de l'amour.
Il se regardait lui-même en ce moment à travers *les
Diaconales*. En s'abîmant dans sa pensée, il finit par
découvrir ce que la peur lui avait caché jusque-là : il
vit ses sens si tranquilles, son imagination si pure,
qu'en s'étonnant de sa longue souffrance, il s'écria :
« Oui, oui, il s'est trompé! et je dois chasser le bruit
de ces vaines paroles qui m'ont fait tout oublier, tout,
jusqu'à l'étude! »

La paix ainsi revenue, la pressante exhortation de
son collègue, et le désir de rendre à madame Parson la
réponse à une demande qu'elle lui avait adressée, le
poussèrent, au sortir de l'église, vers la rue Saint-Jean.
Mais en approchant de la maison, le conseil de l'abbé
Érard lui revint avec ses craintes. Il erra, avança, recula, et ce ne fut qu'au bout de vingt-cinq minutes qu'il
sonna chez Blanche.

— Ah! monsieur, lui dit-elle avec vivacité, et avec
des larmes dans la voix, j'allais chez vous; la Providence vous envoie! M. Pontalais vient de partir pour
Beaulieu. Mon mari est malade. Il m'appelle. Je vous
confie mes enfants. Obligez-moi de leur sacrifier votre

journée. Je serai de retour de bonne heure, à moins d'événements graves!

Elle sortit une seconde, et rentra avec des fruits et un pâté.

— Vous déjeunerez avec eux, vous les promènerez ensuite, vous serez leur mère pour aujourd'hui. Je pars sur-le-champ. N'avez-vous pas quelques dispositions à prendre chez vous, à l'église?...

Elle allait et venait, préparant tout autour d'elle, rapidement, avec des mouvements fébriles, et de ses beaux yeux émus remerciant l'abbé.

— Madame, répondit-il attendri, je n'ai pas encore dit ma messe, mais je ne la dirai pas.

Tandis qu'elle mettait son châle, il ajouta :

— J'ai pris les informations que vous m'avez demandées. Il n'y a pas dans la ville de dames Devoyod.

C'était en effet ce que, ne pouvant l'apprendre d'autre part, elle l'avait chargé de savoir, dans cette conversation à voix basse sur le palier, qui détermina la rude attaque de Pontalais. Du reste, elle ne se douta pas plus des préoccupations que de l'acte du docteur, qui, pendant ces derniers jours, se montra avec elle plus simple encore et plus libre que d'habitude.

—Vous êtes bien renseigné? demanda-t-elle.

— Je le tiens de deux de mes pénitents qui connaissent tout le monde ici.

Elle appela les enfants qui étaient dans la pièce voisine, leur dit qu'elle les quittait pour quelques heures afin d'aller prendre des nouvelles de leur père, et que M. l'abbé était assez bon pour la remplacer auprès d'eux. Jacques, qui pensait à son évanouissement, insista, et presque avec autorité, pour l'accompagner; et elle dut le prier avec la plus grande tendresse de la laisser partir. Elle s'éloigna enfin, emportant au cœur la nouvelle flèche dont venait de la frapper Aubert par ses derniers mots. Elle recevait de Pontalais son pain, et se trouvait maintenant envers lui dans la plus délicate des situations!

L'abbé fut délicieux dans son rôle improvisé. Il consola les enfants, leur raconta des histoires, leur enseigna des jeux, parvint à les distraire, fut sans effort aussi enfant qu'eux. La table dressée, il les servit, mangea un peu lui-même, et ne trouvant pas le dessert suffisant, alla le compléter chez le confiseur voisin. Vers la fin du repas déjà, tous les quatre se disputaient à qui l'embrasserait le plus fort.

Il riait d'aise. Cet accueil inespéré de madame Parson, cette confiance d'ami qu'elle lui témoignait, l'épanouissement qui se gagne au contact des enfants, une divination de la douceur et de la sainteté de la famille, l'agitaient de mouvements nouveaux et joyeux.

Un moment il songea à cette neuvaine, à cette conversion, à ce baptême, à la facilité offerte de leur parler de religion, mais ce fut pour en détourner aussitôt sa pensée.

Il les fit sortir pour une promenade dans les champs. Comme ils passaient le seuil de la maison, il crut voir, à deux cents pas devant lui, un prêtre et trois collégiens qui tournèrent dans une ruelle transversale à la rue Saint-Jean. Ne s'en préoccupant pas autrement, il se dirigea avec sa petite troupe vers une des sorties de la ville. Il y arrivait quand il se vit en face de M. l'abbé Guillois, escorté par trois élèves de la Conception, deux grands, et un petit de neuf ou dix ans.

— Bonjour, abbé Aubert! dit le vicaire général. Les voilà donc, ces chers enfants!... Ah! qu'ils sont aima-

bles! ajouta-t-il en leur prenant amicalement les mains.
Où les conduisez-vous ainsi?

— Leur mère, forcée de s'absenter, me les a confiés.
Je les mène au bois de Mantes.

— Mais ces petites jambes, dit M. Guillois en caressant Pierre, iront-elles jusque-là?

— Monsieur Aubert, fit alors un des grands élèves,
laissez-les venir avec nous à la Conception. Ils y joue-
ront encore mieux qu'au bois de Mantes.

— Oh! oui, monsieur, reprirent les autres en s'em-
parant de Paul et de Jacques qui paraissaient ravis de
la rencontre, et flattés de cette camaraderie avec de
plus grands qu'eux. Pierre et Georges regardaient
leurs frères, et les voyant contents, étaient contents
aussi.

— Nous vous apprendrons, reprit le premier écolier,
plusieurs jeux..... les barres.....

— Oh! nous savons jouer aux barres! dit Jacques, et
si vous voulez!.....

Il se mit en mesure de commencer une partie.

— Pas dans la rue! Venez avec nous dans une belle
cour faite pour cela.

Le groupe des enfants fit quelques pas en avant.

— Vous ne pouvez, mon cher abbé, reprit M. Guillois, leur refuser une si agréable après-midi.

— Mais, dit Aubert, leur mère n'approuvera pas cela;
au moins le trouvera-t-elle étrange!

— Elle ne vous l'a pas défendu, sans doute? Et quel
mal peut-elle y trouver? Ils auront passé quelques
heures en bonne compagnie; on les aura réjouis, fait
goûter..... A quelle heure revient-elle?

— Dans la soirée, je pense.

Les petits Parson se rapprochèrent. Leurs nouveaux

camarades les envoyaient demander la permission de les suivre.

— Monsieur, dit Jacques à Aubert, laissez-nous aller jouer avec eux, je vous prie !

— Moi, continua Georges, je veux y aller !

— Moi aussi, dit Pierre.

L'abbé ne résista pas plus longtemps, et trois minutes après, ils entraient dans le collége de la Conception.

Comme ils passaient sous le vestibule, les élèves, sortant de la chapelle où venaient de s'achever la procession et un discours de Mgr Meulan, traversaient la cour d'entrée. Ils étaient environ trois cents de toute taille, et paraissaient généralement recueillis, les plus grands surtout, qui avaient mieux compris toute la porté du sujet traité par l'évêque : *Du baptême dans ses rapports avec la vie intellectuelle et sociale de l'humanité*. Bon nombre de ces visages d'adolescents reflétaient déjà une expression ascétique, sévère ou exaltée.

Les collégiens qui escortaient les petits Parson firent quelques pas en avant d'eux, s'approchèrent de leurs camarades, et les leur montrant, dirent : « Les voilà ! »

Un tressaillement parcourut aussitôt les rangs. La marche s'arrêta. Les regards se portèrent sur les quatre frères, les fronts se découvrirent, et un cri éclatant sortit de toutes les bouches :

— Vive le saint baptême !!

Ce cri se confondit avec un autre qui reprit aussitôt :

— Miracle !!

L'abbé Aubert, retenu sous le vestibule par un des fonctionnaires de la maison qui lui faisait ses amitiés, prit ce double cri, dont il n'entendit pas les paroles, pour la clameur ordinaire aux écoliers recevant le signal·

de la récréation, et entra dans la cour quand, les rangs rompus, tous les élèves se pressaient curieusement autour des nouveaux venus.

Ceux-ci, troublés un moment du bruit des voix et de la foule, se remirent bientôt, aux avances caressantes qu'ils recevaient de toutes parts, et se laissèrent amuser aux jeux de toute sorte qui commencèrent à l'instant avec le concours de plusieurs maîtres.

Quelques jeunes professeurs vinrent alors féliciter Aubert de son succès. Celui-ci, surpris, expliqua ce qui s'était passé, et, repoussant les félicitations, assura qu'il n'avait d'autre pensée, en laissant entrer ces quatre enfants à la Conception, que de les distraire une heure ou deux, après lesquelles il les ramènerait. Le directeur, survenu sur ces paroles, jeta un regard sévère aux jeunes professeurs, prit le bras de l'abbé, et l'emmena dans sa chambre, où quelques autres prêtres vinrent le rejoindre et l'entretenir. La fenêtre de cette chambre plongeait sur la cour où jouaient les enfants. Aubert rassuré s'abandonna à la conversation.

Revenu à son cabinet, le directeur y trouva Mgr Meulan et M. l'abbé Guillois. Celui-ci était allé à la chapelle prévenir l'évêque qui y priait. Mgr Meulan accourut. Sur son passage, on lui présenta les quatre frères, qu'il bénit avec des larmes dans les yeux, et une effusion qui ne se possédait pas.

— Enfin, mon cher directeur, dit-il en s'asseyant, nos prières sont entendues! Que le Ciel et l'abbé Aubert soient bénis!... Où est-il? Qu'on me l'appelle!

— Monseigneur, on va l'envoyer prendre, répondit M. Guillois, mais sans se déranger, car il voyait l'évêque trop affairé pour revenir sur ce désir sans importance.

L'évêque continua :

— La mère est-elle prévenue? A-t-elle consenti? Nous viennent-ils comme élèves?

— Nous ne savons qu'une chose, répondit le directeur, c'est qu'elle a spontanément confié ses enfants à l'abbé Aubert.....

— Et qu'ils sont maintenant ici! reprit le vicaire général.

— Vous avez raison, dit le prélat : Dieu nous les met entre les mains, c'est à nous d'obéir à sa volonté si manifestement exprimée.

Comme on l'a pressenti sans doute, il y avait trahison dans toute cette affaire, et plan parfaitement conduit. Mais Mgr Meulan l'ignorait.

M. l'abbé Guillois adorait son maître, et c'était par des traits de cette sorte qu'il lui témoignait son amour. En le servant ainsi, il est vrai, il croyait servir également son Dieu. Homme ignare, vulgaire et faible, il avait été saisi par la profonde science théologique, par la distinction nobiliaire, par le caractère haut et fort de Mgr Meulan. Quand celui-ci, touché de son admiration aussi naïve que bruyante, l'eut attaché à sa personne en qualité de vicaire général, M. l'abbé Guillois se prit la main, et se jura que son sang, sa vie, son âme appartenaient à Mgr Meulan.

En voyant la chère idole dévorée par la pensée de ce baptême, torturée par les retards d'Aubert, il n'hésita pas à presser le miracle en donnant de sa personne.

La naïveté du jeune prêtre, qu'il avait pu apprécier mieux qu'aucun dans leurs communes relations avec madame Thiel, le fit résoudre à n'agir qu'avec le concours d'un élève de la Conception et du directeur du collége.

Il sut par des espions le départ de Pontalais, dicta la

lettre signée Perrin à l'élève, jeune homme de quatorze ans, dévot et discret, et qui, en l'écrivant, riait de cette pieuse ruse. — Mais le vieux prêtre riait encore plus que l'enfant. — Puis, ayant poussé Aubert chez Blanche par l'intermédiaire du professeur de la Conception, il alla, avec son jeune secrétaire et deux autres écoliers, se mettre en observation aux abords de la rue Saint-Jean, prêt à saisir les petits Parson à leur sortie, ou à entrer chez eux s'ils ne sortaient pas. Il fallait les amener au collége.

Il songea à peine aux suites fâcheuses que pouvait avoir cette combinaison. Il ne voulut y voir que la joie de son évêque et la sanctification de ces pauvres âmes. Madame Parson, quelque rapidité qu'elle mît à revenir, en reconnaissant la fausseté de la lettre, passerait au moins quatre heures en voyage. Et que ne pouvait-on faire dans cet espace de quatre heures, avec la sainte audace de Mgr Meulan !

Le prélat et les deux prêtres tenaient conseil dans le cabinet.

L'âge du néophyte, la religion dans laquelle il est né, l'instruction religieuse qu'il a reçue, sont à considérer dans l'administration du baptême catholique. Dès que son intelligence est ouverte, il doit recevoir un enseignement préalable. Mais cet enseignement ne devient rigoureux que si ce néophyte est protestant. Et encore, au cas de force majeure, même protestant, même à l'insu des parents, il peut être baptisé sur l'heure, sous la seule responsabilité de conscience de l'évêque.

L'extrême jeunesse des deux derniers Parson les mettait hors de cause. Mais les aînés tenaient-ils quelque science religieuse de leur mère ou de l'abbé Aubert?

L'évêque redemanda l'abbé. M. Guillois, qui redoutait sa présence, proposa un moyen plus direct d'éclaircissement : c'était d'interroger le petit Jacques lui-même. Sur l'approbation du prélat, il alla chercher au milieu d'une partie de barres l'enfant qui le suivit, après avoir constaté que ses frères jouaient à dix pas de là.

Mgr Meulan, qui le vit alors de plus près, sourcilla en reconnaissant dans le fils la tête fière et ferme du père. Il lui parla néanmoins avec bonté, et, après quelques questions sans importance, lui demanda :

— Quel âge avez-vous, mon ami?

— J'ai huit ans.

— Croyez-vous en Dieu?

— Oui, répondit Jacques.

— Pourquoi croyez-vous en Dieu?

— Parce que papa et maman y croient.

— Y a-t-il plusieurs Dieux?

— Je pense qu'il n'y en a qu'un.

— Il pense!... dit en souriant l'évêque aux deux prêtres. — Et combien de personnes en Dieu?

L'air étonné de l'enfant montra qu'il n'entendait pas cette question.

— Il y en a trois, mon ami : le Père, le Fils et le Saint-Esprit, qui toutes les trois sont Dieu, et ne font qu'un Dieu unique. Retenez cela. On ne vous en a jamais parlé?

— Non, monsieur, dit Jacques, dont les yeux s'ouvraient de plus en plus grands.

— On ne vous a pas parlé non plus de Jésus-Christ?

— Si, monsieur.

— Et que vous en a-t-on dit?

— Que c'est un grand homme qui a beaucoup aimé les autres.

— Grand homme!... grand homme!... mon Dieu!

murmura l'évêque avec douleur. Oser profaner de la sorte une jeune intelligence !...

Il ajouta :

— Jésus- Christ est Dieu, mon ami : c'est la seconde personne de la très-sainte Trinité ; il s'est fait homme en s'incarnant dans le sein d'une Vierge, et, afin de nous racheter, est mort pour nous. Il faut croire cela !

L'enfant regarda, l'un après l'autre, les trois prêtres, comme pour découvrir leur pensée, et demanda ingénûment :

— Vous le croyez, vous ?

Le vicaire général et le directeur répondirent d'un air empressé :

— Oui, mon ami, nous le croyons !

— Et vous le croiriez aussi, reprit l'évêque, si vos parents ne vous l'avaient pas caché. Vos parents, mon ami, vous enseignent mal : ils vous tiennent dans l'erreur et le mensonge, nous voulons vous en tirer.

— Pourquoi me parlez-vous mal de mes parents ? répondit l'enfant, levant la tête et la voix.

— Voilà bien le ton du père !... dit à l'évêque M. l'abbé Guillois. Il est inutile d'en apprendre plus long et de le garder plus longtemps, n'est-ce pas, monseigneur ?

— Vous pouvez aller jouer, mon ami ! reprit Mgr Meulan avec douceur.

Jacques courut vers la cour, où il retrouva ses frères jouant aux billes, et, comme dans la crainte de quelque danger, il se mit de leur partie.

Pendant ce temps, l'évêque disait aux deux prêtres :

— Vous venez de toucher dans son vif la plaie hideuse de l'esprit humain. Voilà une intelligence enfantine, livrée à elle-même, sans instruction religieuse, et qui, entendant pour la première fois énoncer nos dogmes sacrés, en a presque ri devant nous ! Et les philosophes nient la bassesse humaine ! Ils nient le péché originel, la nécessité d'une révélation et d'un catéchisme !... Mais l'abbé Aubert, depuis qu'il fréquente cette maison, n'a donc pas ouvert la bouche ?

— Il a sans doute redouté les discussions, dit le directeur.

— Nous ne discutons pas, répondit l'évêque, nous affirmons !... Pourtant, il a fait quelque chose, ayant conduit ici les enfants.... Maintenant, qu'allons-nous faire nous-mêmes ? Il est certain qu'ils ne sont pas même protestants, et que nous pouvons les baptiser sur l'heure. Mais l'âge des aînés réclamerait peut-être l'instruction avant le baptême !...

Il réfléchit assez longuement, puis de son fauteuil se laissant glisser à genoux, il dit :

— Invoquons les lumières de l'Esprit-Saint !

Le vicaire général et le directeur se mirent comme lui en prière.

La prière achevée, une délibération suivit, après laquelle M. l'abbé Guillois alla prendre les quatre frères. Ils achevaient de goûter. Il leur fit dire adieu à leurs nouveaux amis, et, aux yeux de tous, les mena sous le vestibule, vers la porte de sortie. Mais touchant à cette porte était un escalier de service. Il le monta avec eux, s'engagea dans un long couloir, et, après de nombreux détours, arriva à l'extrémité de la maison, dans une pièce reculée du second étage, où il les fit entrer. Puis, sans leur donner le temps de se reconnaître, il les enferma à clé, et redescendit.

Cependant deux heures s'étaient déjà écoulées, et l'abbé Aubert jugea bon de revenir rue Saint-Jean. Il

se trouvait encore parmi ses collègues causant et riant
dans la chambre du directeur, et il venait pour la centième fois de regarder par la fenêtre, d'où il suivait les
jeux des enfants, quand, s'y mettant de nouveau, il ne
les vit plus. Il les crut passés dans une autre cour, descendit aussitôt, parcourut le collége, ne tira rien de
ceux qu'il interrogea, trouva le cabinet du directeur
fermé, et revint à l'entrée, où quelques élèves et le
portier lui apprirent enfin que les quatre frères sortaient
à l'instant. Pensant, pour se rassurer, que peut-être
après l'avoir cherché vainement lui-même, on les avait
fait accompagner à leur maison, il s'élança après eux.
A ce moment, M. l'abbé Guillois les enfermait dans la
pièce du deuxième étage.

Comme Aubert arrivait au bout de la rue Saint-Jean,
il se trouva en face de Blanche, qui tendait les bras
vers lui, haletante.

Elle accourait du chemin de fer.

Le vestibule de la prison pour dettes de R*** plonge
par un œil de bœuf sur le préau des détenus.

Son habitude de regarder à chaque visite par cette
lucarne pour jouir plutôt de la vue de Parson, l'avait,
malgré la lettre, poussée à s'en approcher, en entrant
toute brisée dans le triste lieu. La première figure
aperçue avait été celle de son mari !... Un gardien
passait. Elle sut par lui que Parson se portait comme à
l'ordinaire, et qu'il n'y avait pas à la prison un seul
employé du nom de Perrin. L'idée d'une trahison et de
ses enfants enlevés se dressa devant elle. Voir le prisonnier était du retard, et c'était impossible. Que lui
dire ? Elle regagna, éperdue, la gare du chemin de fer,
et arriva juste à temps pour repartir.

Une minute de plus, elle aurait dû attendre deux

heures, et c'était sur•cela que comptait M. l'abbé Guillois.

— Mes•enfants?... mes enfants? demanda-t-elle d'une voix palpitante en joignant Aubert.

— Courons, madame! répondit-il; puisque je ne les trouve pas ici, ils sont encore au collége; mais, quelque odieuse trame qui ait été préparée, on ne les y gardera pas, je vous l'affirme! Venez!

Dans le trajet, Blanche se soutenant à peine, l'abbé, tout fiévreux, lui raconta ce qui s'était passé depuis le matin. A son récit, il était impossible de ne pas voir en lui la première victime de cette machination.

Madame Parson reprit ses forces sur le seuil du collége. Malgré le concierge, qui voulait la retenir, elle alla, guidée par Aubert, jusqu'au cabinet du directeur, frappa et ne reçut pas de réponse.

— Madame, dit l'abbé, je vais fouiller la maison et surveiller une porte de derrière. Tenez-vous à celle-ci: ils ne nous les cacheront pas longtemps!

Il la quitta.

— Ouvrez! dit Blanche en frappant plus fort; je viens chercher mes enfants!

Les trois prêtres, qui étaient encore dans le cabinet pour leurs préparatifs, pâlirent.

—Qui l'a menée ici? demanda à voix basse Mgr Meulan.

— Sans doute l'abbé Aubert, que l'on a vu sortir tout à l'heure, répondit M. Guillois, l'air désespéré.

Ils se consultèrent une minute, et l'évêque, accompagné du vicaire général, sortit par une seconde issue du cabinet, où resta seul le directeur.

Elle entendait le murmure des voix et des pas qui s'éloignaient, et continuait de frapper. Le directeur ouvrit.

— Que désirez-vous, madame? demanda-t-il tranquillement et avec politesse.

Elle parcourut d'un œil interrogateur l'homme et le lieu, mais sans voir la seconde porte, dont les lignes s'accusaient à peine dans le cabinet sombre.

— Monsieur, dit-elle, n'est-ce pas eux qui sortaient?

— Qui, madame ?

— Mes fils, mes quatre fils !

Le prêtre ne parut pas comprendre.

—Ils ont été conduits dans cette maison, reprit-elle; ils y sont encore ?...

— Les quatre jeunes enfants introduits par M. Aubert?... Oui, madame, ils y sont.

— Ah ! rendez-les-moi ! fit-elle avec un sanglot.

— Mais, madame, rassurez-vous ! nous ne voulons pas vous les garder ; on va vous les amener. Veuillez vous asseoir.

Il sonna un domestique, et lui donna l'ordre d'aller chercher les quatre frères, en accompagnant ses paroles d'un mouvement d'yeux que celui-ci parut saisir, et qu'elle ne vit pas. Blanche s'assit. Le directeur lui demanda la permission d'achever une lettre commencée.

Il s'écoula quelques minutes.

— Mes fils devraient être ici déjà, monsieur ! dit-elle.

— En effet, répondit-il en regardant la pendule : quelque partie de jeu qu'ils ont voulu finir....

— Oh ! dit-elle en se levant, vous ne dites pas la vérité !

Elle venait d'apercevoir la petite porte par où était sorti l'évêque. Elle s'élança par cette porte, en regardant le prêtre d'un tel air, que la force lui manqua pour se lever de son fauteuil, et pour la suivre.

Mgr Meulan et M. l'abbé Guillois, en quittant le cabinet, avaient traversé la chapelle attenante, et, après s'y être munis d'eau bénite, de sel et des saintes huiles, avaient gagné la chambre du second étage, où les enfants étaient prisonniers. L'évêque, à l'arrivée inattendue de leur mère, se décidait à agir sans délai, et à ne les lui rendre que baptisés. Le sacrement serait administré pendant qu'elle attendrait auprès du directeur, chargé de la maintenir.

— Pourquoi nous a-t-on enfermés ici? s'écria Jacques quand les deux prêtres parurent. Il était pourpre, et tenait à la main un bâton de chaise qu'ils avaient brisée à en battre la porte.

Paul, semblable à une colombe irritée, était auprès de lui. Les deux plus petits, fièrement campés, formaient l'arrière-garde.

— Je viens vous délivrer, dit l'évêque avec bonté. Rassurez-vous et approchez !... Le bon Dieu, mes enfants, m'envoie vous porter une grande grâce. Il ne veut pas dans sa miséricorde se souvenir que vous êtes ses ennemis. Après vous avoir pris par la main pour vous conduire dans cette maison, il attend que vous répondiez à son amour et à sa volonté. Voulez-vous devenir fils de Dieu, reconnaître la sainte Église catholique, apostolique et romaine pour votre véritable mère ? Voulez-vous être chrétiens et recevoir le baptême ?

— Non, nous ne voulons pas! répondit énergiquement Jacques, qui se souvenait du discours de sa mère à l'abbé Aubert.

— Mon ami, dit l'évêque plein d'une émotion douloureuse, je vous en supplie, vous êtes l'aîné, vous semblez intelligent : écoutez un homme qui verserait son

sang pour attester la vérité de ses paroles; vous vous
trouvez en état de péché, vos frères comme vous ; vous
mourriez à cette heure, qu'un châtiment éternel serait
votre partage !... Dites-moi que vous acceptez le baptême, votre purification et votre salut !

Il avait ouvert trois boîtes d'argent contenant le sel
et les liquides sacrés. M. l'abbé Guillois étendait les
linges.

— Rien ! répondit Jacques ; laissez-nous sortir !

— Rendez-nous à notre maman ! ajouta Paul.

— Vous la retrouverez tout à l'heure, votre maman,
dit M. l'abbé Guillois ; mais ne résistez pas aux prières
de monseigneur, qui ne veut que votre bonheur, mes
chers enfants.

— Eh bien ! répondit Paul, allons retrouver maman
tout de suite, et nous ferons alors ce qu'elle nous dira,
parce que nous ne comprenons pas ce que vous nous
demandez.

Les deux plus petits reprirent :

— Allons à maman !

L'évêque essaya de caresser Paul, dont le visage doux
annonçait un cœur plus attaquable que celui de Jacques;
mais Paul prit son frère par la main, et avec lui recula
devant l'évêque et ses caresses. Pendant ce temps, le
vicaire général offrait des gâteaux à Georges et à Pierre :
Georges hésita et finit par refuser, mais Pierre accepta.

L'évêque, abandonnant les premiers, se tourna vers
ceux-ci, et leur dit :

— Je vais vous donner le saint baptême, le voulez-
vous ?

— Qu'est-ce que c'est ? demanda Georges.

— Je veux bien ! dit petit Pierre croyant qu'il s'agissait d'un autre gâteau.

— Vous ne toucherez pas à mes frères ! cria Jacques en se rapprochant.

M. l'abbé Guillois le prit par le bras et le fit reculer. Paul s'avançant de son côté, il le contint également.

Mgr Meulan inclina d'une main la tête de Pierre, et de l'autre le vase d'eau sainte.

Jacques brandit contre le vicaire général le bâton de chaise qu'il tenait encore, en appelant de toute sa voix : « Petit-Pierre ! »

— Maman ! cria Paul avec éclat, comme s'il l'eût entendue venir.

— Maman ! répéta Georges cherchant à se mettre entre l'évêque et son frère.

Elle entra comme une lionne courant à ses petits en péril.

Elle avait traversé toute la maison, tous les étages, échappant, à travers les corridors entre-croisés, au directeur qui s'était enfin levé pour la suivre, coudoyant des prêtres et des élèves ébahis devant sa course effarée. Les derniers cris l'avaient enfin appelée.

En proférant le même mot de « mère ! » les quatre enfants tombèrent dans ses bras.

— Sois tranquille, lui dit Jacques, ils ne nous ont pas baptisés !

— Que faisiez-vous là, monsieur ? demanda-t-elle à l'évêque qui, debout, à la main l'eau bénite dont il n'avait pas eu le temps de répandre une goutte, se dressait de toute sa taille, et présentait la plus ferme attitude.

— Madame, dit-il hautement, la Providence a conduit ici ces enfants pour y être lavés de la tache originelle que vous leur avez laissée !

— Monsieur, répondit-elle frappée par cette hardiesse,

la Providence que vous osez nommer en ce moment, n'est ici qu'une lettre fausse qui pouvait me tuer, un tissu de mensonges et de machinations complotés pour m'enlever mes fils, — qui sont aussi loin d'une tache originelle que vous êtes loin vous-même de l'honnêteté !

— Cette lettre et ces machinations, reprit Mgr Meulan, ne sont pas de moi, et vous devriez nous mieux connaître avant d'attaquer ainsi notre caractère sacré et notre conscience !

— A l'instant, à la dérobée, dans cette pièce reculée, vous alliez violer les choses les plus saintes : la faiblesse de petits enfants et la volonté de leur famille ! Et vous me parlez de votre caractère sacré ! vous me parlez de votre conscience !

Ses yeux étincelaient ; mais l'évêque dardait sur elle ses fixes prunelles.

— Je suis prêtre ! dit-il.

— Et je suis mère ! A moi seule appartiennent mes fils !

— A vous leur corps peut-être, mais non pas leur âme ! L'Église est une autre mère que vous, autrement légitime, autrement autorisée ! Vous tenez ces pauvres créatures dans l'ombre de la mort ! Nous nous en saisissons pour les rendre à la lumière et à la vie !

— Allons, dit-elle, avouez-le, vous me les auriez séquestrés ! Après leur père et leur fortune, vous me les auriez encore emportés, eux !

Elle sanglotait.

— Nous vous aurions pris des cadavres pour vous rendre des corps vivants, des damnés pour vous rendre des élus !

Il parlait d'un ton superbe, inspiré ; les flammes de

la foi lui sortaient par la bouche. Le vicaire général, auprès de lui, avait grandi d'un pied, et semblait prêt à fondre sur la mère pour la baptiser aussi.

Blanche eut peur; ses enfants se serrèrent contre ses genoux.

— Mon Dieu, murmura-t-elle, est-ce ainsi qu'ils parlent et agissent tous ?

— Tous, non ! reprit l'évêque ; il est des lâches, des hypocrites et des apostats parmi nous. Mais ceux-là agissent ainsi qui croient encore, qui embrassent toute la doctrine, qui la veulent pure, entière, logique, inflexible, comme la vérité éternelle elle-même. Le chef de cette doctrine, l'exemplaire vivant de Dieu sur la terre, le pontife romain, a fait naguère ainsi. Il a solennellement affirmé et consolidé nos droits, qu'on conteste, en sauvant l'âme d'un petit enfant malgré les siens (1). Il a donné cette leçon au monde, et à la catholicité cet exemple ! Si nous ne le suivons pas, si nous vous laissons reprendre ceux-là, c'est que nous vivons ici en pays ennemi, où les lois, les esprits, les volontés perverses, tout est contre nous !

— Venez, mes petits, dit-elle avec effroi, venez vite !

Elle gagnait la porte, tenant sa couvée comme confondue en elle. L'évêque s'avança, mais avec un autre visage : il était doux et suppliant.

— Madame, dit-il, c'est peut-être la dernière heure de miséricorde que Dieu vous donne. Je vous en conjure, pour vous, pour eux ; ne me les emmenez pas ainsi ! L'eau, les huiles, le sel sont prêts, le ciel les regarde : quelques minutes, et Satan est vaincu ! Dites un mot!...

______

(1) Le petit Mortara, et récemment le petit Cohen.

— Monsieur, répondit-elle, votre prière m'épouvante
encore plus que votre assurance hautaine. Je fuis pour
mes enfants votre baptême d'eau ; et je vous souhaite à
vous un autre baptême de vérité, qui éclaire votre
conscience, et vous donne enfin le sens moral que vous
n'avez jamais possédé !

Elle sortit la dernière, les enfants marchant devant
elle, prit un escalier, et, en une seconde, ils se trouvèrent à cette porte de derrière où se tenait l'abbé Aubert,
qui poussa un cri de joie en les voyant.

— Tel époux, telle femme ; tels parents, tels enfants :
c'est une race maudite ! murmurait l'évêque en reprenant le chemin de son palais.

XIV

A Beaulieu, Pontalais reçut de l'oncle-tuteur l'accueil d'un ennemi arrivé au pouvoir. Il lui fut déclaré
qu'on ne voulait pas entendre parler de mariage pour
Marguerite avant deux ans révolus, et qu'il eût à repartir sans la voir. Mais la jeune fille trompa l'attention
de son tyrannique surveillant, et sous les grands-pla-
tanes du jardin, au lever de la lune, sa jolie bouche et
son bon cœur jurèrent encore à Pontalais de n'être jamais à un autre. Il lui fit répéter bien des fois son serment, et après s'être suffisamment enivré de cette
chère musique, il lui parla des Parson. Le récit d'une
si grande infortune déchira l'âme de Marguerite, tant

émue depuis deux jours. Ni argent, ni possibilité d'en avoir ! Elle voulut au moins faire emporter à son ami quelques bijoux et son piano. Madame Parson était habile sur cet instrument qu'elle aimait, et dont le docteur la savait privée depuis six ans. Il tiendrait lieu, en outre, du gagne-pain par la tapisserie, sur lequel on ne pouvait plus guère compter depuis le pillage du tiroir qu'avaient fait Georges et Pierre.

Pendant une course de l'oncle, Marguerite se vola son piano et une caisse remplie de musique. On emballa, on mit en route; il n'y fallut que deux heures. Marguerite se sentait toute brave en ce moment et se chargeait des suites. Pontalais, songeant aussi à Aubert, fit main basse sur tous les livres de philosophie ancienne ou moderne qu'il trouva soit chez lui, soit chez M. Valier; puis, ayant embrassé sa mère, et échangé quelques baisers et quelques larmes avec sa fiancée, il rentra à X***.

Il retrouva Blanche souffrante des graves émotions de l'avant-veille, et entendit avec stupeur d'elle et des enfants ce qui s'était passé pendant son absence.

Elle voulait quitter cette ville funeste où même ses fils se voyaient menacés. Le docteur la ramena doucement par les meilleures raisons, en lui démontrant surtout les difficultés d'une seconde tentative de ce genre. Il existait d'ailleurs un moyen victorieux de la prévenir : c'était une plainte en séquestration qu'il fallait adresser sur-le-champ au procureur impérial.

Elle y avait pensé; mais pouvait-elle, en une si importante affaire, agir à l'insu de son mari? Pontalais approuva qu'elle ne lui en eût encore rien écrit, insista sur la nécessité de lui cacher un tel événement, auquel, du reste, il ne pouvait rien, lui mit la plume à la main, et lui dicta la plainte, qu'il fit parvenir.

Au sortir du collége de la Conception, et toute brisée, elle s'était empressée d'écrire à Parson qu'un peu de souffrance l'empêchait d'aller le voir ; elle lui apprenait comme second motif d'excuse le départ du docteur. Parson n'avait pas répondu, et c'était une autre et bien grande inquiétude. Pontalais se proposa pour aller le même jour prendre de ses nouvelles. Il était préférable qu'il le vît le premier, afin de tâter le terrain, et de s'assurer qu'il ne savait rien. Blanche l'espérait. En effet, sans se le rappeler parfaitement, elle croyait avoir recommandé au gardien, qui lui parla sous le vestibule de la prison, le silence sur sa visite.

Quand, à son tour, le docteur eut raconté son voyage à Beaulieu, et présenté à Blanche les amitiés de sa mère et de Marguerite, comme il se levait pour sortir, elle lui dit avec quelque embarras :

— Nous nous devons toute la vérité, n'est-ce pas, cher monsieur? Laissez-moi me plaindre que vous me l'ayez cachée : il n'y a pas de dames Devoyod dans la ville.

— Je le sais bien, dit Pontalais devenu riant, elles sont à la campagne !

— Je vous en prie!... j'ai fait prendre des renseignements exacts.

— Vous avez fait prendre la fuite à ces originales ! Elles ont cru que vous teniez à les visiter. Vous avez envoyé quelque maladroit aux recherches?

— Soyez sérieux, dit Blanche, souriant malgré elle. Je le tiens de M. l'abbé Aubert.

Il se mit à rire plus fort.

— Et quand lui avez-vous donné cette belle commission?

— Il y a quelque temps, ici-même ; tenez, sur ce pa-

lier où nous sommes. Je lui répétais mes recommandations en l'accompagnant. J'ai craint même un moment,
à quelque bruit qui s'est fait là-haut, que vous ne nous
eussiez entendus.

Il rougit un peu. Elle parlait avec cette simplicité
à laquelle le doute ne résiste pas. D'ailleurs, la sérénité
habituelle de Blanche en présence d'Aubert, et surtout
la supériorité d'esprit et de position dont elle dominait
le prêtre, avaient rassuré le docteur sur elle. Quelque
vivace que fût la nature de l'abbé, l'ignorance et la servitude l'avaient arrêté dans sa croissance, et il lui fallait au moins devenir un homme avant d'émouvoir une
femme d'un cœur si haut. Pontalais s'en voulut maintenant de ses soupçons. Il se serait aussi vivement reproché son attaque contre Aubert, sans la pensée que, pour
entretenir le mouvement, et activer la marche du prêtre, amoureux ou non, les coups d'aiguillon ne sauraient
être assez nombreux. C'était même en partie pour cela
qu'il venait de conseiller à Blanche la plainte en séquestration, devant laquelle le vicaire et son maître allaient
se trouver en singulière attitude respective.

— Enfin, madame, la calomnie n'épargne personne !
dit-il, en continuant de se dérober par la plaisanterie.

— Vous m'avez empêchée de chercher d'autre travail, reprit Blanche. Vous nous avez constitués vos
débiteurs, et cela, en vous réduisant sans doute vous-
même à la privation du nécessaire !

On sonna : le piano et les bagages arrivaient. Il les
fit laisser sur le palier du premier étage.

— Vous voyez, madame, que je me donne le superflu,
dit-il en tapotant d'une main inexpérimentée sur l'instrument sonore. Je me propose de me distraire par
quelque musique.

10.

Au son du piano, les enfants sautèrent de joie, et Blanche ne put se défendre d'un mouvement de plaisir. Elle sentit l'inutilité d'autres questions avec un homme décidé à ne pas répondre, et changea de sujet :

— Allez-vous laisser ce piano sur le palier, lui dit-elle, et ne le faites-vous pas monter chez-vous?

— Nous le mettrons en place demain, répondit-il; il a été assez secoué pour aujourd'hui.

Il prit ensuite les dernières instructions de Blanche pour son mari, s'apprêta et se se rendit à R***.

Parson, quand il reçut le mot de sa femme, savait déjà deux choses : qu'elle était venue à la prison le samedi, et que, repartie sans le voir, elle avait seule, une heure après, en compagnie d'un prêtre, traversé la rue Saint-Jean à X***. Il le tenait de cet employé même auquel Blanche s'adressa sous le vestibule. Cet homme, en effet, se rendait à X***, par le même train qu'elle, pour affaires de service. Il ne la vit ni à l'embarcadère, ni en route, et ne la retrouva qu'au moment où elle venait de joindre Aubert, et se dirigeait avec lui vers le collége épiscopal. Il était d'esprit fort simple; l'expression douloureuse de madame Parson le frappa aussi peu à cette seconde rencontre qu'à la première. Pour elle, toute à sa pensée, elle ne le vit pas. De retour à la prison, le soir, comme il passait devant la cellule de l'inventeur, il entendit des gémissements et ces mots : « Pourquoi n'est-elle pas venue? » Il entra, et, pour le consoler, lui apprit ingénûment ce qu'il en savait, mais en brouillant ses paroles, en oubliant même le trait le plus essentiel : le nom de Perrin, sur lequel Blanche l'avait interrogé. Parson le questionna, sans pouvoir rien expliquer par ses réponses. Resté seul, il s'abîma dans la recherche de cette explication, et, au milieu de la nuit, l'esprit perdu, étouffant ses cris, il se battait la tête contre la muraille, jusqu'à ce qu'enfin il s'évanouit sous la violence des coups.

Le malheureux l'attendait depuis dix jours ! Au matin, en reprenant ses sens, il se promit de se sauver de la prison le jour même, et d'écraser qui l'en empêcherait.

La lettre de Blanche arriva. Elle ne disait rien du voyage de la veille ! La nouvelle du départ de Pontalais, de l'ami, donnait plus de gravité encore à ce silence.

Cependant, à la seconde lecture qu'il en fit, un mouvement de cœur le rejeta soudain en arrière, et amena en lui une de ces réactions familières aux natures passionnées.

Madame Parson mettait dans ses lettres un accent particulier d'amour et de naturel qu'il connaissait bien. Elle l'aimait tant, en effet, d'une manière si pleine, que tout ce qu'elle lui disait, c'était son âme elle-même venue à fleur de lèvres et rendue visible. Dans les quatre pages qu'il tenait à la main, il la revit dans sa belle lumière, telle qu'à l'habitude, cette âme adorée, aussi sainte, aussi tendre, aussi sereine dans sa tendresse. Il en entendit encore, et avec autant de netteté, le son profond et pur. Le ciel se rouvrit, les fantômes terribles disparurent. Il baisa ces lignes, il les mouilla de pleurs, et ramassant toute sa foi, il s'écria :

— Allons, je suis un misérable ! Mais il me reste le sentiment de ma bassesse et le pouvoir de refaire mon serment, pour le tenir cette fois ! Dussé-je en mourir, ma torture seule ne me fera pas sortir d'ici ; personne n'en verra, n'en saura jamais rien !

La volonté avait de nouveau vaincu ; mais le corps se ressentit de la lutte : des palpitations de cœur

effrayantes le saisirent, et ne se calmèrent qu'après
vingt-quatre heures d'atroces souffrances.

Cet accès passé, il était debout, quand Pontalais
entra. Parson fut si heureux de n'avoir pas été surpris
dans ses douleurs de la veille, qu'il l'embrassa avec effusion, et lui montra presque un gai visage. Il s'informa
de Blanche, des enfants, avec un empressement très-vif,
mais très-naturel, parla simplement de son impatience
à attendre en vain sa femme le samedi, mais en ajou-
tant que sa lettre l'avait rassuré, et que s'il n'avait pas
écrit lui-même de son côté, c'est qu'il comptait sur une
visite prochaine. Il apprit avec joie que, presque rétablie de son indisposition, elle viendrait le voir le lendemain.

Pontalais, avant d'entrer, avait inutilement cherché
le fameux gardien sur le signalement que lui en avait
donné Blanche. Soit qu'il ne l'eût pas reconnu, soit que
cet homme fût absent, il ne put savoir au préalable s'il
avait parlé, mais les manières de Parson le rassurèrent
sur ce point. Elles étaient si aisées, si paisibles, que le
docteur, difficile à tromper, y fut pris.

Pourtant il le trouva changé, affaibli, avec les pommettes d'un rouge plus ardent et un peu de fièvre. Il
voulut l'ausculter, mais celui-ci s'y refusa, en se mo-
quant de la médecine. Ce n'était pas évidemment d'un
renouveau de santé physique que venait au prisonnier
cette tranquillité joyeuse. Était-ce donc d'un adoucissement de son autre mal, de sa jalousie? Pontalais, pour
en avoir le mot, qui lui tenait au cœur, à cause de la
nécessité de ses relations avec Aubert, essaya d'un coup
hardi : il parla de l'abbé. Parson ne sourcilla pas.
Lui-même le poussa sur ce sujet, et lui fit dire les
travaux du prêtre et le chemin qu'il avait déjà par-

couru , l'écoutant, l'interrogeant avec beaucoup de calme.

Pontalais n'en revenait pas; la jalousie pouvait-elle donc se cicatriser, et si tôt, et dans un tel cœur? ou s'était-il auparavent mépris sur des symptômes qui paraissaient si clairs?

Il pencha vers cette dernière opinion, et resta ravi de toutes les facilités qu'elle lui ouvrait. En parlant d'Aubert, il parla de lui-même, de Beaulieu, de ses tentatives inutiles auprès du vieil oncle, de Marguerite et de son mariage reculé, qui ne lui permettait pas encore de se montrer un ami effectif.

Ils se dirent adieu le soir venu. Pontalais n'était pas encore hors de la prison, que Parson, brisé par la longue contrainte qu'il venait de s'imposer, tombait sur son lit, en proie à la double douleur qui le dévorait.

Le docteur, au retour, ne prit que le temps de passer chez Blanche pour lui donner les nouvelles les plus rassurantes de son mari, et se rendit aussitôt rue *Neuve*. L'abbé Aubert resta stupéfait devant l'air libre avec lequel il lui tendit la main, comme à un ami que l'on retrouve après l'avoir quitté dans les meilleurs termes. Il se demanda s'il avait bien entendu le sens de leur dernière entrevue dans cette même chambre.

Pontalais le tira de son étonnement en lui parlant de la tentative de séquestration. S'il n'avait pas vu le contre-coup de cet événement sur le prisonnier de R***, il le constata sur l'abbé, qui ne cacha pas la blessure qu'il en portait.

Elle était profonde et vive autant que le docteur pouvait le souhaiter.

Aubert condamnait ouvertement son évêque, et accu

sait son confesseur de réticence ! Il en parla en termes d'une fermeté, d'une audace extrême :

— La ruse et la force appliquées à la conscience, dit-il, me semblent quelque chose de monstrueux. L'être humain, la famille, l'enfance surtout sont inviolables. Que ce principe se voie méconnu, et le monde religieux devient le champ de bataille le plus sanglant où les doctrines chargées de prêcher la paix et l'amour vont, le fer à la main, se disputer notre âme et notre liberté ! Dieu a horreur de cela, et chaque homme est maître de lui-même !... Ne vous étonnez pas, monsieur, de mes paroles. Vous les entendrez dans la bouche de tous les prêtres intelligents. M. l'abbé Érard, que j'ai vu en sortant de ce collège, s'est montré à ce sujet plus éloquent que je ne saurais l'être.

— Et que dit-il du petit Mortara, dont votre évêque a parlé ? demanda Pontalais.

— Là-dessus seulement nous ne nous sommes pas entendus. Il tâtonne, il distingue... pouvoir religieux, pouvoir civil.... Je ne l'ai pas compris. Est-ce que la question n'est pas ici exclusivement religieuse ? Sans la préoccupation de l'âme de l'enfant, les gendarmes du pape lui eussent-ils mis la main dessus ?

— Mais, pensait le docteur, ils se sont donc entendus aujourd'hui pour me regaillardir ? Celui-ci a fait un pas de géant pendant mon absence !

— Comment ! reprit Aubert, est-ce sérieusement qu'on sépare ainsi le pape du roi ? Et que signifient des arguments de ce genre ? Je l'ai dit à M. Érard : le pape et le roi ne sont qu'un en cette matière. C'est un seul et même homme, semblable aux autres, et, comme eux, peccable et faillible....

Le docteur retenait son haleine :

— Ou qui peut l'être..., continua l'abbé, tant qu'il n'agit pas *ex cathedra*, en concile œcuménique !

— Ah! fit Pontalais avec le cri d'un homme qui tombe de haut.

Il venait de retrouver le prêtre qu'il avait un instant perdu de vue.

— Voilà une autre distinction, monsieur l'abbé! dit-il après un moment. Mais supposez qu'*ex cathedra* le pape proclame le dogme de la séquestration!

— Oh! monsieur, ceci n'est pas matière dogmatique, et ne saurait l'être!

— Et s'il lui plaît à lui et au concile œcuménique de le déclarer telle matière, qu'avez-vous à y voir, vous? De quelle autorité leur posez-vous ces limites? Vous pensez donc par vous-même, vous vous érigez en juge — avant le procès; vous vous condamnez, l'arrêt rendu, à garder votre sentiment, à moins d'être un malhonnête homme! Prenez garde, je vous en prie!

Je vous ai vu vraiment plus raisonnable à notre première rencontre. Là, au moins, vous vous en rapportiez au préalable à votre évêque seul, sans *cathedra*, sans concile œcuménique, et en une matière semblable à celle-ci : car, je le pense, on n'a pas encore proclamé non plus le dogme de la captation? Permettez-moi de vous rappeler aux bons principes et à votre vœu d'obéissance.

— Monsieur, répondit l'abbé en souriant, quoique avec un peu de rougeur que ce souvenir de l'héritage lui fit monter au front, vous plaisantez toujours fort bien, mais vous êtes à l'antipode de l'esprit catholique, et vous parlez de la foi et du dogme en homme qui ne les connait pas!

Cela fut affirmé avec cette manière tranquille, nette, haute, qui tranche la réponse sur les lèvres de l'adversaire.

— J'étais bien pressé! pensa le docteur en se retrouvant devant la muraille d'airain.

— Quant à ce que vous appelez captation, continua Aubert, vous n'ignorez pas mes regrets à ce sujet; mais c'est un malheur bien mince qu'une perte d'argent auprès de celui qui a menacé avant-hier cette famille, et la liberté de conscience.

— Voilà une bonne appréciation, monsieur l'abbé, et je dois vous dire que madame Parson, jugeant comme vous, a déposé une plainte en séquestration entre les mains du procureur impérial, et que vous allez être appelé comme témoin devant ce magistrat.

— J'irai!

— Mais vous vous trouverez là en hostilité avec votre évêque!

— Eh bien! l'équité passe avant mon évêque!

— Et si le procureur impérial, qui est curieux, vous touchait quelque chose de l'héritage Thiel?

— Sur ce point, monsieur, mon sentiment n'est pas formé comme sur l'autre.

— Adieu, monsieur l'abbé, dit Pontalais qui s'était levé, je souhaite à votre sentiment de se former, et je ne vous en aime pas moins, en dépit de lui, et — ajouta-t-il en riant — en dépit de... la scène singulière que vous m'avez faite à notre dernière rencontre.... Venez me voir; nous endormirons ce triste souvenir par un peu de musique, si vous l'aimez : j'ai un excellent piano, arrivé d'aujourd'hui... D'ici là mettez-vous, je vous prie, en quête d'élèves pour cet instrument.....

— Vous souhaitez que je vous trouve des élèves?

— Pas pour moi ! je ne donne pas de leçons de musique.

— Ah ! Il rougit.

— C'est pressant !

— Comment faire, mon Dieu ! je ne fréquente pas les riches maisons de la ville !

— Bah ! vous avez des pénitentes..., et vous faites des miracles ! Il s'agit de ressusciter les dames Devoyod, puisque vous les avez enterrées !

Pontalais le quitta sur ces derniers mots. Il ne s'en allait pas trop mécontent. Il venait de prendre encore sur le fait cette prodigieuse déviation de logique ; mais il y constatait de l'amélioration ; les environs de la plaie, pour ainsi dire, s'assainissaient, et le mal se repliait sur son centre : le prêtre ne croyait plus à ses chefs que dans les questions de foi.

Aubert avait compris le docteur. Son cœur s'était agrandi comme son esprit.

Les prêtres n'ont généralement pas l'âme tendre à la misère : semblables par là au riche dont la charité, quand il la fait, s'exerce sans émotion, comme un acte de convenance. Quelque modeste que soit leur position, grâce à leur vie solitaire, sans famille, sans distractions coûteuses, ils échappent au besoin, et à cet attendrissement cordial que nous donne envers ceux qui souffrent la souffrance éprouvée. Le corps du pauvre, du reste, n'arrête pas leur attention. Ils traversent la guenille pour se rendre vite à l'âme, et c'est sur elle qu'ils épuisent les trésors de leur parole et de leur cœur. Leur joie est tout entière, non pas à voir un misérable réconforté de pain et de vin matériels, reprendre sa vitalité, l'usage de ses bras, de sa tête, ses espérances, et l'humaine gaieté ; mais à l'initier à des prières et à des pra-

tiques dont ils font pour lui tout l'adoucissement et tout
le bonheur qu'il peut attendre. C'est une disposition si
vraiment catholique qu'elle inspire les règlements de
la Société célèbre et charitable qui porte le nom de
Saint-Vincent de Paul.

Aux yeux de cette Société, le secours matériel n'est
qu'un moyen, le secours spirituel, le but; et ce secours
spirituel se parque dans l'exhortation à l'observance des
commandements de l'Église, à la pratique du maigre, de
la messe, de la confession. Pour le bienfaiteur, toute
santé, toute vertu découlent de là; tout lien aussi entre
le pauvre et lui : que l'âme refuse de l'entendre, et il
abandonne aussitôt le corps de l'affamé, pour porter à
de plus dociles ses *bons de pains.* C'est une charité particulière : l'amour, non de l'homme, mais de la doctrine
et du règlement : c'est plus encore, si l'on considère
que la première fin de la *Société* est de procurer à ses
membres leur bien personnel (1).

Cette réglementaire charité cédait dans l'abbé Aubert
à l'humanité véritable et désintéressée envahissant son
cœur élargi. Il se hâta d'aller frapper pour la première
fois à la porte des riches maisons. Sans nommer ses pro-
tégés, il y demanda des élèves, n'aboutit à rien, s'in-
génia, et, en trouvant de lui-même l'idée de venir en
secret au secours de madame Parson, il comprit tout à
fait le dévouement du docteur dont il venait de déchirer
le voile par sa recherche des dames Devoyod.

Il établit soigneusement son bilan, dont il ne connaissait pas au juste le chiffre. Son traitement lui don-

(1) « La fin de la Conférence est : 1° de maintenir ses membres,
par des exemples et des conseils mutuels, dans la pratique d'une vie
chrétienne; 2° de visiter les pauvres à domicile.... » Règlements de la
Société de Saint-Vincent de-Paul, page 8.

nait quatre-vingts francs par mois : ses messes et son service le portaient à cent quatre-vingts. Il réserva trente francs à son usage, en se confiant à la Providence et à ses habitudes de sobriété : puis il avisa une de ses pénitentes, madame Mérelle. C'était une bonne personne, terre à terre, et point fière, qui lui parlait sans cesse de ses malheurs et de ses besoins. Elle possédait deux mille livres de rente, seuls restes d'une fortune assez considérable, et deux grandes filles. Madame Mérelle se désolait de ne pouvoir leur continuer une *brillante* éducation commencée, et la pratique des arts d'agrément auxquels se reconnaît une fille bien élevée. L'abbé lui proposa pour elles des leçons de piano que payerait une personne désirant rester inconnue, et n'eut pas trop de peine à la persuader. Il fut réglé que mesdemoiselles Mérelle prendraient une leçon quotidienne d'une heure, et que tous les jours elles remettraient au professeur le prix de cette leçon fixé à cinq francs.

Cela convenu, ainsi que le secret, il l'adressa à madame Parson.

Le piano de Marguerite restait sur le palier du premier étage, Pontalais assurant que son laboratoire était trop humide et d'une atmosphère périlleuse pour la constitution de cet instrument. Il venait par précaution d'écrire à la craie sur la porte de la rue : *Leçons de piano*, lorsque madame Mérelle se présenta, heureuse d'avoir lu cette inscription qui lui offrait une entrée toute naturelle.

Blanche se vit bien obligée d'accepter les leçons quand elle les lui demanda, et le piano quand le docteur lui eut dit :

— C'est ma femme qui vous l'envoie !

XV

Ranimé par la confiance de Pontalais qui l'associait délicatement à sa bienfaisance, et par là, comme par d'autres témoignages très-sensibles d'amitié, semblait vouloir reprendre le terrible mot qui l'avait tant torturé, Aubert se replongea dans l'étude avec passion. Il n'en fut tiré un moment que pour comparaître devant le procureur impérial, qui l'interrogea sur le fait de la tentative de séquestration dénoncée. L'abbé, moralement sûr du crime, l'affirma avec force, et étonna outre mesure le magistrat qui, du premier regard jeté sur l'affaire, l'avait jugé le vrai coupable. En effet, comment admettre qu'une telle machination eût pu se concevoir et s'exécuter sans le concours d'Aubert? Chacun connaissait son zèle apostolique; il fréquentait la maison Parson; il s'y était rendu le matin même de la lettre; les enfants lui avaient été confiés; c'est avec lui qu'ils étaient entrés à la Conception.

Le procureur impérial s'attendait à le voir tout nier, comme niaient M. l'abbé Guillois et le directeur. Devant son attitude d'accusateur sans preuves, il demeura persuadé qu'il rendait mal quelque rôle qu'on avait voulu lui faire jouer. L'affaire fut instruite sans bruit, et terminée en quarante-huit heures par une ordonnance de non-lieu : la matérialité manquait, comme le commencement d'exécution; la mère avait repris ses

fils. Cependant le parquet fit parvenir à l'évêché le conseil de garder désormais plus de prudence et de circonspection, et à madame Parson l'assurance que la loi
veillait sur ses enfants.

C'était au moins ce que le docteur espérait pour garder Blanche à X***, et y rester lui-même auprès d'Aubert. Mais il ne vit pas s'engager la lutte qu'il attendait du même coup entre l'évêque et le vicaire. M. l'abbé
Guillois, le directeur, les professeurs, les grands élèves
de la Conception, trouvèrent inexplicables la déposition
et la conduite d'Aubert. Mgr Meulan en jugea diffé-
remment :

— On ne l'avait pas mis dans le secret, dit-il ; pourquoi aurait-il menti ?

Du reste, sa confiance au jeune prêtre ne pouvait être
ébranlée pour si peu. Il le savait d'un cœur si simple,
et, par ses habitudes, si en dehors de la vie ordinaire,
qu'il se contenta de l'accuser de maladresse. Il le sur-
prit fort en ne lui défendant pas de revenir rue Saint-
Jean. Les dernières et fortes paroles de Blanche n'a-
vaient fait qu'effleurer le cœur au triple airain de
l'évêque, et malgré sa propre imprécation contre « cette
race maudite », il ne pouvait éteindre son désir tout-
puissant de la ramener à Dieu, et d'y épuiser tous les
moyens. Seul, le jeune prêtre était maintenant capable
d'y réussir par sa sainteté et sa douce persuasion. En
outre, lui interdire cette maison, n'était-ce pas fort probablement arrêter la conversion de M. Pontalais, qu'il
croyait en très-bon chemin ?

Tout conspirait donc à pousser Aubert en avant.

Muni de ces habitudes d'observation et d'induction
scientifiques qui mettent la justesse et la rigueur dans
le jugement, il entrait dans une seconde phase intellec-

tuelle, en abordant la philosophie morale. Le docteur, qui le tenait en main, le rapprochait ainsi du grand objet : la critique religieuse, à laquelle il voulait le voir arriver l'esprit préparé, plein et droit.

La foi plantée dans une intelligence dès les premières heures de la vie, nourrie par l'éducation, l'habitude, la fonction, s'enracine à des profondeurs telles qu'aucune force ne saurait d'un coup arracher l'arbre. Quand la science, la logique, la méthode l'ont pénétrée, la tête du croyant par éducation, comme le sont presque tous les prêtres, présente ce curieux spectacle de deux parties distinctes, contradictoires, ennemies, et vivant pourtant en paix côte à côte, l'une agissante, l'autre paralysée; l'une qui examine, pèse, juge, doute très-sagement sur les objets à portée, exposés en plein soleil, l'autre qui affirme inébranlablement en des matières ténébreuses, hors de toute observation, de tout contrôle; et sans que la raison la plus alerte songe, ou veuille songer, de long-temps, à se préoccuper de la foi, sa voisine, qu'elle met hors de cause. — C'étaient là les réflexions de Pontalais qui guidait son pas sur elles.

Parfois, cependant, en voyant l'abbé si parfaitement tranquille sur le compte de sa théologie, tandis que l'incendie brûlait autour, le découragement le prenait. Il se demandait si le prêtre, les yeux enfin ouverts, ne trouverait pas quelque biais pour sauver du feu son idole et son habit; si tous ses soins n'aboutiraient pas à transformer l'abbé Aubert en un abbé Érard, et il lui fallait se rappeler alors que le caractère d'Aubert était celui d'un honnête homme accompli.

Avec dix-huit heures de lecture par jour, le temps manquait au vicaire pour ramasser aussi vite qu'il l'aurait voulu les réponses aux questions brûlantes que lui jetaient tour à tour les événements, Pontalais, madame Parson. Il appelait surtout le moment de réfuter enfin cette vigoureuse déclaration de principes de Blanche, qui ne cessait de raisonner à ses oreilles.

Les livres que le docteur lui porta de Beaulieu, parmi lesquels un dialogue de Platon et le traité *De legibus*, de Cicéron ; ceux qui lui venaient de son confesseur ; les œuvres du Père Lacordaire et d'autres prêtres libéraux, s'empilaient au bord de la fameuse armoire. Il abandonna, pour y revenir plus tard, les théologiens, auxquels il s'était mis aussitôt après la profession de foi de madame Parson : leurs arguments, comme leur manière de raisonner, ne le satisfaisant pas lui-même, et ne lui semblant pas propres à émouvoir beaucoup ses adversaires. Il fit passer avant eux, et avant les philosophes profanes, les œuvres plus touchantes de l'ardent dominicain et de deux oratoriens doux et attractifs. Quelle joie d'y rencontrer exposées en pleine lumière, sans détour, quelques idées de madame Parson, de Pontalais, et celles qu'il avait osé former lui-même dans ses réflexions dernières! La liberté des âmes, des consciences, s'y voyait revendiquée comme propriété catholique, par des prêtres d'un talent si éclatant, qu'à son avis, ils ne pouvaient être que les porte-voix de l'Eglise !

Il les donnait à lire au docteur, qui du reste, de lui-même, étudiait la question religieuse, où il trouvait maintenant du goût et le moyen de se tenir au niveau de Blanche et de l'abbé.

L'étonnement d'Aubert fut extrême en lisant Platon. Ce spiritualisme païen, cette unité de Dieu, cette immortalité de l'âme, ce merveilleux essor vers le beau, le vrai, le juste, lui semblaient si éloignés de la pauvre mythologie, qu'on lui avait donnée comme la religion de l'antiquité, qu'un moment il crut apocryphes les ouvrages du philosophe grec. Il fallut que l'abbé Érard lui en confirmât l'authenticité, tout en riant de son ignorance, et en lui rappelant ce qu'il lui avait déjà dit des forces naturelles de l'esprit humain.

Cicéron lui causa une autre surprise. Il y trouva en toutes lettres cette fraternité, cette élévation évangéliques qu'il jugeait inventées depuis l'an 30 de notre ère seulement. Un des premiers passages sur lesquels il tomba était celui-ci :

« Quand l'homme, sentant ce que vaut la vertu, échappera à l'empire du corps, à la crainte de la mort et de la douleur; quand il s'unira sympathiquement aux siens, *regardant comme siens tous les hommes;* quand, avec le culte des Dieux, il pratiquera la pure religion, il aura atteint la félicité véritable!

« Quand il pénétrera les choses par leur côté périssable, comme par leur côté éternel et divin; quand, à travers elles, il aura presque touché le Maître qui les meut et qui les gouverne; quand il se regardera lui-même, non plus comme un prisonnier enfermé dans les murs d'une cité, mais comme *un citoyen du monde entier*, au spectacle de cette grandeur il saura vraiment ce qu'il est!

« Et ces idées, il les défendra, il les répandra, surtout par la parole, qui glorifie la vertu, qui nous rappelle à notre dignité, *qui console les affligés* (1). »

Malgré sa foi, Aubert ne tenait pas de cette disposition du prêtre de tous les cultes à repousser et à haïr tout ce qui gêne ou dépasse ses principes.

_____

(1) *De legibus*, l. I, c. XXIII.

S'il éprouva d'abord de la stupéfaction à ces lectures, s'il réfléchit ensuite pour expliquer la concordance avec sa morale divine, de cette grande morale humaine, il finit par se réjouir largement de cette lumière inattendue se levant sur un monde qu'il en avait cru privé, et par bénir Dieu, qui dans tous les lieux et dans tous les temps, avait fait luire son soleil.

Prompt à suivre sa pensée, son cœur vola vers ces mortels du vieux temps qui avaient vécu de sa vie à lui, de sa vie désireuse de vérité et d'idéal, et il éprouva à les aimer aussitôt une jouissance ineffable. — Ce sont des frères, pensa-t-il, portant la même marque et les mêmes traits que nous! Et les âges aussi sont frères entre eux, et nul siècle, pour être venu après un autre, et s'être enrichi de lui, n'a le droit de lui dire : Raca! et de s'isoler dans l'iniquité de son orgueil. Dans le passé, dans le présent, nous sommes la même humanité. Les révélations de l'histoire et de la philosophie nous attendrissent en même temps qu'elles nous éclairent; nous aimons les hommes en les connaissant, et au fond de la science nous trouvons la charité!

La joie des découvertes se continua avec la lecture de Descartes.

Il avait déjà parcouru une fois le *Discours sur la méthode*, lorsque le docteur le lui donna pour le détourner des in-folio théologiques. Il le rouvrit, et le creusant par une méditation plus suivie, il arriva jusqu'à la source même d'où était parti le philosophe rénovateur : à la souveraineté de la raison individuelle : « N'admettre jamais aucune chose pour vraie, qu'elle ne paraisse évidemment telle. » Il admira aussitôt la lumière de ce principe. En y réfléchissant, son admiration tomba. Il le jugea d'une simplicité enfantine, s'é-

tonna de ne l'avoir pas découvert lui-même depuis longtemps, se demanda avec une plus profonde surprise
comment les temps modernes avaient mis dix-sept
cents ans à le proclamer. Par une naturelle association
d'idées, les premiers discours de Pontalais lui revinrent
en mémoire, et il les revit pleins et animés dans chacun
de leurs mots de cette règle sage. Un pas seulement, et
le prêtre se trouvait devant l'examen de sa foi; mais
cette foi, Descartes l'avait réservée avec ce respect naïf
et inconséquent du génie géométrique lui-même pour
les croyances de son siècle, — d'autres disent, dans l'intérêt de son repos. Aubert jugea la réserve aussi simple
que le principe de la souveraineté de la raison : sa foi
étant la vérité, et ne pouvant que reposer sur des preuves
lumineuses d'évidence qui se présenteraient à lui, dès
que, ses provisions faites de science et de dialectique, il
les appellerait.

Bossuet, Fénelon, Malebranche, philosophes et prêtres soumis, l'affermirent encore dans cette confiance.
Il entra en pays étranger avec les écrivains du dix-
huitième siècle, et y éprouva une impression de malaise
et de froid, par le brusque changement de latitude. Il y
resta à peine le temps de regarder les doctrines, sans y
rien voir qu'une débauche d'esprit sans importance, et
arriva à la philosophie contemporaine.

La gravité et le spiritualisme des philosophes de nos
jours le saisirent d'abord et l'attachèrent; et déjà il
n'était plus temps pour lui d'échapper au charme, quand
il constata les négations, le doute, les affirmations hostiles de la Pensée jadis si respectueuse envers la Foi, et
dont pour sa part il attendait une œuvre si différente !
Mais le sentiment de l'idéal poursuivi, la sincérité passionnée, l'unique amour du vrai qui éclataient dans

toutes ces pages, et le désespoir même qu'il pouvait distinguer dans quelques-unes, l'attendrirent malgré tout, et excitèrent sa sympathie pour « tant de nobles esprits égarés. »

Ces dernières lectures, et les conversations qu'elles amenaient avec le docteur et madame Parson, lui mirent devant les yeux une image fixe et touchante. Il voyait, comme dans un songe, les lieux célestes où réside le Vrai.

Deux routes, éloignées l'une de l'autre, semblaient y mener : l'une large, droite, brillante de lumière ; l'autre tortueuse, étroite, sombre, dont l'extrémité s'engouffrait dans les ténèbres. Sur la première marchaient des figures pleines d'allégresse, de paix, et reflétant déjà la splendeur du bien qu'elles allaient atteindre. Sur la seconde se pressait une foule confuse, avec des supplications, des cris de douleur ou des blasphèmes mêlés à quelques rares chants d'espérance. La plupart y tombaient épuisés par les lenteurs de la marche ; le petit nombre des plus avancés disparaissait dans le brouillard.

L'une était la route de la foi, l'autre celle de la science.

Devant ce tableau que ne quittaient pas ses yeux, une pensée lui vint, qui fut de courir au secours de ces malheureux, de se mettre dans leurs rangs, et de les mener au pont inabordable qui devait relier nécessairement ces deux routes. La science tendait à la vérité comme la foi ; et la vérité étant une, il leur fallait bien se rencontrer en un point qu'il allait chercher avec toutes les ressources de sa charité et de son intelligence.

Il entra alors plus avant dans l'étude des philosophes profanes pour se rendre maître d'eux, de leurs ressources et de leurs faiblesses, et se prépara à celle des théologiens.

Sans la plaie que lui avait faite au cœur le mot de Pontalais, l'abbé n'eût vécu en ce temps que de la pure vie intellectuelle et de la grande espérance qu'il venait de concevoir. Mais, par moments, la blessure oubliée dans le tumulte des travaux de l'esprit, se réveillait et l'enlevait à ses livres pour le replonger des jours entiers dans ses terreurs.

Il n'avait alors qu'un moyen d'échapper à ce mal : sans s'arrêter aux conseils de l'abbé Érard, qui lui répétait de cesser toute visite rue Saint-Jean, il se rendait auprès de Blanche; et là, comme sous un coup de baguette magique, retrouvait la possession de lui-même.

Puis, en s'analysant, il constatait en lui le même dégagement absolu des sens, et une douceur infinie à la pensée de cette femme. Il se rappelait un sentiment semblable parmi les plus suaves de sa jeunesse, celui d'un culte voué à une sainte de son imagination, qu'il voyait toute vêtue de roses blanches.

Il était d'ailleurs à ce sujet tranquille du côté du docteur, depuis que celui-ci l'était lui-même du côté de Parson.

Pontalais, que le prisonnier continuait de tromper avec une puissance de volonté où il dépensait ses dernières forces, se sentait parfaitement rassuré sur le compte de Blanche, et, pour l'avancement moral du prêtre, ne voyait qu'avantage à cet amour solitaire, si amour il y avait; car madame Parson, dont le tact féminin devait si vite être mis en éveil, ne semblait encore s'être aperçue de rien. Elle accueillait l'abbé avec la même bienveillance, la même sympathie paisible, qui montraient bien que devant lui, pas plus qu'auprès de son mari, le moindre soupçon ne lui était venu.

Parson, en effet, depuis son dernier serment, gardait définitivement enfoui ce mal, si difficile à dérober aux yeux d'une femme; mais la conscience angélique de Blanche et son cœur tout à lui suffisaient à la tenir en paix.

Le docteur semblait heureux. Il voyait Aubert en bonne voie, et calculait que l'heure de la conversion du prêtre ne tomberait pas loin de celle où devait s'ouvrir le procès en captation. Les pièces de l'affaire s'échangeaient déjà entre avoués et avocats, et l'abbé, en plein libéralisme, s'avançait au but d'une course entraînée. Sa robe d'ignorance et de mysticisme était en lambeaux sur la route; il présentait maintenant un corps viril et un esprit formé. Il célébrait devant ses amis de la rue Saint-Jean l'intelligence humaine, sa force et ses droits qu'il appelait divins. A la fin de sa première évolution, pendant les études scientifiques, il avait déjà entrevu la liberté de la pensée et la liberté de conscience comme une vérité possible et désirable. Aujourd'hui, il se l'était démontrée, et en tirait les conséquences hardies de la souveraineté de la raison en matière religieuse.

— Rien d'imposé, disait-il, rien de soustrait. L'Église porte la vérité : l'esprit est fait pour cette vérité; l'Église doit secouer sa timidité antique, ses craintes folles, et se livrer tout entière, avec son dépôt sacré, à l'esprit moderne. Pourrions-nous donc, nous, quand l'humanité se lance dans le courant irréméable, rester à la rive, en attendant qu'elle nous revienne? Nous sommes vos instituteurs et vos frères, ô hommes! Nous savons vos désirs et nous mesurons votre audace! Vous voulez le monde nouveau du droit et de l'amour! Et que portent donc, dans les plis de leur toge, les prêtres du Christ, que le droit et que l'amour? Partons donc ensemble dans un embrassement mutuel pour les terres désirées. Ne vous défiez pas de nous! Vous ne voulez plus de tyrannie; vous ne voulez plus d'inquisition, plus de malédictions, plus de menaces de perdition éternelle, plus de foudres sacerdotales, plus de pouvoir temporel : nous vous sacrifions tout cela sur l'autel de Jésus que vous aimez comme nous! Vous demandez l'air et le jour, votre liberté, le gouvernement de vos âmes, de vos sociétés civiles, de vos familles, de vous-mêmes, la lumière palpable des doctrines, l'épanouissement de tous les germes que contiennent les entrailles de l'Évangile : les voilà! Nous vous donnons tout, avec nous-mêmes! et nous vous accablerons de tant de générosité, de tant de victorieuse évidence, qu'il vous faudra bien oublier vos colères, et nous rendre vos armes et vos cœurs!

— Dans ces derniers temps, dit le docteur qui l'écoutait parler ainsi, je suis venu à vos sermons, et je n'ai jamais rien entendu de pareil dans votre bouche; mais des discours vulgaires et qui se déclament partout.

— Mon auditoire en est la cause, répondit Aubert, il se compose de femmes que leurs idées et leurs habitudes empêcheraient de comprendre. Le bien n'est pas praticable en tout lieux.

— Il me semble que vous en feriez un fort grand à la jeunesse avec vos idées libérales, et que vous ramèneriez vite au catholicisme quelques récalcitrants...

L'œil du prêtre brilla en regardant Pontalais qui parlait d'un air à faire croire qu'il se mettait de la partie.

— C'est une belle place à prendre, continua le docteur, et il y a assurément ici une élite capable de vous goûter et de vous suivre. Si dans l'une de vos solennités, à la cathédrale, avec l'auditoire plus choisi et plus intelligent des grands jours, vous essayiez! .

— Justement, on m'a demandé le sermon de la Pentecôte!

— La fête de l'Esprit!... C'est le sujet trouvé, et la porte ouverte à votre éloquence nouvelle... Mais, ajouta-t-il après un moment, j'y songe!... l'évêque y sera, sans doute, et sa présence peut vous gêner?

— Me gêner! répondit l'abbé, et pourquoi? D'abord, en conscience, je ne puis fermer mes lèvres sur ce que je crois être la vérité : ensuite, mon évêque n'a pas à me reprendre tant que je reste dans le dogme. Il a pu se montrer sévère et étroit jadis envers mon adolescence; mais aujourd'hui je ne suis plus un enfant, et comme il est lui-même un cœur brûlant de foi, il applaudira à mon initiative, et au bien que je veux faire.

Pontalais, qui n'avait pas tiré de la plainte en séquestration ce qu'il en attendait, cherchait un autre moyen d'allumer la guerre entre le sujet et le roi, et de précipiter par là les événements. Il ne vit pas mieux qu'un grand éclat d'Aubert en pleine chaire. Il le sentait mûr pour la lutte. Il continua :

— Cependant les actes de Mgr Meulan n'annoncent pas un esprit très-charitable au libéralisme!

— Vous ne nous connaissez pas, cher monsieur. Notre doctrine est si définie, que nous savons jusqu'où nous pouvons aller, clercs et prélats. D'ailleurs, mon évêque ne juge pas en dernier ressort. Il me resterait le métropolitain et Rome!

— Vous vous adresseriez à Rome?

— Oh! parfaitement.

— Vous voilà donc tranquille et sûr de votre affaire! répondit le docteur plus sérieux que jamais. Préparez

votre discours, nous en discuterons le plan et les idées.
Ayez le soin de ne point déflorer votre sujet en le répandant à l'avance ; tenez-vous muet, et attendez le jour
pour mieux frapper votre coup.

· L'abbé donnait dans le piége avec une telle simplicité
que Pontalais se sentit du remords. Il se fit violence
pour le lui cacher, quand, à plusieurs reprises, ils cau-
saient ensemble du sermon, et en réglèrent les lignes et
les arguments.

Pourtant Aubert tint à en parler à l'abbé Érard.
Celui-ci, après l'avoir écouté, lui dit :

— Vous me semblez aller un peu vite depuis quelque
temps, mon cher ami. Vous le savez, *est modus in rebus*,
et il est bon de tenir compte des circonstances et des
lieux. A Paris, avec l'habitude de la chaire, et avec
quelque prudence, un prêtre peut dire bien des choses ;
mais ici, dans cette ville, ne trouvez-vous pas le projet
d'un tel discours un peu audacieux ?

— Ce ne sont que vos idées, dit Aubert en tirant
quelques feuillets de sa poche, et en les lui tendant, ayez
l'obligeance de lire et de juger vous-même.

— Non, répondit M. l'abbé Érard, je n'en veux rien
connaître ; et je vous demande de ne pas me mêler dans
tout cela, quoi qu'il arrive. Mais que vous prononciez
ou non votre sermon, rappelez-vous le premier de mes
conseils à votre inexpérience, et que je vous répète :
De la sagesse, de la mesure !

Il pensa à part lui : — En tout cas, si l'évêque le condamne, il se soumettra, et tout sera dit !

Le dimanche de la Pentecôte, la bonne société de
X*** remplissait la cathédrale où elle s'était rendue pour la solennité, et pour voir officier Mgr Meu-

lan, fort majestueux dans ses fonctions épiscopales.

Au moment venu, l'évêque, accompagné de son clergé, partit de l'autel en bénissant les fidèles prosternés, et se rendit à son trône, en face de la chaire, où monta presque aussitôt l'abbé Aubert.

L'abbé parut satisfait de son brillant et nombreux auditoire. Il constata la présence de son confesseur, assis parmi ses confrères, et de Pontalais qui, debout contre un pilier, à quelques pas du trône, embrassait tout le spectacle.

Il prit pour texte les mots : *Veni, Creator spiritus*, et commença son exorde. C'était en quelques larges traits la peinture des grandeurs de l'esprit humain, et de la société moderne où il a pris un si admirable essor ; puis celle des tristesses, du doute, des négations de la science aux prises avec les problèmes religieux chers à l'humanité. « Nous allons, dit-il, essayer de tendre une main amie à la science, et, sans autres preuves qui viendront plus tard, nous attachant en ce jour au seul sentiment de la charité chrétienne, nous traiterons de l'union de la philosophie et de la foi, du catholicisme et de la liberté ! »

Ceux qui dans l'église comprenaient ces mots, et connaissaient l'homme, parurent stupéfaits autant de la nouveauté que de la manière forte dont elle était présentée. Les prêtres s'agitèrent. M. l'abbé Guillois regarda l'abbé Érard, qui, les yeux fermés, paraissait plongé dans un recueillement profond. Le directeur de la Conception se pencha vers M. l'abbé Guillois. Tous se tournèrent avec surprise vers Mgr Meulan, qui ne manifestait aucune émotion.

L'évêque, en effet, n'écoutait pas.

Depuis une semaine il se sentait la tête obsédée d'un

projet de philosophie à l'usage des élèves de son collége.
Le programme et l'enseignement universitaires pour
les examens et les concours faisaient son désespoir, et,
depuis bien des années, il ne se proposait rien moins que
de supprimer la méthode dite inductive, méthode d'orgueil et de jugement personnel, en la remplaçant par
la catholique méthode de déduction. Il cherchait à af-
franchir la science de l'observation des faits, et à arriver
à la connaissance par une route de son invention. Il
y voyait des difficultés vives, mais qui excitaient son
courage, et lui montraient à les détruire une œuvre digne
de lui. Les efforts énormes de son cerveau, dans ces derniers jours, le remplissaient d'un tumultueux mouvement, auquel il croyait reconnaître les signes d'une
pensée venue à terme et d'une délivrance-prochaine.

Il s'était, dès le début du sermon, abîmé dans cette
distraction.

Pontalais, ne le perdant pas de vue, s'étonnait plus
qu'aucun de son indifférence :

« Me serais-je trompé, pensait-il, et la barre de fer
devient-elle flexible? »

Tout à coup il le vit dresser la tête et ouvrir de grands
yeux. L'abbé Aubert disait de sa voix la plus convaincue
et la plus sonore :

« O Raison humaine, malgré tes erreurs, tes doutes et
tes blasphèmes, je te salue et je t'admire! Car la noble
sincérité que tu respires, t'absout, et tu as fait de si
grandes choses! Sœur de la foi, qui dois revenir de ton
égarement, et reconnaître enfin ta parenté céleste, tu
t'es pourtant de toi-même imposée à la reconnaissance
du monde : tu lui as donné la liberté de la pensée, la
liberté de la conscience!... »

Mgr Meulan s'était penché à droite et à gauche vers

ses vicaires généraux pour leur demander s'ils entendaient comme lui. Le clergé et la foule, qui regardaient
vers le trône, retinrent leur souffle. L'évêque se leva :

— Monsieur Aubert, dit-il de sa grande voix, descen-
dez de cette chaire !

Une agitation indescriptible, aussitôt suivie d'un profond silence, accueillit ces paroles.

L'abbé, que l'attitude de Mgr Meulan, au début, avait
encouragé, et qui, tout entier à ses idées, avait à peine
aperçu les mouvements de son auditoire, s'arrêta comme
foudroyé sur le milieu d'un mot. Il resta quelques secondes se soutenant des mains à l'appui de la chaire,
croisa ses regards avec ceux que les yeux fixes et domi-
nateurs de l'évêque lui jetaient, puis s'inclina devant
l'homme du commandement, et descendit.

Mgr Meulan dépêcha vers lui un des employés de
l'église pour lui dire de l'attendre dans la sacristie ;
après quoi il revint processionnellement à l'autel, superbe comme un roi, et répandant encore ses bénédictions. Il présida au *Salut*, et avec tout son cortége de
prêtres, quitta le chœur.

Déjà, dans la prévision de quelque événement grave,
un groupe d'hommes assez nombreux avait pris place à
une petite porte latérale de la sacristie, s'ouvrant sur
une chapelle, et d'où l'on pouvait entendre. Parmi les
premiers se trouvait Pontalais.

XVI

On apporta un fauteuil à Mgr Meulan qui s'assit, et fit ranger tous ses prêtres en demi-cercle debout autour de lui.

— Avancez, abbé Aubert! fit-il au vicaire qui se tenait confondu dans la foule, et qui avança. Depuis quand parlez-vous la langue que nous venons d'entendre? Ce discours n'est pas de vous! Qui vous l'a dicté et donné à réciter?

— Ce discours est de moi, monseigneur! répondit Aubert, en dissimulant le frémissement intérieur qui agitait devant un si redoutable maître son âme pliée à l'obéissance.

L'évêque haussa les épaules et reprit :

— La méfiance qui s'endort est condamnée à se réveiller en sursaut. Nous oublions trop la prévoyante parole : « Veillez, car l'ennemi est proche! » J'aurais dû ne pas bannir de mes yeux le souvenir de votre jeunesse et les tendances de votre esprit....

— Monseigneur... interrompit le jeune homme.

— Taisez-vous! vous me répondrez plus tard. J'ai ici à m'occuper d'autre chose que de votre personne. Reprenez votre place.

Aubert, tout pâle, se recula, et se mit auprès de l'abbé Érard.

— Messieurs, continua l'évêque en s'adressant à l'assemblée, ces mots inouïs prononcés à l'instant, en chaire, avancent pour moi l'heure d'une réponse à la question qu'ils soulèvent, question qui ne date ni d'aujourd'hui ni de ce discours. Car l'orateur que nous avons dû interrompre n'a rien inventé : d'autres, plus forts, et en même temps aussi légers que lui, ayant ouvert la voie de ces folies funestes. Veuillez tous m'écouter et me comprendre !

Dans cette réunion d'une cinquantaine d'hommes, on aurait entendu marcher une fourmi.

— Chacun sait les tempêtes qui, depuis les premiers temps, ont assailli la barque de l'Église. Notre histoire fait trembler les plus robustes, en même temps qu'elle excite l'enthousiasme pour les pilotes et pour le Ciel qui nous menaient. Vous connaissez les Donatistes, les Ariens, les Priscilliens, les Montanistes, les mille branches maudites qui en vinrent ; les Vaudois, les Albigeois, les Protestants, la Franc-Maçonnerie, la Révolution française. Les nombreux lambeaux de chair sanglante arrachés au corps divin du Christ par ces grands scélérats, vos yeux peuvent les compter en regardant le monde où tout est divisé, ennemi, où la vaste Unité catholique des jours anciens s'est rétrécie à un si misérable espace !... Eh bien, ces attentats, ces révoltes réunies sont dépassés par une révolte contemporaine, plus redoutable, parce qu'elle est plus profonde, plus hypocrite ou plus inconsciente. Les autres au moins sortaient du sanctuaire, et franchement, à ciel ouvert, s'amassaient en armées contre lui. Celle-ci reste dans le temple, elle se prosterne devant l'autel, elle y monte ; elle garde les habits sacerdotaux, elle s'habille en moine à l'occasion, elle envahit les chaires. Les peuples, trompés par la robe, boivent la parole et s'empoisonnent ! Le parti est grand ; on le trouve partout : il est dans les presbytères

des villages, dans ceux des villes, sur les siéges épisco-
paux : il est à l'Académie, dans les parlements des na-
tions, dans les salons aristocratiques..... Vous l'avez
nommé : c'est le *Catholicisme libéral !* Ainsi s'appelle,
par une monstrueuse alliance de termes, cette effroyable hérésie. Nous connaissons son origine : elle a pour
père l'Esprit moderne, le grand rebelle, qui vient de
l'abîme, qui y retourne, et veut tout y entraîner avec
lui. Le jour n'en est pas loin peut-être : que la conta-
gion continue d'inoculer aux âmes ses principes de liberté de la pensée, de liberté de la conscience, de glo-
rification de la science, et le catholicisme est perdu en
Europe !

Satan rit largement à cette comédie : à l'hypocrisie
des uns et à la naïveté des autres. Mais il ne nous suffit
pas à nous d'en pleurer : il est temps d'arracher les
masques et les équivoques. Les notions justes se méconn-
naissent en ce siècle, les mots comme les choses se dé-
gradent et oublient leur sens : les contradictions inces-
tueuses s'affichent au soleil !...

Il s'arrêta pour laisser passer un murmure d'approbation.

Aubert fixait sur l'abbé Érard des yeux suppliants.
Celui-ci, profitant d'une seconde où l'évêque tournait la
tête, murmura à l'oreille du vicaire : « Tenez-vous
tranquille ! » et changea doucement de place. Il alla se
mettre devant la petite porte latérale, auprès de Pontalais qui la tenait entr'ouverte.

Mgr Meulan reprit la parole :

— Deux esprits animent la terre, aussi différents,
aussi ennemis, aussi contradictoires entre eux que le
mal et le bien : l'esprit moderne et l'esprit catholique.

L'esprit moderne, malgré son nom, date de loin : c'est lui qui, dans l'Éden, reçut la plus grande éclaboussure de la faute originelle. Souillé désormais, détaché de Dieu, auquel il refuse de revenir, il marche dans ses ténèbres orgueilleuses, courbé sur la matière, s'enivrant d'elle, de la pauvre science qu'il en tire, de lui-même, et mettant sous ses pieds les choses supérieures qui échappent à ses télescopes et à ses creusets. Esprit individuel, il est seul, il est son maître, et n'en reconnaît point d'autre. Le genre humain tout entier embrasserait une verité, et mourrait pour elle : il a le droit de se rire du genre humain et de cette vérité. Il se défie, il contrôle, il pense ! et il ajoute sa folie à la somme infinie de celles qui peuplent sa science ! Dans ce désordre il s'étale avec délices. L'autorité lui est en horreur : antiquité, traditions vénérables, affirmations éclatantes, rien ne le touche, s'il n'a placé son doigt et ses yeux dans le fait vif. Son impudeur expose au jour la racine des institutions et des principes ; elle découvre, comme Cham, la nudité de son père ; elle arrache leur voile aux choses vierges ! Rien ne tient plus de ce que les siècles établirent de sacré. Devant le trône, il s'insurge ; devant l'autel, il blasphème ; devant le dogme, il se cabre de colère. Il court au surnaturel pour l'insulter et l'abattre. Il l'attaque au cœur, dans son centre, dans notre infaillible doctrine, qu'il ose nommer fausse et dangereuse, lui, ce fils du Mensonge et de l'Impiété !

L'esprit catholique, c'est l'esprit revenu à Dieu par la rédemption de notre Seigneur Jésus-Christ.

C'est le fils de la Grâce qui l'enfanta à un monde supérieur, et le marqua au front de deux signes merveilleux : la foi et l'humilité. Il vit par la communion à la

doctrine enseignée, il ne respire qu'au sein et au niveau
de la foule croyante. L'isolement le tuerait. Le jugement personnel lui fait peur. S'il s'y abandonne, c'est
en tremblant, avec la réserve de revenir sur ses pas,
et jusqu'à cette ligne infranchissable où le prêtre a
écrit comme Dieu : Tu n'iras pas plus loin ! Des sciences de la terre, des spéculations de la pensée, il soumet
chaque mot au contrôle, à l'arrêt de l'Église chargée de
les tenir en bride. Car, jugeant sa propre abjection, le
catholique met la Souveraineté à sa place, dans ceux que
le Ciel a choisis pour décréter la science suprême : la
foi ! L'Autorité est sa mère. Enfant soumis, il la vénère
partout, sous toutes ses formes : dans les princes temporels, dans les institutions, dans les lois, dans les cou-
tumes, dans les doctrines qui portent sa marque ; il
l'adore dans le spirituel : car là elle est vraiment entière et divine : et c'est d'elle qu'il attend ici-bas et là-
haut toute sa dignité et toute sa gloire.

Discutez, raisonnez, distinguez, bandez toutes vos
forces, vous n'assemblerez jamais ces deux esprits !
Vous n'aboutirez qu'au néant de vos efforts, et à en-
flammer la grande plaie qui nous dévore. Les désordres
des intelligences et du monde viennent tous de cette
tentative de conciliation insensée. L'un proscrit l'autre,
et il n'y a pas de milieu : il faut fonder la société sur
l'obéissance passive ou sur l'indépendance absolue !

Le catholicisme libéral ! le catholicisme rationnel ! le
catholicisme scientifique !... Dieu puissant ! toute ma
conscience de prêtre se soulève devant cette union de
termes adultères ! La liberté, la raison... en présence
d'une Église souveraine, infaillible, immuable ! La
science !... Mais prêchez donc le prodige de Josué aux
astronomes, et la sainte Incarnation aux médecins ! Vous

qui, de sang, de chair, et d'âme, n'êtes que miracle, quand vous ferez-vous accepter à ceux qui n'ad-
mettent que le positif, le présent, le palpaple, le dé-
montré? Quand? Le plus logique et le plus infernal
d'entre eux vous l'a dit : — Quand, à l'Institut de Paris,
sous les yeux des savants assemblés, sur la table de
l'Académie des sciences, vous ferez vos miracles, à midi
sonnant et par un beau soleil (1)! — Quand, comme
d'autres ont ajouté après lui, vous les répéterez cent
fois, mille fois, dans les mêmes circonstances! C'est-à-
dire quand, étant devenus ainsi des faits de l'ordre naturel, ils ne seront plus des prodiges!

Allons! nous devrions au moins ne pas nous laisser
vaincre en honnêteté et en franchise!

O conciles, assemblées augustes, quel conseil prîtes-
vous de la raison et de la science, quand vous proclamâ-
tes le dogme catholique! Vous laissâtes à la porte celles
que l'on veut aujourd'hui faire entrer en partage avec
l'Esprit-Saint, votre unique lumière! Vous saviez qu'elles nous sont ennemies, et que si, même contre toute
attente, elles se soumettaient jamais, elles ne pouvaient
retrancher un iota à notre doctrine qui est parfaite et
arrêtée pour l'éternité!...

Des applaudissements interrompirent l'évêque, qui
continua »

— Rougissant de vous, ô nos pères, les novateurs,
nourris pour la plupart aux écoles de ce siècle, se sont
abreuvés de son vin, et infectés de sa lèpre. Ils ont admis le libre examen en principe ; ils l'ont permis à la
science, à la politique; ils prétendent le porter dans la
religion. Pour se mettre à la hauteur de l'esprit mo-

____

(1) Voltaire.

derne, ils étudient, ils anatomisent, ils discutent le christianisme, l'Évangile, la vie de Jésus ! Comme s'ils pouvaient scientifiquement prouver quelque chose avec des dogmes, des mystères, des faits accomplis depuis deux mille ans, dans un coin ignoré du monde d'alors, et dont le vice radical, aux yeux de la raison, consiste à être des faits miraculeux ! « Il est, a dit le grand de Maistre, des questions qu'il faut savoir laisser dans l'ombre. » Ils ne veulent pas de cette ombre salutaire ; ils nous poussent en plein soleil aveuglant. Ils oublient que nous, l'Église, nous ne discutons pas, nous affirmons ! nous ne prouvons pas, nous réprouvons !

Vous dirai-je toute ma pensée ? Si l'on m'annonçait que quelques-uns de ces fameux catholiques libéraux qui parlent aux peuples des libertés de la pensée et de la conscience, sont des transfuges payés pour venir ravager notre camp, je le croirais aussitôt ! La foi, sous leur souffle, tourne à la philosophie, comme sous l'action de l'air le vin le plus généreux tourne à l'acide. Ils affectent de n'invoquer que sa suprématie morale, de mettre la Rédemption dans le seul enseignement évangélique, et font d'elle un progrès, une idée féconde, presque semblable à toutes les autres dont se vante l'orgueil humain. Ils semblent avoir honte de la doctrine véritable en cette matière, qui met la rédemption dans le sacrifice et dans le sang versé : « *Jésus-Christ*, dit le catéchisme, *nous a rachetés en souffrant pour nous comme homme, et en donnant comme Dieu un prix infini à ses souffrances.* » Il n'y a là-dedans ni philosophie, ni science, ni liberté de la pensée ; cela est du pur miracle et du pur catholicisme : un Dieu, comme on l'a dit et comme nous l'acceptons, un Dieu sacrifiant un Dieu pour venger un Dieu, et racheter les hommes !... Qui

n'est pas chrétien de cette sorte ne l'est plus, et n'a
pas le droit surtout de se nommer catholique !

C'est à cette clarté qu'il faut ramener la question po-
sée de nos jours, question redoutable par les ténèbres
dont on l'enveloppe, et si simple autrefois, quand
l'Église, maîtresse des gouvernements, des écoles, des
méthodes, des esprits, tenait énergiquement ses pieds
sur la tête du Monde !

Je puis vous l'annoncer à cette heure, messieurs ; je
viens d'écrire à tous mes collègues dans l'épiscopat. Je
leur ai écrit le cœur déchiré. Je les adjure de regarder
le mal autour d'eux, en eux-mêmes, et à quel abîme il
nous entraîne. Je leur demande de s'unir tous dans
l'âme renouvelée de la saine théologie ; de proclamer
d'une manière éclatante que le dogme est incompatible
avec la science, le catholicisme avec le libéralisme ; que
liberté, raison, philosophie nous sont hostiles ou inutiles ; que la foi est exclusivement un don de Dieu,
accordé à la prière, à la mortification de l'esprit, à
l'humilité, et non à la superbe des vaines recherches.
Je les supplie d'amputer promptement, sans pitié, les
membres gangrénés de notre corps. Je les supplie de
revendiquer tous nos droits, et d'abord l'autorité absolue
de l'Église, non-seulement dans le spirituel, mais aussi,
par une logique rigoureuse, dans le temporel !

Qu'est-ce que la puissance sur les âmes sans la puissance sur les corps ? Ces deux autorités ne peuvent pas
plus se partager que le corps et l'âme eux-mêmes. Ou
l'Église vit dans le faux, et elle est, par son principe,
condamnée à mort, ou, si l'homme est, suivant notre
enseignement, un être tombé, le fils du péché, si la foi
catholique fait le premier bien de ce monde, si nous
sommes les seuls dispensateurs de cette foi, le droit en-

tier et les moyens de la protéger et de la répandre
nous appartiennent. Pour faire ce qu'on doit, il faut
pouvoir faire ce qu'on veut. Cette liberté du prêtre, qui
est celle de Dieu même, les hommes ne l'ont acceptée
qu'un temps. L'esprit de révolte, sous le nom de Pouvoir civil, est vite venu, qui nous a arraché le sceptre et
lié les mains. La science, à laquelle nous commandions,
les méthodes, les écoles, la sainte et salutaire Inquisition, la politique, tout, peu à peu, nous a été enlevé;
tout s'est retourné en armes contre nous : nos sujets se
sont faits nos maîtres.

Dans les commencements, encore, nous avons tenu
en main la bête révoltée, mais qu'elle nous a échappé
vite! Pour ne parler que de lui, sous le catholique Louis
XIV, un de nos fils les plus chers pourtant, la grande
hérésie du gallicanisme s'est affirmée aux applaudissements du sacerdoce français lui-même, honteusement
aveuglé, enivré de servitude, et ne sentant pas à quelle
profondeur le glaive le frappait. C'est ce sacerdoce qui,
pour sa part, a fait le dix-huitième siècle!

Dès lors, malgré qu'il en eût, le pouvoir civil s'est rué
aux conséquences de son principe : à la liberté des cultes,
à la tolérance religieuse, à la liberté de penser! A cette
heure, le dernier coup dont il nous menace, c'est la séparation absolue de l'Église et de l'État : notre mort, si
nous devions mourir!

Mais la promesse d'éternité que nous avons est aussi
celle de notre royauté future et sans doute prochaine.
Car le mal, arrivé à ses limites, n'a plus qu'à reculer...
Ah! ils voient Dieu chassé du ciel, notre Seigneur Jésus-Christ dégradé en homme, le dogme, l'Église hon-
nis, sans défense; les livres versant à flots la peste qui
ravage ce siècle!... et ils nous crient : « Votre royaume

n'est pas de ce monde ; les gouvernements temporels et les verges ne vous appartiennent pas !...» Nous les prendrons !! car l'Humanité, enfant vicié et méchant, par la suite logique du péché originel, ne saurait se passer de rênes et de verges, et notre droit à les tenir prime tous les autres droits !

Songez-y, prêtres du Christ ! nos lois sont les premières du monde, et elle n'ont plus de sanction ici-bas ! Le châtiment atteint le violateur d'une ordonnance de police, et les hommes peuvent se rire avec impunité de nos divins commandements !

Ils nous disent encore : « Contentez-vous dé régner sur la conscience ! » C'est là, en effet, qu'après avoir chassé Dieu de partout, on prétend l'enfermer à double tour, avec interdiction d'en sortir !

Pourquoi donc le pouvoir laïque, le philosophisme et le catholicisme libéral, en nous parlant ainsi, ne soumettent-ils pas la loi civile à la seule conscience? Pourquoi ne laissent-ils pas chacun maître et libre de ses actes? Que ne poussent-ils la tolérance jusqu'à supprimer les prisons et les bourreaux? Le principe catholique gouverne et pénètre tout : politique, législation, administration, police, lettres, arts, sciences, toutes les manifestations de la vie. Il en est l'âme, tout en dépend : son infaillibilité dogmatique donne déjà à l'Église, pour la direction des choses humaines, une garantie qui n'appartient pas à d'autres corps, à d'autres hommes sur la terre : et ce sont là nos titres à la revendication du gouvernement temporel !

Quand les vautours avides ont demandé au Saint-Père le sacrifice de sa couronne, Pie IX a répondu : « Le pape est engagé par serment à ne rien céder du territoire de l'Église, et ce qu'il ne peut faire, un con-

clave naurait pas le droit de le faire davantage, ni un
nouveau pontife, ni ses successeurs de siècle en siècle!... » Ce sublime *non possumus*, ils l'attaquent et
l'expliquent. L'histoire à la main, ils sont tout fiers de
montrer l'origine de ce serment dans l'antique népotisme papal. Insensés! il s'agit bien là de népotisme!
Il s'agit pour l'Église de ne pas abdiquer la possession
terrestre avec ce dernier lambeau de terrain!...

— Oui! oui! crièrent les prêtres.

— Voilà l'esprit du catholicisme et des grands papes.
Entre le premier de nos dogmes, la déchéance de
l'homme, entre celui de notre infaillibilité, et l'affirmation de nos droits au gouvernement des peuples, qui
donc méconnaîtra un enchaînement invincible et fatal?
Quel catholique, pour si corrompu de raison, pour si libéral, pour si oblique qu'il soit, ne tressaillerait d'aise à
voir ses prêtres porteurs et distributeurs de couronnes?

Nous voulons donc le gouvernement temporel avec
toutes ses nécessités et avec la première de toutes : la
sainte Inquisition, le droit de la force, afin d'épouvan-
ter la liberté de penser, et ses livres, meurtriers des
âmes. Cette sauvegarde de la foi, nous nous levons
pour l'acclamer...

Et il se leva d'un mouvement enthousiaste.

— Oui, oui! crièrent encore les prêtres.

— ...Pour l'acclamer, reprit-il; tandis qu'uni au ratio-
nalisme, le catholicisme libéral la condamne honteusement, et nous demande de la condamner avec lui, comme
si nous pouvions déclarer que l'Église s'est trompée,
comme si nous pouvions accomplir cette volte-face et
cette trahison!... Tel est, messieurs, le sens de ma lettre à mes collègues. Ils prononceront, s'ils l'osent. Pour
moi, je flétris ici à l'avance, et libéralisme sacerdotal,

et Pouvoir civil, et tolérance religieuse, et liberté de penser (1). Je déclare ne pas reconnaître le jugement individuel, et cet examen des *motifs de crédibilité* dont on se pare pour tromper les sots ; le choix en matière de religion étant pour l'Église de droit si peu réel, que, ce choix supposé fait, elle n'admet pas chez ses fidèles une liberté nouvelle de choisir ; elle ne leur permet pas de discuter une décision prise ; elle juge impossible que le croyant s'éloigne honnêtement de la foi ! Or, à admettre l'examen des *motifs de crédibilité*, voyez-vous aussitôt l'énorme contradiction de ces termes ?

Je déclare que la foi est un don de la grâce, et qu'il n'y a rien de commun entre elle et la raison ! Je déclare qu'il n'est pas une question, de quelque ordre qu'elle soit, qui ne touche par quelque point à notre doctrine, et que notre doctrine n'ait le droit de contrôler. Je déclare enfin que le vrai catholique est celui qui se ferait un crime d'avoir une pensée à lui !

Le salut des principes réside dans leur netteté et dans leur franchise. Qui cesse de s'affirmer cesse d'exister. L'énergie des castes veut la fière pureté du sang. Mêlez le catholicisme et la liberté, vous ne ferez qu'une monstrueuse et impuissante union. L'ennemi le sait ; et ce projet d'accouplement, quand il semble s'y prêter le plus, le fait bien sourire. Il laisse avancer les novateurs, il les caresse : il les glorifie de leur audace, de leur génie, jusqu'à l'heure où, les ayant conduits à bon point, il n'aura qu'à les toucher de sa logique pour les mettre en poudre.

Nous garderons la nôtre, nous catholiques véritables, pour garder la victoire, au jour où la vérité se décidera

---

(1) Ceci était écrit en 1863.

sur le dernier champ de bataille! Adossés à notre dogme, à notre Église, à notre infaillibilité, à nos traditions, à nos droits, « nous ne donnerons jamais la main à l'esprit moderne, » comme l'a dit notre immortel Pie IX (1); nous ne ferons pas une concession d'un cheveu, nous ne nous déshonorerons pas ! !

Des cris d'enthousiasme, et de longs applaudisements suivirent ces derniers mots sortis de la bouche du prélat, pareils aux sons d'une trompette éclatante. Le demi-cercle se rompit, et chacun se précipita vers Mgr Meulan, M. l'abbé Guillois en tête; tous, les bras tendus et l'œil allumé, semblaient demander des armes pour le combat. Dans cette confusion, derrière les groupes, se tenait Aubert anéanti.

L'abbé Érard ne bougeait pas de la petite porte. Il avait ôté son surplis, et attendait que le passage fût libre pour s'en aller. Pontalais le reconnut à son silence.

L'émotion était aussi parmi les curieux. Un d'eux, vieux teneur de livres que l'exorde d'Aubert avait charmé, demanda :

— Comment, personne ne répond à l'évêque?

— Vous le voyez bien, dit un autre, cela est impossible.

— Impossible!... Je suis libéral, moi, et je ne vois pas pourquoi je ne resterais point catholique! Monseigneur est fanatisé : ces hommes-là font plus de mal que de bien à la religion. Au fond, malgré quelques différences de détail entre son vrai catholique et son catholique libéral, l'un et l'autre arrivent toujours au même compte. En bonne arithmétique, il n'y a pas là de contradiction! N'est-ce pas, monsieur? ajouta-t-il, en in-

_____

(1) Encyclique du 18 mars 1861.

terrogeant Pontalais, qui avait joint ses applaudissements à ceux des prêtres, et dont le fin visage parlait.

L'abbé Érard se retourna et sourit sympathiquement
au teneur de livres.

— Monsieur, répondit Pontalais, il n'y en a pas la
moindre. Le bon catholique dit : deux et deux font cinq ;
le catholique libéral dit : deux et deux font quatre, mais
il conclut : quatre et deux font cinq ; et le compte est le
même en bonne arithmétique.

L'attention fut rappelée vers l'intérieur. L'évêque
venait de reprendre la parole ; il s'adressait à Aubert :

— Si c'est dans cette maison d'hérétiques que vous
avez puisé vos idées, vous ne retournerez plus dans
cette maison. Si vous les avez tirées de quelques livres,
vous ne rouvrirez plus ces livres. Pour que vous puissiez reprendre votre bon sens, et mériter le pardon de
Dieu et le nôtre, nous vous enjoignons d'aller faire une
retraite de quinze jours à la chartreuse de Maucène.
Vous partirez demain matin... Votre inexpérience,
votre légèreté, et votre accablement, nous permettent
de n'être pas plus sévère.

L'abbé ne répondit rien, ayant à peine entendu : sa
tête était trop pleine du fracas qu'y faisaient les puissants arguments du premier discours.

Mgr Meulan sortit avec la plupart de ses prêtres, qui
l'escortèrent jusqu'à son palais. Aubert, levant enfin
les yeux, vit Pontalais, et, en arrivant rapidement jusqu'à lui, fit un pas de plus pour saisir l'abbé Érard qui
s'éloignait.

— Mon ami ! mon père ! lui dit-il en frémissant, restez, relevez-moi ! Un mot, je vous supplie, contre ces
théories accablantes !

— Calmez-vous, répondit doucement M. Érard, on nous entend ; nous nous verrons chez moi... à votre retour.

Pontalais s'avança, et, pour se faire connaître du confesseur, qui le regardait curieusement depuis sa réponse au teneur de livres, il prit la main d'Aubert. Il souriait.

M. l'abbé Érard, en homme qui en avait vu d'autres, ne se troubla pas. Il salua silencieusement Pontalais et Aubert, et gagna la porte.

Le groupe des curieux s'était dispersé. Aubert suivit d'un regard douloureux son conseiller prudent, puis dit au docteur :

— Vous avez entendu l'évêque ?

— Oui.

— Eh bien !... c'est un insensé, n'est-ce pas ? .

— C'est un sage et un parfait logicien, répondit Pontalais avec une gravité de ton qui ne lui était pas habituelle. Ses principes acceptés, je raisonnerais absolument comme lui.

Ils avaient quitté l'église. Comme Aubert tremblait, et marchait avec quelque peine, il le mit à son bras et le mena rue *Neuve* jusqu'à sa porte.

— Non, non ! dit l'abbé avec véhémence en reprenant la parole, je ne vous crois ni l'un ni l'autre : vous me tueriez ! Du fond de mon cœur, ma foi religieuse, ma foi philosophique vous condamnent... Quelle doctrine, mon Dieu ! et ce serait celle dont j'ai vécu jusqu'à ce jour !... La doctrine de la force et du bourreau !...

— Elle doit l'être, dit Pontalais, et entre autres bonnes raisons, par raison physique. N'avez-vous pas remarqué combien la mauvaise humeur est naturelle à

qui ne peut faire entrer dans la tête d'autrui quelque
opinion claire et connue comme le jour? Il crie, il s'é-
chauffe, il injurie, il battrait! Or, — et je vous le demande pour vous faire excuser Mgr Meulan, — voilà
des hommes qui se disent possesseurs, maîtres, distributeurs de la vérité infaillible. Ils présentent comme
telle des propositions à soulever contre eux toutes les
facultés cérébrales à la fois. Comment, devant cette répulsion, ne se laisseraient-ils pas aller à quelque emportement si difficile à réprimer quand on est simple
particulier, si facile à suivre quand on est évêque! Le
bras séculier, les bûchers, l'Inquisition sont une suite
aussi logique de la doctrine en elle-même que de la
sensibilité nerveuse des docteurs.

— Eh bien! dit Aubert, continuant sa pensée, j'irai
seul jusqu'au bout; je trouverai, j'unirai la révélation et
la science, le catholicisme et la liberté, je répondrai à
ce théologien farouche! Les évêques auxquels il a écrit
lui répondront aussi!

— Oui, par politesse.

— Il n'y en aura pas un de son avis!

— Si, tous ceux qui oseront en être. Les autres, ceux
qui savent vivre et parler le langage de la bonne compagnie, l'exhorteront à la modération, à la mesure,
comme fait envers vous l'abbé Érard. Il y a beaucoup
d'hommes mesurés en France, au temps où nous vivons.
Suivez votre première idée : adressez-vous bonnement
à Rome.

— ... Ah! dit Aubert, ce discours m'a fait un mal
horrible!

— Vous êtes condamné à partir demain matin pour
la chartreuse de Maucène, reprit Pontalais.

Et il lui répéta les derniers mots de l'évêque que

l'abbé n'avait que vaguement entendus, au sujet des livres et de l'hérétique maison.

— J'irai à la Chartreuse : une solitude de quelques jours me sera peut-être bonne ; mais j'y emporterai mes livres, et aucun ordre ne m'empêchera de vous aimer et de vous voir... si toutefois... vous le voulez... si vous m'aimez aussi ! — Il prononça ces mots avec l'accent désespéré de celui que tout abandonne.

— Aubert ! répondit Pontalais d'une voix grave et émue, ne l'avez-vous donc pas encore senti ?

Il lui passa fraternellement son bras autour du cou, en lui montrant cette fois tout son cœur.

— Mon ami, dit le prêtre, la lutte entre cet homme et moi va commencer. Je serai seul contre une légion. Faites-moi la promesse de ne pas me quitter, quoi qu'il arrive !

— Je vous la fais ; mais ne l'oublierez-vous pas vous-même avant moi ?

— Si je l'oubliais, je vous autorise à tout !

Ils s'embrassèrent.

— Je vous attends ce soir, dit Pontalais en le quittant ; vous viendrez nous dire adieu, et je vous remettrai quelques nouveaux livres pour votre voyage.

XVII

Lettre d'Aubert à Pontalais.

« Chartreuse de Maucène.

« Mon ami, la tentation a été grande, et encore un peu, j'étais vaincu. Le démon m'a tenu huit jours sur la montagne, me montrant de son doigt tentateur non pas les royaumes de la terre, mais les trésors bien autrement touchants de la solitude. J'ai failli m'endormir, m'ensevelir au fond de ce monastère, et, vous quittant ainsi le premier, vous dégager sitôt de votre promesse.

« Au prélude de ma première lutte, j'étais arrivé ici brisé comme on peut l'être après dix ans de combat. Dès le lendemain, la nature amie et silencieuse qui m'entoure, m'avait délassé; le bruit intérieur était tombé; je sentis subitement revenir la paix des premiers jours. Figurez-vous un petit couvent nouvellement bâti, caché dans un repli de colline, parmi les vignes, entre un bois de châtaigners, et une étroite échappée sur la plaine. Ce n'est que cela : mais quel charme pénétrant, et quelles voix merveilleusement douces pour me dire : « Reste avec nous ! nous venons « en quelques heures de soulager ton mal : nous te « rendrons la santé entière. Les tortures de l'intelli- « gence, l'inconstance des idées, les ennuis de la vie,

13

« ne nous résistent pas : si tu nous apportes une âme
« simple et modeste, nous te la remplirons bientôt de
« bonheur et d'oubli ! » Les moines m'ont parlé le
même langage. Ils sont sept : quatre vieillards, trois
jeunes gens ; et chacun, dans la compagnie des autres,
semble être seul : tant Dieu leur suffit, et les enlève
même au besoin de l'humaine communication ! Leur
tranquillité, leurs têtes mystiques, leurs blancs vêtements, leur éternelle prière, coulant de leurs lèvres,
comme l'eau de sa source, tout m'a dit encore : « Reste
« avec nous ! » J'ai pu prier comme eux, j'ai goûté de
nouveau cet enivrement presque perdu ! Dans cette
chapelle du monastère, le soleil rit gracieusement à
cinq heures du matin. L'air y porte les senteurs des
vignes, des bois, et des fleurs du jardin. C'est un moment adorable dont les joies m'ont rouvert l'âme, et y
ont fait rentrer mes visions et mes pieuses ardeurs
d'adolescent. En revoyant aussi lumineuse la figure de
Jésus, en sentant son étreinte aussi puissante, je pensai
que rien sur terre ne vaut le bonheur de rêver et d'aimer, et qu'il m'était commandé de me coucher pour
toujours dans ce repos fleuri, après avoir arraché de
moi jusqu'au souvenir des tempêtes entrevues.

« Hier soir j'étais déterminé ; je restais décidément
dans ce monastère ; je le dis au prieur qui m'embrassa
avec des larmes d'allégresse. Il ne m'avait pas quitté
depuis mon arrivée, m'encourageant, me poussant de
ses discours pleins d'onction, d'entraînement et d'amitié. C'est un excellent homme.

« Ce matin, je me suis levé après une nuit sans sommeil, pendant laquelle le discours de Mgr Meulan
n'avait pas cessé de retentir à mon oreille. Je suis
sorti pour une promenade. Le portier m'a remis votre

lettre. J'ai reconnu l'écriture, et je n'ai rompu le cachet qu'après vingt minutes, et en palpitant. Que venait-elle m'apporter, la parole de celui qui commença mon trouble? La lettre ne contenait que ces mots :

« Frère, dormez-vous, que vous ne m'écriviez pas? « Debout, fainéant, et au travail! »

« J'étais assis au pied d'un saule; je me suis soudainement dressé comme sous un ressort.

« Au travail! » Ce mot m'avait réveillé en sursaut; mille voix me l'ont renvoyé de tous les points de la campagne; les choses autour de moi se sont transfigurées. J'ai vu la plaine et la montagne couvertes d'ouvriers agiles, et de bruyants animaux; j'ai vu quatre villes éparpillées à l'horizon, et remplissant l'air de leurs clameurs laborieuses; sur la route près de moi, criaient des charrettes chargées de blé et de vin, que portaient aux cités ceux qui par leurs sueurs venaient de les arracher à la terre; sur les arbres voisins, des nids, et des oiseaux venant à tire-d'aile y porter la becquée à leurs petits; à quelques pas, des nuées d'abeilles allaient frémissantes d'activité; j'ai pénétré et comme entendu le mouvement intérieur des arbustes, des fruits et des fleurs se hâtant vers leur maturité ou leur magnificence; j'ai vu le soleil courant à l'occident; partout la vie et l'ardeur universelles des hommes et des choses! Non loin de moi un laboureur courbé, à cheveux blancs, piquait deux grands bœufs qui, sous la charrue, défonçaient le sol avec peine. Je suis allé à lui. Il m'a conté qu'il avait soixante ans, et que depuis l'âge de dix ans, il travaillait ainsi tous les jours, sans relâche, faisant pousser des épis, tantôt pour un maître, tantôt pour un autre, maintenant pour le couvent. Je lui ai demandé si, au lieu d'alimenter le

monastère par son labeur, il n'aurait pas préféré, sous
une robe blanche, s'y faire nourrir lui-même et y vivre
de repos et de prière. Il a secoué la tête et m'a dit gravement : « Non! il vaut mieux travailler; il est clair,
« au train des choses, que Dieu nous a faits pour
cela. »

« Il se préparait à prendre son premier repas. J'ai
couru à une ferme prochaine : j'en ai rapporté des provisions et du vin ; et assis sur le talus d'un sillon, nous
avons déjeuné gaiement ensemble. Je ne voulais pas
rentrer de sitôt au couvent. En me levant, je lui ai dit :
« Au travail! » J'ai fait, tenant l'aiguillon, quelques
tours de charrue avec lui, et après avoir serré cette
main vénérable, je me suis enfoncé dans le bois de châtaigniers, en me répétant : Au travail! Mon cœur tres-
saillait d'aise, et mes pieds étaient plus légers, comme
ceux de l'homme qui, un moment égaré, retrouve sa
voie. Je portais sur moi les trois volumes que vous
m'avez remis au départ : deux de critique religieuse
traduits de l'allemand, et la *Vie de Jésus*, par le savant
condisciple de M. Érard à Saint-Sulpice. Ces trois livres
n'avaient pas quitté ma poche. J'ai cru m'apercevoir
en effet, dès mon arrivée, qu'une surveillance particulière s'exerçait sur mon sac de voyage, et je me doute
que l'évêque m'a fait précéder ici par des recommandations très-vives.

« Je ne les avais pas encore ouverts, mon cher ami!
Les voici enfin déjà feuilletés, compris à moitié, et attendant une lecture plus attentive qui va remplir la fin
de mon séjour ici. Que le ciel soit en aide à ma bonne
volonté! Elle est repartie et lancée dans l'espace qu'elle
parcourra maintenant tout entier, sans plus regarder
en arrière!

« Quelle science s'annonce dans cette critique allemande, mon ami ! Quelles merveilles d'investigation et de patience ! Quelles fouilles profondes autour d'une phrase, d'un mot ! Quels trésors amassés ! Ces savants, ces philosophes, ces philologues sont encore loin de la foi ; mais par la conscience que révèle leur œuvre, ils y arriveront, l'ayant mérité.

« J'ai parcouru la *Vie de Jésus*. J'ai versé des larmes en voyant mon Christ dépouillé de son auréole divine, mais je me suis consolé en entendant à travers ces pages le son d'une âme tendre, élevée, douloureuse, vraiment chrétienne, et qui n'a pas mis là son dernier mot.

« J'attends impatiemment la fin de mon exil, pour connaître les réponses catholiques faites à la libre interprétation des Écritures, et qui l'ont sans doute réduite à néant. Les origines, les traditions, les parchemins, les titres scientifiques du catholicisme, combien de mains victorieuses n'ont-elles pas dû déjà les arborer ?

« Car tous les prêtres, tous les évêques ne se ressemblent pas. Tous ne se contentent pas de pures affirmations et d'anathèmes... Et quand je songe que j'en suis encore à ignorer ces réponses, presque ces luttes, moi qui vis au milieu d'elles ! Je vous en supplie, mon ami, ne vous arrêtez pas à cet effroyable discours de Mgr Meulan, ni à l'éloge que vous lui avez donné. L'un et l'autre sont chose impie. La foi catholique et la raison ne forment qu'un même don du ciel, et la contradiction ne saurait exister dans les plans du Créateur. Qu'il ait mis dans l'homme la lutte de l'instinct et de la volonté morale, du bien et du mal, cela s'explique : il n'y a là qu'une harmonie. Mais qu'il ait voulu associer dans notre cerveau deux esprits faits pour se haïr et pour se proscrire; que la conviction ait deux organes, deux voies contradictoires : aucun homme sensé ne l'acceptera jamais!

« D'esprit, il n'en est qu'un en nous, comme il n'est qu'un estomac... L'entendement est le même quand il connaît, juge la matière, quand il étudie les phénomènes de la conscience, quand il s'élève aux vérités absolues, aux principes de la beauté et de la justice; il doit être le même quand il affirme la révélation. Les lois de l'observation, de l'analyse, de la critique, du jugement, restent identiques, immuables, sacrées devant quelque objet que ce soit. Si nous n'avons le droit d'affirmer la réalité matérielle, la réalité morale, qu'après les avoir vues, touchées, conçues, discutées, nous ne saurions affirmer autrement la réalité religieuse. La foi à nos dogmes, comme à tout autre objet, n'est que l'adhésion de l'intelligence à une vérité éclatante.

« Je vous le prouverai, très-cher ami, avec l'aide de Dieu, avec celle des penseurs et des polémistes catholiques dont je me procurerai les ouvrages dès mon arrivée : car, vous aimant tous les jours davantage, vous et ceux de votre maison, je brûle plus que jamais de la soif de votre conversion.

« Je ne suis retourné au monastère qu'à la nuit pleine. Comme tout, depuis le matin, en était changé à mes yeux, hommes et choses!... Rien qu'un sépulcre et des cadavres!... Le prieur s'est fâché. Il m'a déclaré les ordres de l'évêque qui exige de moi une retraite sérieuse. Quelques bonnes paroles l'ont ramené. C'est, je vous l'ai dit, un excellent homme, et qui a certainement de la sympathie pour moi. Nous nous sommes séparés contents l'un de l'autre. J'ai remis à lui apprendre la nouvelle de mon changement d'idées. Si, d'ici à mon départ, je ne puis, le jour, je poursuivrai, la nuit, la lecture de vos trois livres. Préparez-en des monccaux, je vous arriverai affamé et criant : Du travail ! du travail ! Avec quelle joie je vais retrouver, embrasser les chers enfants, et remercier madame Parson des consolations dont elle a relevé ma défaillance à la veille de ce voyage ! Vous, ami, continuez de m'aimer.

« AUBERT. »

XVIII

Mgr Meulan espérait, pour l'âme contemplative et mystique d'Aubert, un grand bien de ce séjour à la Chartreuse. Les premières lettres du prieur, lui donnant l'espoir qu'il y prendrait la robe blanche, le ravirent : les dernières, en lui annonçant la résolution définitive du jeune prêtre, le présentaient pourtant comme emportant de sa retraite les fruits les plus propres à consoler le ciel et l'évêque. C'était l'opinion du prieur, qui lui venait de son amitié et de son estime pour l'abbé.

Aussi, lorsque Aubert se présenta à l'évêché, Mgr Meulan ne lui montra-t-il pas mauvais visage.

Le salon épiscopal était rempli de visites, parmi lesquelles M. le baron de Forty et une dizaine d'hommes

titrés avec leurs femmes. L'évêque alla vers le vicaire,
dès qu'il parut à la porte, afin de l'y arrêter, et eut
avec lui un de ces mouvements de maître à sujet et
d'homme grave à petit garçon qui fut trouvé charmant
et vraiment princier par toute l'assistance.

— Eh bien ! lui dit-il en lui donnant sur la joue un
petit soufflet qui s'entendit, j'espère que voilà cet
enfantillage fini ?

Et, le laissant là, il lui tourna le dos.

Une rougeur de pourpre colora le visage d'Aubert,
qui vit sourire la brillante assemblée, se troubla de
manière à ne pouvoir répondre, et sortit aussitôt.

— Mon ami, lui dit le docteur quand, quelques minutes après, il lui conta devant Blanche son humiliation,
votre silence est fort naturel. La dignité touche de
trop près à ce que les prêtres nomment l'orgueil, pour
qu'ils ne la laissent pas un peu fouler aux pieds. Ainsi
le veut l'humilité, la plus haute vertu catholique, qui
ne saurait être achetée trop cher. Les plus fiers d'entre
vous, ceux qui ont reçu de la nature quelque sang et
quelque esprit, se soumettent à des traitements de cette
sorte. Vous me rendez compte d'un phénomène que je
ne pouvais m'expliquer autrefois, celui d'un moine
célèbre, pour ne parler que de lui, que j'ai vu à Paris
dans ses dernières années. Il avait montré toute sa vie,
au début surtout, une générosité chevaleresque à attaquer de front la société par tous les bouts : doctrines,
institutions, idées, gouvernement, tout ce qui lui paraissait ennemi, lui devenait un sujet de provocation.
Les représailles, il les accablait d'un mépris superbe, ou,
suivant les occasions, appelait le martyre. C'était une
audace, une dignité de bronze, un modèle de grandeur
antique. Le même homme, au geste d'un supérieur

ecclésiastique, ce supérieur fùt-il idiot, et bien qu'il le sût, pliait et se prosternait. Le bronze se fondait et roulait dans la poussière. Il m'était difficile de comprendre cette manière d'être double et équivoque.

— C'est, comme le disait un jour mon mari, ajouta Blanche, que la conscience morale, même chez les meilleures natures, est de notre temps à peine faite.

— Il est certain, continua-t-il, que dans un siècle ou deux, de tels caractères, que l'on propose aujourd'hui en exemple, n'exciteront, s'il en paraît, que quelque étonnement mêlé de répulsion.

— Je crois, dit madame Parson, qu'avec des idées justes et saines, l'éducation devrait s'empresser de faire entrer une fierté robuste dans l'esprit des hommes.

— C'est le contraire qui se pratique, reprit Pontalais ; on nous nourrit d'inepties et on nous abreuve de servitude. A considérer le poids de sentiments déplorables et d'extravagantes idées dont se trouve accablée l'enfance, il est merveilleux que quelques-uns parviennent seulement à le soulever et à se douter de ce que c'est que d'être homme. Sans parler de certain petit livre, déformateur du cerveau, composé par de certaines gens, et toujours mis le premier entre les mains de la jeunesse, je m'en rappelle un que j'étudiais au collége : un livre d'histoire fait par un homme intelligent, et que ses ennemis nomment libéral. Les pages les plus senties en sont celles sur le siècle de Louis XIV. Le Nabuchodonozor s'y voit dans une attitude de Dieu, à cause du culte pour sa personne qu'il sut imposer à la société d'alors : le rôle et la tenue de l'élite de la France, de la noblesse, qui, tout le règne, se traîna à plat ventre, en demandant l'aumône, sur les talons de ce roi, s'y trouvent exposés avec un sentiment qui ressemble à de

l'estime ; la soumission instantanée de Fénelon à l'arrêt
papal qui le frappait, y est racontée avec des larmes
d'admiration, comme l'acte le plus glorieux de ce noble
esprit..... L'auteur, fort honnête homme, parle sincère-
ment ! Il m'a fallu six ans pour me dépêtrer de ses
sincères immoralités, où j'étais lié comme dans un sac.
Je partage votre avis, madame, nous avons besoin d'un
peu plus de bon sens, et de beaucoup plus de fierté, et
dès notre âge le plus tendre. Avant tout, j'apprendrai
à mon fils qu'un homme en vaut un autre ; je l'instruirai
même à saluer le premier les loqueteux, et à attendre
le salut des princes. L'orgueil, en tout cas, est préférable à la bassesse. Le jour où nous en aurons tous
suffisamment, chacun se fera respecter de son voisin en
toute chose, nul ne pourra plus envahir les droits, ni
s'approprier la conscience, ni souffleter impunément les
joues d'autrui ; nous posséderons, avec le sentiment
complet de l'égalité, un peu plus d'honneur, de dignité,
de fraternité véritables !

Aubert écoutait de l'air d'un homme qui se voit attaquer avec raison au plus vif des entrailles. Ce n'était
pas certes le sentiment exagéré de sa personnalité qui
animait le doux prêtre. Mais, encore tout rouge de
honte, il se représentait que c'était sa conscience elle-
même qui avait été ainsi souffletée par l'évêque, avec
toutes les idées généreuses qu'elle agitait à ce moment
en elle. S'il eût été capable de haine, il aurait haï cet
homme.

Blanche, qui le vit très-douloureusement affecté,
s'assit auprès de lui, et lui parla avec une bonté qui mit
du baume sur sa plaie.

Elle fit approcher les enfants qui s'amusaient des
jouets qu'il leur avait apportés de Maucène, et leurs

caresses avec leurs propos détendirent un peu ses traits. Le docteur lui remit un paquet de brochures et de livres que ses obligeants amis parisiens venaient de lui expédier. C'étaient toutes les réponses catholiques à la *Vie de Jésus*, et des réfutations à l'adresse des libres interprétateurs de l'Écriture.

— Allons, mon cher abbé, pensons maintenant au sérieux ; debout, et au travail ! lui dit-il, en répétant les mots de sa lettre.

Et comme Aubert s'étonnait que ces mots fussent tombés si juste au milieu de sa quiétude à la Chartreuse, il lui avoua qu'il les avait écrits avec le pressentiment du besoin qu'il en avait.

L'abbé entreprit la lecture de ces réponses. Il en élimina d'abord une certaine quantité à cause des grossièretés injurieuses et du mauvais français dont elles débordaient. Il s'attacha aux plus honnêtes, qui ne le contentèrent pas. Il alla jusqu'à la dernière, et n'y trouva rien de plus convaincant. Toutes, en effet, aboutissaient à cet argument : « Nous avons pour nous dix-huit siècles de croyance, et les affirmations de l'Église assistée de l'Esprit-Saint. Aujourd'hui, notre foi, notre histoire, nos faits, nos dates, nos personnages, nos sources, nos miracles, font l'objet de vos attaques. Ces attaques, c'est à vous à les justifier en démontrant, par des faits contradictoires, que des milliers de générations ont eu tort de croire en nous. Prouvez-nous, par exemple, d'une manière évidente, que la résurrection de Lazare n'est qu'un mensonge, et nous verrons alors à vous répondre. »

— Mais, pensait Aubert, mille siècles de croyance ne sauraient rien prouver du tout. Quatre mille ans de paganisme n'ont jamais formé un argument contre le christianisme. C'est à la doctrine qui s'affirme, qu'elle vienne des premiers temps du monde ou d'hier, à fournir ses preuves toujours présentes et à les corroborer sans cesse. Elle le doit bien plus quand son objet est tout miraculeux. Pour être accepté par des juges, un fait naturel exige déjà tant de débats et de contrôle ! Affirmer le surnaturel, c'est se condamner à la plus éclatante des démonstrations ; et intervertir les rôles, en disant au juge de prouver d'abord que tel miracle, accompli depuis deux mille ans, n'a pas eu lieu, ce n'est ni de bon raisonnement, ni d'honnête lutte.

Un autre argument défensif s'ajoutait :

« Je crois et j'affirme mon catholicisme, disait l'un des meilleurs livres, parce que la science allemande, la première du monde, déclare aujourd'hui les livres saints authentiques ; voilà mon point de départ pour tout accepter. »

— Mais, répondait Aubert, la science, même l'allemande, n'est pas immuable, et ce qu'elle arrête aujourd'hui, elle peut le réformer demain. L'authenticité d'un livre fait sans doute un témoignage ; mais que prouve-t-elle en faveur du livre lui-même, de ses récits, de ses idées, de son fonds ? Cette brochure que je tiens, par exemple, est authentique ; elle n'en renferme pas moins des erreurs. Cette *Vie de Jésus* qu'elle attaque est authentique ; et, comme on le lui reproche justement, elle montre quelques détails contradictoires, et çà et là une précipitation fâcheuse dans l'étude et l'exposé des textes. Elle nie un fait capital, la divinité de Jésus-Christ, que l'autre affirme.... En somme, toutes ces défenses se jouent autour de la question. Quand on raisonne, il faut le faire très-rigoureusement, ou bien se contenter d'affirmer, en s'imposant sans preuves et par force, comme le veut Mgr Meulan. Si elle ne porte pas son évidence victorieuse, la Foi ne doit pas s'adresser à l'intelligence, mais déclarer, comme on l'a fait longtemps dans l'Église, qu'elle ne relève que de la grâce qui la donne et de la volonté qui la conserve, une fois reçue, sous peine de damnation.....

Cette dernière doctrine était celle de la plupart des œuvres théologiques que lui avaient prêtées l'abbé Érard. Quelques-unes d'entre elles, plus hardies, et qu'il compulsait par intervalles, soumettaient la Foi à la raison jusqu'à ce point où la raison, impuissante à comprendre, devait à son tour se soumettre absolument à elle.

A ce point, la seconde théorie tournait ainsi à la première.

Aubert se sentait désespéré : la justesse, l'honnêteté naturelles de son esprit lui criaient que devant l'indémontré et l'incompréhensible, le droit et le devoir sont de douter et non de croire.

Il s'informa des *penseurs* catholiques, dont il jugeait le nombre considérable :

— Vous les avez à peu près tous, avec leur quintessence, dans ces brochures, lui dit Pontalais : je le tiens de mes amis de Paris, que je persécute à votre intention et qui ne vivent plus que dans les sacristies pour me répondre. Ils m'ont adressé la fleur de vos philosophes libéraux....

— De ceux de nos jours seulement ? Mais dans le dix-septième siècle, par exemple ?...

— Il n'en est point d'autres que ceux de nos jours. On ne peut aller plus vite que les violons. Comment en aurait-il paru dans des temps de soumission universelle, où la méthode scientifique et la connaissance des lois de

l'esprit naissaient à peine avec Bacon et Descartes?
L'Église chrétienne, dans l'origine, pensait peu, elle
sentait. C'était sa force. Si l'Église théologique, qui la
remplaça, a pensé, c'est encore très-peu, et la substance
de tous ses arguments se trouve condensée dans ce que
vous venez de lire.

— Mais Bossuet, Fénelon, pour ne parler que de
ceux-là, furent des philosophes !

— Ils furent des soldats en maraude, qui ne croient
pas pour cela attenter au drapeau ; et ils se montrèrent
philosophes comme je me montre théologien : pour le
passe-temps. Ils n'ont pu songer à répondre à la critique
d'aujourd'hui, à prouver rationnellement et libéralement
la foi catholique à eux-mêmes, ni à leur siècle qui s'en
était coiffé aussi complaisamment que de sa perruque.
Je vous le répète, mon ami, il n'y a en votre matière
qu'un philosophe et qu'un logicien en ce monde, et c'est
Mgr Meulan !

— Alors, s'écria le prêtre, j'y perdrai ma vie s'il le
faut, mais je chercherai seul les preuves de ma foi !

— Malheureux ! répondit Pontalais, qu'est-ce qu'une
foi dont vous n'avez pas encore cherché les preuves?

Depuis son retour de la Chartreuse, Aubert n'avait
pas revu M. l'abbé Érard. Sa bonne âme était retenue
par cette crainte de le faire rougir au souvenir de sa
conduite devant le discours épiscopal. Il y alla cependant
pressé par l'heure de sa confession périodique, et, après
ses aveux, lui fit part de ses projets.

M. Érard, qui commençait à pressentir la droiture
inflexible de cet esprit, et sa marche fatale, chercha à
le détourner d'une si écrasante entreprise. Sans s'arrêter à ses observations, Aubert l'interrogea sur les
sources à consulter.

— Remontez au déluge! lui dit M. l'abbé Érard, s'il vous plaît d'aller si loin hors de chez vous, et de vos anciennes habitudes. En voulant le dernier mot des choses, vous êtes aussi extravagant que votre évêque, qui n'en accepte pas le premier. Je vous avais au début recommandé la mesure. Vous possédez à cette heure quelque science, votre foi encore intacte, de la considération : vous portez un habit qui oblige; vous marchez depuis votre enfance sous un drapeau. Tenez-vous-en là.

— Ce n'est plus possible ! répondit le vicaire en se levant, et la considération, l'habit et le drapeau ne viennent qu'après la vérité et la conscience !

Pontalais se fit encore envoyer de Paris quelques ouvrages importants : une *Histoire des diverses religions du globe*, et une reproduction de quelques manuscrits des *Livres sacrés*, récemment découverts, et celle des manuscrits déjà connus (1). Il avait lu que, dans la comparaison des premiers avec les seconds qui forment les textes reçus, les variantes se comptent par milliers, dont quelques-unes fort importantes. Aubert, pendant le jour, étudiait ces manuscrits. Le soir, à la veillée, dans le laboratoire, ou chez madame Parson, il entendait lire l'histoire merveilleuse du brahmanisme, du bouddhisme, du polythéisme, du parsisme, toutes religions faites de miracles, de prophéties, d'apostolat, de mar-

(1) On possède aujourd'hui six cents manuscrits du Nouveau-Testament grec, antérieurs à l'invention de l'imprimerie. Aucun ne remonte au delà du quatrième siècle. Avant le quatrième siècle, on se plaignait déjà des changements apportés au texte saint. Origène (né en 254), disait « qu'une grande diversité s'était introduite dans les manuscrits du Nouveau Testament, soit par la négligence, soit par l'audace des copistes qui corrigeaient, ajoutaient ou retranchaient comme il leur semblait bon. »

tyres, fournies de livres inspirés, de traditions ,de gravité, d'autorité, de saints, de centaines de millions de
croyants et d'un grand nombre de siècles de durée.

La vue des variantes aux textes sacrés jeta le prêtre
dans la stupeur. Tous ces textes étaient dictés par
l'Esprit-Saint : mais où se trouvait la dictée miraculeuse entre deux contradictions?

Il lui fallait donc maintenant étudier l'origine de ces
textes pour distinguer la leçon véritable, lire tous les
commentaires sur les Écritures depuis les premiers
temps. Il lui fallait apprendre à fond le grec, qui est la
langue de trois évangélistes, et l'hébreu, qui est celle
de saint Matthieu et de l'Ancien Testament. Il lui fallait interroger toute l'histoire, tous les monuments,
toutes les traditions, aller sur les lieux, parcourir la
terre entière! Cela fait, il lui restait encore à répondre
aux libres interprétateurs qui, armés de leur philologie,
de leur science, de leur logique, et s'en tenant aux tra-
ductions du texte généralement admis, y découvrent
des faux sens, des contradictions, des additions mani-
festes.

Devant cet abîme, il resta immobile deux jours, les
yeux et les oreilles fermés.

— Il faut enfin reculer ou avancer, lui dit Pontalais;
et si vous marchez en avant, je vous engage à ne pas
vous en ténir aux études de la révélation catholique;
d'après ce que je vous ai lu des autres, vous n'en avez
pas le droit; si leurs livres saints renfermaient la vérité! Elles se valent toutes par le mystère, par l'inspiration d'en haut, par l'antiquité, par la durée, par
l'affirmation sacerdotale. Apprenez toutes les langues
du monde dans lesquelles se sont écrits des livres sacrés;
puis étudiez le Coran, les Védas, les Kings de la Chine,

le Sinto du Japon, le K'haghiour des Bouddhas, qui, à lui seul, contient cent huit volumes. Vous en lirez en même temps les commentaires. Il en a été fait pour joncher environ vingt lieues carrées. Vous ne manquerez pas aussi d'épurer les parties altérées de ces Écritures, d'en corriger les contradictoires, et d'en écraser les libres interprétations. Partez pour cette campagne, et donnez-nous-en bientôt des nouvelles.....

— La vérité, disait Aubert, ne nous apparaît que sous la forme de l'axiome, ou sous celle de la démonstration. L'axiome catholique n'existe pas, et la démonstration, mon Dieu, l'avez-vous donc mise à cette distance infinie, inabordable? ou nous l'avez-vous dérobée dans un jour de colère? La science et la révélation seraient-elles inconciliables, comme ils le disent?

— Sortez de cette impasse, ajoutait Blanche; elle est infranchissable, et vous y deviendriez fou. Tournez la tête, regardez bonnement à la clarté du soleil du bon Dieu, sur laquelle tout le monde s'entend. La vérité religieuse se trouve sous notre main. Le Ciel ne l'a pas enfouie dans les ténèbres, dans des livres discutables ou impénétrables, au fond d'une science dont un homme, vécût-il mille ans, n'est pas capable; il l'a mise à découvert dans le cœur et le bon sens de chacun de nous.....

— Nous avons changé tout cela! interrompit le docteur. Comment nous serions-nous passés de métaphysique, de dogme, de mythologie, de légendes? Et que serions-nous devenus si la théologie ne régnait à la place de la religion soumise?

— La croyance en Dieu et en notre immortalité, reprit Blanche, voilà le fonds commun de, toutes les doctrines ennemies qui se disputent la terre, et par

quoi elles y tiennent encore, malgré leurs principes
d'erreur et de mort. Mais cette croyance, venue du
cœur, la raison peut l'accepter du premier coup d'œil
qu'elle y jette. On la discute, on la repousse, on y re-
vient toujours; car elle est le désir et l'espérance des
choses supérieures dont l'homme porte en lui l'instinct
irrécusable. L'Évangile n'est vrai et beau que par là.
Voyez la prédication de Jésus, combien peu elle se montre scientifique et dogmatique! En fait de dogme, l'u-
nité seule et la spiritualité de Dieu; pour tout le reste,
ce n'est qu'élan et adoration, disposition à s'élever jusqu'à la plus parfaite pureté morale, à aimer, à secourir
d'une manière désintéressée, à pardonner.. Le Christ
ne nous renvoie pas à des livres; il nous laisse à nous-
mêmes. Dans son enseignement, Dieu n'est ni Trinité,
ni autre chose de ce genre; il est Père; nous sommes
ses enfants tous égaux; la religion est là tout entière;
et dans l'accord des paroles de Jésus avec nos sentiments intimes réside toute la vertu du christianisme.

Pontalais continua :

— Voici la confusion énorme et la vieille folie : le
Christ avait mis sa religion dans la foi aux sentiments
les plus purs de l'âme; les prêtres l'ont mise dans
la foi à l'Immaculée Conception et à la Trinité : un
déplacement de lieu et de question qui coûte cher au
monde !

— Dieu est Trinité dans l'Évangile; dit le prêtre;
puisque Jésus s'y appelle constamment Fils de Dieu.

— C'est le nom que se donnaient avant lui tous les
prophètes du pays (1), répondit Pontalais; mais il ne

(1) S. Jean, c. X, 33 à 36.

s'est jamais appelé Dieu le Fils. Il n'a pas dit une seule fois : Je suis Dieu ! Relisez l'Évangile !

— Il a prouvé qu'il l'était, reprit Aubert, ne fût-ce que par l'accord de son enseignement que vous admirez, avec les sentiments les plus purs et les plus hauts de notre âme !

— Relisez aussi Platon et Cicéron, où cet enseignement se trouve, quoique moins fortement exprimé, j'en conviens. Puisque ces sentiments sont en nous, ils tombent comme les autres, et comme tous les phénomènes intérieurs, sous l'œil assez clairvoyant pour les distinguer. Nous n'avons pas plus besoin d'un Dieu pour nous découvrir les hauteurs de la conscience que pour nous révéler celles de l'amour, ou encore les merveilles de notre organisme physique. Il y faut, suivant l'objet, un excellent esprit ou une belle âme, et surtout, hélas ! beaucoup de temps, grâce aux théologiens, et à leurs pareils de toutes les époques !

Aubert, qui se sentait peu à peu déraciné comme l'arbre sous les coups d'une bêche persévérante, tenta de se reprendre au sol par la prière, et en cessant tout travail de la pensée.

Un matin qu'il était à genoux, s'attachant à murmurer quelque oraison, il se leva soudain d'un entraînement irrésistible ; ses mains saisirent comme avec violence le Nouveau Testament, et son esprit s'y absorba. La lecture dura de longues heures ; et ce fut seulement quand il l'interrompit, qu'il put se rendre compte de ce qu'il venait de faire. Froidement, libre d'idée préconçue, aussi paisible que s'il eût scruté un livre profane, il venait d'appliquer aux saintes Écritures toutes ses forces d'observation et de critique. Des clartés célestes, des ténèbres incompréhensibles, des affirmations contraires; parmi les miracles, les uns inspirés par la tendresse et par le besoin de consoler l'humaine souffrance, les autres sortis d'une fantaisie extravagante et inutile (1); la figure du Maître faite ainsi de deux parts, l'erreur et la vérité confondues : tel était le jugement présent, complet, lumineux dont il fut ébloui en refermant le livre. Le voile préservateur dont se couvrent les croyants pour entrer dans les redoutables Écritures, comme le Pontife hébreu dans le Saint des Saints, s'était détaché de sa tête sans qu'il y prît garde. Sans obstacle, de ses yeux ouverts, il avait contemplé la réalité nue des mystères.

Il fut secoué par un frisson de tout le corps; il lui sembla qu'il penchait si bas d'un côté qu'il allait rouler à terre. Il fit un grand effort pour reprendre l'équilibre, réfléchit et pensa sagement qu'une première lecture ne suffit pas pour une affirmation décisive. Il tâcha de dégager son esprit de l'arrêt qu'il venait de rendre, et qui le serrait comme dans un étau. C'était l'heure de sa messe. Il se rendit rapidement à l'église, tenant les mains sur sa poitrine comme pour y contenir sa vie prête à s'échapper, et persuadé que la célébration du sacrifice allait lui faire du bien. Il se couvrit de la tunique blanche, mais les forces lui manquèrent pour revêtir les autres vêtements de l'autel, et il quitta la tunique. Sa pâleur était telle que le curé présent, le jugeant sérieusement malade, lui offrit de le reconduire. Il refusa, et s'en alla en parlant tout haut. Dans la rue, il disait :

— En somme, le miracle existe-t-il, ou non? Tout

_____

(1) Le figuier séché, et les démons envoyés dans le troupeau de porcs.

est là. Or le miracle existe, j'en ai vu, j'en ai fait moi-
même..... plusieurs!

— Ne parlez pas ainsi tout seul, et venez en faire un
autre! dit, en lui prenant le bras, Pontalais, qui le suivait depuis sa sortie de la rue Neuve. Madame Mérelle,
votre protégée, le réclame. Elle souffre depuis quatre
jours d'une névralgie horrible dans la tête, une véritable fièvre chaude; comme son médecin ne la guérit
pas, elle veut que vous lui imposiez les mains. Sa fille
aînée, tout à l'heure à sa leçon de piano, m'a chargé de
venir vous prendre..... Vous avez dit votre messe?.....

L'abbé secoua négativement la tête, et eut, au milieu
de son vertige, la pensée de tenter cette seconde
épreuve. Il se laissa mener. Dans la route, ils se croi-
sèrent avec M. le vicaire général Guillois, accompagné
de M. le baron de Forty.

Aubert ne les vit pas. Mais Pontalais salua M. Guillois jusqu'à terre, en serrant plus étroitement le bras
du jeune prêtre : la veille, Aubert avait reçu de l'évêché l'ordre de ne plus revoir le docteur enfin connu et
jugé!

Madame Mérelle accueillit l'abbé avec des balbutie-
ments de reconnaissance mêlés de cris de douleur.

Aubert se mit vaillamment à genoux, parut prier,
puis se leva, et lui imposa les mains un peu au-dessus
de la tête. Ses mains tremblaient. Les cris de madame
Mérelle devinrent plus aigus. Il dut s'éloigner d'elle.

— Vous ne ferez pas le miracle! lui dit le docteur à
l'oreille.

Madame Parson entra.

Tandis que mademoiselle Mérelle gardait les enfants,
elle venait une seconde voir la malade. Pontalais attendait sa visite. Elle fut un peu étonnée de trouver

Aubert si tôt rendu. Le docteur l'étonna bien davantage par la proposition qu'il lui fit de vouloir bien guérir miraculeusement madame Mérelle.

— Faites pour elle, madame, lui dit-il à voix basse, ce que vous faites pour vos enfants quand ils ont la fièvre, et que vous soulagez en les caressant. Croyez-moi, je suis un peu médecin, vous procurerez quelque repos à la pauvre femme.

Madame Mérelle poussait en ce moment des cris plaintifs qui déterminèrent Blanche. Elle s'approcha du lit, adressa quelques mots à la malade, et, sur son front brûlant, posa une de ses fraîches mains. Aussitôt le contact établi, son cœur s'émut à la pensée d'adoucir cette souffrance, et de donner quelque chose de la santé et de la vie qu'elle portait en elle-même. Après une minute, elle était toute à l'action. Son visage exprimait une bonté et une effusion touchantes.

Peu à peu madame Mérelle cessa de se plaindre, ses mouvements se calmèrent, et après une demi-heure, elle s'endormait paisiblement.

— Voilà un miracle dans toutes les formes, dit Pontalais en emmenant Aubert. Vous ne nierez pas celui-là?

— Au nom de qui chasse-t-elle les démons? murmurait le prêtre.

— Ne le savez-vous pas, vraiment?..... Au nom d'une divinité puissante, qui s'appelle l'humaine bonté, et qui vous assistait autrefois dans vos opérations de thaumaturge!

L'abbé hocha la tête.

— Quoi! reprit le docteur avec une concentration d'expression, auriez-vous ressuscité des cadavres, ou rendu leurs jambes à des amputés? Rassemblez le souvenir de vos cures merveilleuses; elles ne dépassent pas celle-là, que vous venez de vous laisser ravir!

— Oui, dit Aubert, je tremblais..... Pourquoi trem-
blais-je ainsi?

— Osez donc vous l'avouer!..... Vous tembliez devant ce lit comme vous avez tremblé devant l'autel où
vous n'êtes pas monté, et comme vous tremblez ici à
ma parole..... parce que le vieil homme en vous s'é-
croule, et pour le moment entraîne tout dans sa chute....
— Il ajouta à bout portant, et en lui mettant la main
sur le cœur :

— Parce que vous n'avez plus la foi!!

Le prêtre poussa le cri de celui qu'une balle traverse,
et eut encore la force de se réfugier dans la maison de
M. l'abbé Érard devant laquelle ils passaient, et dont
la porte se trouvait ouverte. Il s'affaissa sur une chaise
de la salle à manger qui était déserte, y resta longtemps
ployé en deux, et finit par revenir à lui. L'abbé Érard
était dans son cabinet, séparé de cette salle par la
chambre à coucher. La vieille servante causait chez le
voisin. Pontalais s'était éloigné.

Après un temps dont il ne put apprécier la durée,
une réaction énergique s'opéra dans la tête d'Aubert.
Il se leva; il entra avec résolution dans le cabinet.

— Je viens, monsieur, dit-il brusquement et d'un
geste impérieux, réclamer de vous une réponse précise;
vous demander si vous êtes vraiment catholique libéral,
prêtre philosophe, quelles raisons vous avez de l'être,
et pourquoi, si violemment attaqué dans vos opinions,
vous êtes demeuré silencieux au discours de l'évêque?
Répondez!

— Que veut dire ceci? fit l'abbé Érard..... Et qu'avez-
vous?

— Vous m'avez vous-même, reprit Aubert, précipité

pour votre part dans le gouffre. C'est à vous à m'en sauver !

— Je vous ai donné des conseils de prudence, il fallait les suivre.. .. Où en êtes-vous donc?

— Vos raisons! vos raisons! expliquez-vous!..... Je vous en supplie, fit-il en changeant de ton; je ne puis plus attendre!

— Les extravagances d'un fou ne regardent que lui. Un peu de volonté suffit encore à les chasser : usez de volonté, s'il vous en reste, c'est tout ce que je puis vous répondre, monsieur!

— Ce n'est pas avec la volonté que l'on pense et que l'on croit! Vous êtes catholique libéral; vous croyez au miracle, à l'infaillibilité de l'Église et à la souveraineté de la raison humaine; pour assembler ces termes, vous possédez des arguments victorieux avec lesquels vous auriez accablé l'évêque ; donnez-les!

— Mon ami, dit l'abbé Érard, qui, malgré sa résistance, subissait l'influence de la supériorité morale et de la tyrannique douleur d'Aubert, je ne puis parler longuement : ma gorge s'y oppose. — Il en souffrait en effet un peu. — Je me suis tu devant l'évêque, d'abord parce qu'il est évêque, ensuite parce qu'il n'aurait pas entendu. C'est acte de respect et de sagesse. Laissons cela. A votre demande, voici ma réponse en deux mots. Je suis catholique libéral, en dépit des contradictions qu'on prétend trouver entre le catholicisme et la liberté. Le soleil a des taches. Beaucoup les voient comme vous, et ne s'en offusquent pas aussi vivement. Quand elles m'apparaissent sur ma doctrine religieuse, j'en détourne mes yeux, je m'en console, je me rattache à ma foi; je songe à son antiquité, à la majesté de ses traditions, à sa sainteté, au danger de tout perdre si je me refuse à

tout défendre, à son génie particulier qui, par la hiérar-
chie, par l'obéissance consacrées au nom de Dieu, en fait
un si puissant instrument gouvernemental, et la meilleure des religions politiques; et ces arguments me pa-
raissent assez victorieux pour y soumettre mon entendement...

— Hélas, pensait Aubert, le brahmane et le tyran
répondraient-ils autre chose?

— Ce n'est pas tout ; je songe encore que ma foi est
celle des grands esprits qui ont illustré l'Église, d'une
multitude de Pères et de Docteurs, de saint Grégoire,
de saint Basile, de saint Augustin, de saint Thomas
d'Aquin, de saint Bernard, de Bossuet, de Fénelon, de
Malebranche...

— Mais sur d'autres questions, monsieur, la croyance
de ces grands esprits emporte-t-elle aussi la vôtre? Vous
soumettez-vous aux opinions libres ou scientifiques des
Pères et des Docteurs? Croyez-vous à la prédestination
de saint Augustin, à ses hommes sans tête, à la physique de saint Thomas d'Aquin, aux animaux-machines
de Bossuet, à la vision en Dieu de Malebranche? La
vérité seule commande notre adhésion sur laquelle un
grand esprit n'a pas plus de droit qu'un petit. Nous mesurons les hautes intelligences comme les montagnes :
un peu de science suffit pour cela. Les écoliers de quinze
ans, quand ils ont pénétré le système d'un homme de
génie, les tourbillons de Descartes ou la gravitation de
Newton, deviennent par là les égaux de Newton et de
Descartes, et s'ils acceptent l'un et rejettent l'autre, ils
les jugent souverainement. Ce n'est rien qu'un soc de
charrue mené par un laboureur et des taureaux robustes
creuse plus profondément le sillon que ne le feraient
nos propres mains : il faut surtout qu'il ait suivi la ligne

droite, et de la ligne droite les yeux du plus faible peuvent juger... Arius, Eutychès, Nestorius, Luther, Calvin, étaient-ils des sots? Pourquoi ne les invoquez-vous pas pareillement si la supériorité intellectuelle décide en matière religieuse? D'ailleurs, ces Pères et ces Docteurs, quelle attitude tiendraient-ils de nos jours devant cette libre et universelle inondation de science et de philosophie qui monte, et gagne, vous l'avez dit, le sanctuaire lui-même? Pouvez-vous me l'apprendre? Se contenteraient ils de leurs vieilles armes contre l'ennemi?... Et si leur génie n'en trouvait pas d'autres?... S'il n'en existe pas, mon Dieu! Que feraient-ils?... Je vous supplie encore, ô mon père! ayez pitié de moi! de la lumière. de l'évidence! il m'en faut!

Sa voix, sa prière étaient attendrissantes. M. l'abbé Érard se leva, se dirigea vers la porte, et l'ouvrit toute grande devant Aubert :

— Monsieur, lui dit-il froidement en répétant le mot de Pontalais, vous n'avez plus la foi!...

A ce second coup de feu, le vicaire put rester debout:

— Monsieur, répondit-il fortement, j'espère que vous vous trompez et que Dieu m'épargnera un tel désastre!... Mais la foi, ma foi parfaite et adorée, je vous le dis, le sachant bien, vous-même ne l'avez jamais eue!

Comme il sortait, le prêtre libéral ajouta :

—Surtout, que mon nom ne paraisse jamais dans tout ceci!

En rentrant dans sa chambre, Aubert se jeta sur son lit, bien qu'il fît encore jour.

Avant de descendre au fond de sa pensée pour y lire son arrêt, il voulait par un peu de sommeil laisser se calmer les tumultueux mouvements de son cerveau. Il resta longtemps en proie à une fièvre violente, et une heure fort avancée de la nuit crut enfin qu'il allait s'assoupir.

Mais dans ce moment indéfini, où la veille se perd dans le sommeil, il vit sa chambre s'éclairer, et auprès de son lit une figure couronnée d'une auréole et voilée de noir. Elle sortait de son côté, de son cœur, et le quittait. Avec le sentiment d'une douleur infinie, et par des efforts désespérés, il l'avait saisie et cherchait à la retenir, en l'appelant son amie et sa mère. Elle se dégagea de ses étreintes et lui remit un livre entre les mains, avec ces paroles : « Ce livre te dira que nous devons nous quitter. » Elle sembla s'évanouir dans les ténèbres, puis reparut dans un éclair et ajouta : « Courage! je te reviendrai! » Mais la voix et la figure avaient changé : c'étaient celles de madame Parson. Il s'éveilla tout à fait, et vit, par la puissance de l'imagination surexcitée, distinctement ouvert sous ses yeux, le livre des Ecritures qu'il savait par cœur. Le calme se fit alors dans sa tête, et il le lut tout d'une haleine, froidement, avec la possession entière de lui-même, comme il l'avait déjà fait. Un relief plus vigoureux encore marquait les lignes des discours inconciliables, contraires, et les ombres répugnantes à l'esprit.

En même temps, dans tout l'éclat de leur lumière, s'assemblèrent devant ses yeux, comme une armée, les jugements nouveaux, depuis le premier jusqu'au dernier, de sa critique : l'ordre immuable et fatal des lois de la nature, dont il avait tant de fois contemplé le spectacle; la contradiction énorme du miracle; l'erreur qui le donne comme preuve de la vérité d'une doctrine, quand les plus grossières religions comptent le plus grand nombre de prodiges; la diffusion très-naturelle et très-logique de l'Évangile dans le monde, qui l'accepta

pour ses hardiesses généreuses et justes, quand il lui fut
prêché par de nobles enthousiastes : le martyre de ces enthousiastes, que tant d'autres, en tous temps, en tous
lieux, ont égalés : l'homme aussi bien donnant bravement sa vie pour un fétu de paille qui lui tient au cœur ;
les honteux compromis sous lesquels reste aujourd'hui
écrasé cet Évangile ; le matérialisme, l'idolâtrie qui dé-
vorent le culte chrétien ; enfin, comme dernier coup de
cette critique, l'attaque et le renversement, du christianisme par sa base même, par ce dogme sauvage du
péché originel, de la vengeance d'un Dieu sur un
homme et sur la race humaine, qui faisait horreur à
madame Parson, et contre lequel maintenant son propre
cœur tout entier se levait révolté.

Quand, aux premiers rayons du jour, il cessa de lire
dans sa mémoire et dans sa pensée, la divinité du Maître
adoré n'existait plus pour lui : l'esprit de science avait
tué l'esprit de foi !

XIX

Quelques heures après, Aubert recevait de l'évêché
un arrêté par lequel il était suspendu de ses fonctions
jusqu'à nouvel ordre. C'était la suite du profond salut
de Pontalais à M. l'abbé Guillois et à M. le baron de
Forty.

Mgr Meulan s'en était tenu jusque-là à ses premiers
renseignements sur le docteur comme à son second ju-

gement sur le vicaire. Son esprit rude et entier éprouvait quelque difficulté à se mouvoir et à se déjuger.
Mais en apprenant ce salut de bravade, il alla aux en-
quêtes, et sut que ce catéchumène enseignait non le
latin, mais les sciences naturelles, et qu'il était la libre
pensée elle-même : on lui répéta son mot de la sacristie :
deux et deux font cinq...

Sans soupçonner toutefois l'étendue du mal, que parmi
les prêtres de X***, le discret M. Érard connaissait
seul, l'évêque, croyant encore à la légèreté et à l'ignorance préservatrices du jeune vicaire, se hâta de lancer
la foudre pour éloigner l'ennemi, et ramener définitivement le mystique abbé.

M. le vicaire général et M. le baron de Forty lui
avaient en vain conseillé de l'exiler dans une cure de
village : M. Guillois pensant à la beauté de madame
Parson, et M. le baron, qui ne connaissait pas Blanche,
à l'influence de Pontalais. Il préféra le garder auprès
de lui, sous sa main.

Le coup lancé, il attendit avec tranquillité le prêtre,
son repentir et ses supplications.

Un rhumatisme aigu qui le prit lui-même en ce moment, l'empêcha de s'étonner, autant qu'il l'aurait fait,
de ne pas le voir venir.

Aubert, déjà abîmé dans une douleur immense depuis la première heure du jour, lut, sans le comprendre,
l'arrêté épiscopal.

Entraîné par l'allure de plus en plus rapide de son esprit, le prêtre ne s'était pas encore bien figuré ce qu'il
pouvait trouver au bout de la carrière. Jusqué-là, dans
le vertige de sa course, quelques fugitifs mouvements
de terreur, semblables aux frissons précurseurs de la
maladie, formaient les seuls symptômes dont il se fut

rendu compte. Il ne vit le gouffre qu'en y roulant.

C'était toute une vie d'amour et de foi sereine qui s'abîmait ainsi. Tout s'éteignit à la fois dans son âme et croula avec le dogme et le Christ : Dieu, le devoir, les vérités du bon sens, dont les idées tenaient aux racines mêmes de sa croyance.

Il ne resta debout en lui que le sentiment, croissant heure par heure, du désespoir et du remords; et deux idées qui formaient maintenant toute sa science, et agitaient perpétuellement ses lèvres : J'ai perdu la foi! — J'ai commis un crime! — A peine si le nom même de la philosophie lui revint. C'était une amie trop nouvelle pour remplacer l'idole morte. Et lorsque ses souvenirs, reparaissant lentement, la lui représentèrent, il la rejeta avec horreur.

Tandis que son esprit demeurait anéanti, une réaction toute-puissante l'avait saisi par le cœur, et le ramenait violemment en arrière.

Il songea à Pontalais, et ce fut pour le maudire, en se doutant enfin de la préméditation et de la continuité de sa politique; à madame Parson, et ce fut pour entendre résonner de nouveau à ses oreilles ces paroles effrayantes : « Ne craignez-vous pas d'aimer cette femme? »

Assis sur son lit ou sur une chaise, il employait ses heures à regarder en lui sa misère, et autour de lui les choses extérieures qu'il reconnaissait à peine : ses livres qu'il maniait sans les ouvrir; son crucifix, où il ne voyait plus que deux morceaux de bois noir et un corps que quatre clous y attachaient. Dans la rue, quand il y jetait les yeux, les passants lui semblaient des ombres allant et venant dans un long sépulcre.

Il s'enfermait à clé, et ne semblait pas entendre ceux

qui frappaient à sa porte. Du reste, Pontalais seul, et quelques pénitents, ignorant encore la mesure épiscopale, y étaient venus. Un ordre de l'évêché le tenait séquestré pour les prêtres, ses collègues. Il n'y avait qu'une vieille femme qui le vît en lui portant à manger; et au peu de nourriture qu'il prenait, elle s'étonnait après quelques jours qu'il pût vivre encore.

On était au commencement de l'hiver et il faisait un froid rigoureux. Un soir qu'elle le trouva grelottant, prêt à défaillir, elle alla chercher son propre réchaud, et le lui porta :

— Mon doux monsieur, lui dit-elle en le quittant, vous vous tuez, et le bon Dieu ne veut pas cela. Mangez et chauffez-vous; je vous laisse la porte entr'ouverte, parce que le charbon n'est pas complétement allumé.

L'abbé remercia de la tête sans entendre, et alla ensuite machinalement fermer la porte.

Il ne vit le réchaud qu'après dix minutes, à travers un brouillard. La vapeur carbonique remplissait déjà la chambre, et ses poumons ne respiraient plus qu'avec peine. Il se rendit compte de ce qui se passait. Une joie amère le saisit à la pensée qu'il pouvait en finir ainsi, dans quelques instants, et échanger ses tortures contre l'éternelle paix de la mort. Depuis sa ruine, il sentait par intervalles cette soif de l'anéantissement particulière aux grandes douleurs.

Il approcha sa chaise du réchaud, s'accouda sur ses genoux, la tête dans ses mains, et attendit.

Aux premières angoisses de l'asphyxie seulement, une lueur de sentiment moral traversa son esprit, en même temps que l'instinct de conservation le fit lever. Il se traîna tout râlant jusqu'à la fenêtre qu'il parvint à ouvrir. L'air vivifiant qu'il aspira, eut bientôt rafraîchi

la petite cellule. Revenu à lui, il considéra ce réchaud,
se souvint complétement, et des larmes coulèrent de
ses yeux.

— Ah! s'écria-t-il, est-ce moi? est-ce moi? Et si j'ai
tué mon Dieu, ne me restait-il donc qu'à me tuer moi-
même!... Il tendit les mains vers le crucifix : O vous,
que j'ai tant aimé, si vous êtes! si vous entendez!... Si
ce charme de la mort qui là m'entraînait, est votre vengeance,— je vous prends à témoin! Je sais mon forfait,
et la volonté me reste! Les tentateurs n'approcheront
plus de moi : l'un avec ses enivrantes paroles de science
et de liberté; l'autre, cette femme, avec son infinie
douceur qui ne peut être que mensonge! Je jure de vous
reconquérir, avec tout ce que j'ai perdu!

Il s'agenouilla; il venait de retrouver toutes ses forces; les traits tendus de son visage exprimaient une,
décision farouche : « La foi se donne à la volonté, le ciel
se laisse ravir aux violents », la catholique pensée de
Mgr Meulan l'enflammait. Sans que son cœur y parti-
cipât, il condamna ses lèvres à psalmodier dix fois de
suite le psaume : *De profundis clamavi ad te, Domine*.

Il tira ensuite de l'armoire où il les avait enfouis, son
cilice et sa discipline. Il mit le cilice en disant : « Voici
les puissants remèdes! » Sa chair frémit sous les pointes de fer qu'elle avait oubliées, et des cicatrices rou-
vertes le sang coula.

Dans l'armoire il précipita pêle-mêle tous les livres
qui couvraient, depuis les derniers jours, le carreau de
sa chambre, gardant seulement ceux des temps heureux : l'*Imitation de Jésus-Christ*, la *Vie des Saints* et
le *Bréviaire*; il referma l'armoire et en jeta la clé dans
la rue.

En ce moment, on frappa à sa porte à plusieurs reprises :

— Aubert, êtes-vous là ? demanda une voix inquiète, celle de Pontalais.

Le prêtre s'avança en tressaillant, s'assura que la porte était bien close, et dit :

— J'y suis !

— Enfin ! Ouvrez donc, que nous sachions ce que vous devenez !

— Je ne vous ouvrirai pas, répondit Aubert, je ne vous ouvrirai plus ! Mais je vous apprendrai ce que je suis devenu, et ce seront les derniers mots que vous entendrez de celui qui s'appela votre ami.... Comme vous me l'avez dit, ajouta-t-il avec un accent déchirant, j'ai perdu la foi !... j'ai perdu la vie ! et vous êtes mon meurtrier ! Allez-vous-en, et que Dieu, s'il est un Dieu, veuille vous pardonner !...

— Aubert, reprit Pontalais d'une voix où il y avait des larmes, revenez à vous, et ouvrez-moi.... Je dois vous voir nécessairement... au nom de madame Parson....

— Elle !... ne me parlez pas d'elle !

— Au nom des graves intérêts que vous savez !...

Il ne répondit plus. Pontalais insista encore vainement quelques minutes et finit par se retirer.

Le docteur s'attendait bien à quelque déchirement et à des larmes pour le moment où le prêtre verrait son temple abattu et ses croyances mortes; mais il n'avait pas prévu la terrible réaction qui s'accomplissait. Ces quelques mots, cette porte obstinément fermée la lui révélèrent. Il s'en désespéra. Il comptait si bien sur l'heureux dénoûment du drame qui se jouait dans cette conscience ! La victoire espérée et avancée par ses derniers coups, arrivait si juste à l'heure du procès qui allait s'ouvrir dans dix jours, et, grâce à la conversion de l'abbé, donner sans doute la liberté et le bonheur au malheureux Parson ! Sa vive affection pour Aubert, son amour-propre de convertisseur, son désir devenu véritablement violent de rendre à la santé morale ce noble esprit, s'ajoutaient si bien à ce grand intérêt ! Qu'allaient faire maintenant d'une âme aussi tendre le désespoir, l'aveugle volonté, l'influence de l'évêque et de l'abbé Érard? Il se rit douloureusement de sa singulière illusion, poursuivie malgré les avertissements fréquents de sa raison, et s'appela fou lui-même d'avoir prétendu arracher à ses habitudes d'enfance une nature si puissamment affolée et debilitée à la fois.

Blanche s'émut autant que lui de cette volte-face du prêtre. Non pas qu'elle se fût jamais associée sciemment à la politique du docteur : son attitude envers Aubert était celle de la défensive, et sa vive profession de foi elle-même n'avait fait que répondre à l'attaque de l'abbé contre ses sentiments religieux. Mais elle avait suivi avec un intérêt passionné les crises de cette âme; car en entendant sans cesse le docteur se flatter de terminer les infortunes de son mari et de sa maison par les mains de celui qui les causa, la pauvre femme avait embrassé cet espoir. Fallait-il s'en séparer à la dernière heure, quand elle voyait déjà le destin fléchi, ce procès gagné, Parson libre, riche, revenu auprès d'elle et de ses enfants?

L'inventeur accueillit la nouvelle avec plus de tranquillité : « Il n'avait jamais fait fond, dit-il, sur le secours d'une conversion semblable; il attendait tout de la justice de sa cause, et du talent de son avocat. »

En réalité, il en éprouva de la satisfaction, s'étant

figuré l'amour du prêtre pour Blanche comme le pré-
mier mobile de ses mouvements d'esprit et de conduite !

Il continuait de dérober son mal aux yeux de sa
femme et de son ami. A peine Pontalais avait-il senti
deux ou trois fois ses soupçons se réveiller devant un
mot, un geste échappés et aussitôt repris. Mais les souffrances physiques se prêtaient moins à son impérieuse
volonté. Les symptômes d'une hypertrophie du cœur
s'accusaient de plus en plus, et le médecin de la prison
commençait à s'en apercevoir.

Le bruit de la tentative de séquestration exercée sur
ses enfants n'était pas arrivé jusqu'à lui et n'avait pas
pénétré dans la prison. A R***, le monde officiel seul la
connaissait. Dans X*** même, elle s'était peu répandue : le parquet s'étant montré discret envers l'évêché,
et les journaux des deux villes ayant reçu l'invitation
de s'en taire.

Des choses du dehors et qui intéressaient sa maison,
il ne sut que le dévouement de Pontalais, et la fable de
ses dames Devoyod que Blanche lui révéla. Il en eut
un sentiment mêlé d'amour-propre blessé et d'attendrissement, qui l'empêcha de poursuivre jusqu'au bout
le docteur dans les faux-fuyants aimables qu'il prit aussi
avec lui, quand il lui en parla. Il avait engagé sa femme
à accepter le piano de Marguerite. Cette douce joie,
dont Blanche fut si longtemps privée, le récréait lui-
même. De son cachot, à certaines heures, il entendai
cette musique ; il voyait les enfants danser et Blanche
sourire :

— J'ai écrit à votre fiancée, dit-il àPontalais, pour
ui déclarer que je l'adore !

Sur l'affirmation cette fois sérieuse du docteur, qui

n'était pas en effet le vrai coupable, il crut, comme Blanche, que le hasard seul et l'écriteau de la porte avaient conduit madame Mérelle à demander pour ses filles les leçons dont la maison vivait.

Il n'aspirait maintenant qu'après l'heure où on le ramènerait enfin dans son premier cachot de X***. Là du moins il était près des siens. Mais le conseil d'État faisait attendre sa décision, et les juges des expropriations, leur arbitrage.

L'ouverture prochaine de son propre procès lui rendait encore plus douloureux cet exil.

Pontalais, depuis la catastrophe de l'abbé, luttait presque d'énergie avec le prisonnier, pour lui cacher sa tristesse, d'autant plus justifiée, après la perte de ses espérances, qu'il connaissait mieux la ville de X***, l'esprit de ses habitants et du tribunal.

En outre, par la suspension des pouvoirs d'Aubert, le payement quotidien des leçons des demoiselles Mérelle se trouvait supprimé. Il y avait en partie remédié en adressant à leur mère quelques écus comme venant du prêtre. Mais il ne disposait plus lui-même que de soixante francs par mois! La misère, conjurée par tant de zèle et d'affection, accourait. Il avait déjà surpris Blanche se privant de manger, en se disant souffrante, pour contenter la faim de ses enfants. La porte de l'abbé continuait de rester close.

Aubert s'était donné un nouveau règlement de vie composé de trois exercices principaux et renouvelés du matin au soir. Au lever, il se prosternait pendant deux heures devant le crucifix, et attendait ainsi que la prière lui montât aux lèvres. Comme elle ne venait pas, il se dépouillait les épaules, et se frappait de son fouet de plomb, en murmurant quelque psaume lugubre. Suivait

une lecture de l'*Imitation* ou de la *Vie des Saints*, chargée de réveiller son imagination engourdie comme sa
sensibilité ; après quoi il reprenait l'attitude agenouil-
lée, le fouet de plomb à la main. Ces actes de machine
bien réglée se succédaient à intervalles égaux jusqu'au
milieu de la nuit, où, brisé, sanglant, sans idée, sans
sentiment, il s'étendait sur son lit.

Il connut l'approche du procès par M. l'abbé Guillois
que lui dépêchait Mgr Meulan. L'évêque savait déjà par
une surveillance active postée dans la rue *Neuve*, et
jusque dans l'escalier du vicaire, qu'il ne recevait plus
Pontalais. Mais le bruit que l'avocat Lagardie voulait
appeler Aubert à comparaître devant le tribunal, et la
crainte que les Parson et le savant n'eussent par quelque moyen cherché à obtenir un de lui désistement, lui
firent désirer de tâter le terrain.

M. l'abbé Guillois, au sortir de sa visite au vicaire,
rassura le maitre en tous points : « Aubert ne songeait
pas du tout à se désister ; il ne semblait pas plus se
préoccuper du procès qu'il ne s'était préoccupé des trois
millions eux-mêmes ; il répondrait au tribunal comme
son devoir l'exigeait. A en juger par son extérieur vraiment triste à voir, il était tout à la douleur de son interdiction. » C'était la cause que M. Guillois donnait
à l'anéantissement de l'abbé qui ne lui avait parlé que
par monosyllabes. Ces détails plurent à Mgr Meulan, et
soulagèrent même son rhumatisme. Il ne crut pas nécessaires de nouvelles démarches auprès du vicaire, pour
n'avoir pas l'air de peser sur lui. Il trouva bon pour le
même motif de ne lever sa sentence d'interdiction
qu'après le jugement rendu ; et comme l'abbé s'obsti-
nait à ne pas se présenter à l'évêché, il ne l'y appela pas.

La veille du procès, après l'arrivée de l'avocat Lagardie, Pontalais tenta un nouvel assaut contre Aubert. Il vint à sa porte l'âme tout émue. La nuit commençait à descendre. Avant de frapper, il s'arrêta en entendant la psalmodie du *Miserere,* qu'accompagnait un bruit régulier comme d'un fléau retombant sur l'aire. De sourds gémissements se mêlaient à la psalmodie et aux coups. La voix était celle d'un mourant.

Pontalais frappa, appela, menaça, sans faire interrompre la prière ; puis, d'une pesée vigoureuse et reprise à trois fois, il enfonça la porte.

Au fracas qu'elle fit, le patient se retourna à peine, et continua d'agiter le fouet de plomb d'une main épuisée. Il était à genoux, nu jusqu'au-dessous des aisselles, les épaules ruisselantes de sang. Devant ces yeux sans regard, cette maigreur de cadavre, cette face déjà méconnaissable, Pontalais se sentit pris d'un brusque mouvement de colère. Il lui arracha le fouet, et le secouant au-dessus de sa tête, en l'en menaçant ·

— Ah ! misérable insensé ! cria-t-il. Que ne reste-t-il encore sur tes épaules quelque place à marquer !... Tu mériterais qu'on t'achevât, fou furieux !

— *De profundis clamavi ad te, Domine !* murmura le prêtre.

— Tu cries du fond de l'abîme ? reprit-il. Dieu t'a entendu. Lève-toi !

— Allez-vous-en ! dit Aubert.

— M'en aller !... Nous avons fait ensemble d'autres conventions, et vous reviendrez d'abord au bon sens !

— Au bon sens... non !... à la foi ! bégaya l'abbé.... Rendez-moi ma foi !

— On ne ressuscite pas les morts ! Ni moi, ni toi, ni personne au monde, ni tes fureurs sauvages ne te la rendrons. Ce qu'ont fait ta raison et ta conscience es fait pour jamais ! Ah ! tu demandes la lumière, et, la lumière venue, tu te crèves les yeux ! la vérité apparaît, et tu recules ! Serais-tu donc aussi un abbé Érard ?

— Elle m'a échappé, la vérité !

— Poursuis-la donc !...

— Ah ! la trouverai-je ?

— Si tu ne la trouves pas, tu t'en passeras, — comme tant d'autres, — et tu n'en vaudras pas moins : car tu auras cherché, et accompli ainsi ton devoir, je te l'ai dit !

— Oh ! ma paix ! mon bonheur !... soupira le prêtre.

— Ton sommeil ! ta paresse !... Sommes-nous ici-bas pour dormir et pour jouir ? A l'action, vous dis-je, fainéant ! à la lutte !

Il le prit par le bras pour le relever. Aubert retomba inerte sur ses genoux. Il le ramassa et le porta sur son lit. Comme il le tenait d'une main à la ceinture, il sentit du fer sous ses doigts, et l'abbé laissa échapper un cri de douleur ; sous la pression, les clous du cilice enfonçaient dans la chair.

— Encore ! dit Pontalais.

Il le déshabilla entièrement ; ses reins ne formaient qu'une plaie. Il lui enleva le cilice et un petit morceau de drap sale, maculé de sang, et garni d'une douzaine de médailles oxydées. L'ensemble lui tenait au cou par une ficelle.

— Mon... scapulaire !... mes médailles ! articula faiblement Aubert.

— Tiens, idolâtre ! répondit le docteur, et il jeta le morceau de drap par la fenêtre.

L'abbé, épuisé, ne bougeait plus. Pontalais, emportant le fouet de plomb et le cilice, courut chercher des remèdes, un cordial et des aliments.

Au retour, il le lava, le pansa, lui donna le cordial. L'abbé sommeilla ensuite, et, au bout d'une demi-heure, rouvrit des yeux un peu plus vivants.

— Maintenant, mangez ! fit-il en le servant.

A la fin du repas, Aubert, touché de tous ces soins, lui dit :

— Que ne puis-je continuer de vous aimer !

— Demain, répondit Pontalais, profitant de ce moment, vous paraîtrez devant le tribunal. Notre avocat vous y fera appeler. Que direz-vous aux juges ?

— Ce qui est.

— Ah ! et non ce qui devrait être ! Comme vous répudiez la vérité, vous répudiez aussi la justice ! J'ai de mon côté à vous dire aussi ce qui est ! L'emprisonnement tue Parson ; la faim va tuer sa femme et ses enfants. Elle n'a pas mangé ce matin, eux peut-être ne mangeront pas ce soir !

— Hélas ! répondit-il, je n'ai plus d'argent ! Tenez, vendez ma table... mon lit !

— Vous parliez naguère de meurtrier ; vous m'appeliez de ce nom. Et vous-même, qu'êtes-vous ?

— Mais, s'écria-t-il en se dressant soudain et en s'arrachant les cheveux, que me demande-t-on ? que voulez-vous de moi ?

— Que vous déclariez demain renoncer à cet héritage !

— Comment le puis-je ? Par quelle pensée me déterminer ? En ai-je une seule, dans la confusion où je me vois, au milieu de cette nuit qui m'enveloppe ! Tout m'a quitté, tout, jusqu'à l'idée du juste et de l'injuste, du bien et du mal ! Il ne me reste que l'effroyable vide ! De mes actes d'autrefois que sais-je, et comment les juger ?

Il se tordait les mains.

— A quel principe aujourd'hui rattacher ma conduite? à qui croire? où sont vos dogmes? où sont les miens?

— Eh! malheureux, laisse là les dogmes! Il s'agit ici d'une question claire comme de l'eau, il s'agit de ton cœur, de ces petits enfants que tu chéris... de cette femme que tu...

Il le regarda audacieusement. Cette inspiration venait de le prendre de connaître enfin le véritable sentiment du prêtre envers Blanche. Aubert eut un frémissement. Le docteur continua :

— Tu veux qu'elle te rende son affection, dis?

... — Ah! qu'elle me rende ma foi! répondit-il en retombant sur son oreiller. Ou plutôt, je me la rendrai moi-même! Vous ne le savez pas, mon ami, mais l'évêque avait raison! On croit ce qu'on veut : j'ai la volonté, j'aurai la victoire!

— Allons, pensa Pontalais, c'est la foi qu'il aime! Le reste n'était qu'attraction intellectuelle d'une belle âme pour une autre. Je ne l'avais pas compris... Donc, dit-il tout haut, demain, au tribunal, vous affirmerez qu'il n'y a pas eu de votre part captation d'héritage, et vous gagnerez votre procès?

— Ne me persécutez pas! répondit-il d'une voix qui s'entendit à peine.

Le docteur prit sa main, et attendit ainsi dans le silence que le sommeil le gagnât. A onze heures seulement, il le quitta, prévoyant une fin de nuit paisible. Pourquoi rester davantage? La raison, en ce moment, ne pouvait rien sur l'infortuné. Il fallait attendre ce que la nature et les événements allaient faire de lui.

XX

Un huissier du tribunal vint le lendemain chercher Aubert, que l'avocat Lagardie faisait appeler. Quand l'abbé parut, il frappa l'assemblée par son air d'agonisant. Le président lui adressa un discours pour l'informer de l'importance de ses déclarations, et lui demanda s'il pouvait affirmer : premièrement, qu'il n'avait absolument rien fait pour provoquer les bonnes dispositions de madame Thiel à son égard; secondement, qu'il ne l'avait pas confessée.

D'une voix faible, qu'on le pria à plusieurs reprises d'élever, il affirma les deux points, et raconta en quelques mots la contrainte où la vieille dame l'avait mis de recevoir cet héritage. L'avocat Lagardie, que Pontalais n'avait pu parfaitement convaincre de l'honnêteté du prêtre, le tourmenta de questions qni ne firent qu'amener une affirmation plus catégorique.

M. le baron de Forty, présent à l'audience, suivit l'abbé comme il traversait la salle pour sortir. Il le vit éviter de rencontrer les yeux de Pontalais, qui cherchaient les siens. Il l'accosta en lui présentant la main avec le meilleur air du monde, et l'engagea vivement à soigner sa santé et à compter sur un retour prochain des bonnes grâces de Monseigneur. M. le baron, comme M. le vicaire général, attribuait au châtiment infligé par l'évêque l'affaissement et la maigreur du jeune prêtre.

Les débats durèrent deux jours. L'avocat de Parson plaida la captation. Esprit hardi, agressif, amer, il fit, par sa manière de traiter les faits, les personnes et les principes, entendre au public, aux juges, aux provinciales murailles du tribunal, des paroles inouïes. Sa plaidoirie se passa dans un dialogue entre M. le président, qui ne cessait de le rappeler à la modération et à l'ordre, et Lagardie raillant et écrasant tour à tour Aubert, M. le vicaire général, Mgr l'évêque, M. le baron, les captations, les séquestrations, les donations, la ville entière de X***, qu'il engagea « à s'échapper enfin de la sacristie, où on la tenait renfermée, et à venir considérer au dehors la grande iniquité commise pour s'en indigner un peu, si du moins il lui restait encore des yeux et du cœur ! »

La mesure, la politesse, le tact parfait, la douceur inaltérable, cette discrétion à ne toucher à rien de ce qui brûle, distinguèrent la réplique. L'avocat de l'évêché, qui s'intitulait l'avocat d'Aubert, bien que celui-ci ne l'eût pas vu une fois, replaça sur leur piédestal la ville de X***, Mgr l'évêque, M. le vicaire général, M. le baron et Aubert ; il parla de Parson sans aigreur, presque avec intérêt ; il ne dit rien des séquestrations, des donations, véritables hors-d'œuvre, et s'attacha à la question seule, dont il montra la limpidité au point de vue du fait et du droit. Il mérita des applaudissements, et M. le baron remarqua tout haut auprès de lui qu'en matière de bon goût, de tenue et de sage éloquence, X*** pouvait en remontrer à Paris.

Le ministère public prit des conclusions conformes, et le tribunal, par un arrêt fortement motivé, adjugea l'héritage Thiel à l'abbé Aubert.

Parson accepta cette sorte de sentence de mort avec

un calme dont furent surpris Blanche et Pontalais, qui
ne pouvaient soupçonner sa jalouse crainte d'un désistement du prêtre. Lagardie conseilla l'appel, mais faiblement. Soit instinct de nature à se relever devant l'a-
battement des autres, soit retour bizarre d'espoir,
Pontalais insista de toutes ses forces contre ce découragement qui se communiquait à madame Parson. Il
ramena un peu l'avocat, qui promit de soutenir de nouveaux débats.

Lagardie avait compris Parson en le voyant. Il ne
put malheureusement lui offrir que son talent et les frais
de la procédure.

Avec près de cent mille francs que lui rapportaient
ses causes, il se voyait perpétuellement sans argent et
endetté, grâce à une insouciance, à une distraction, à
un absence d'ordre qui faisaient à Paris presque autant
de bruit que son éloquence. Il repartit en se promettant
de songer à cette grande infortune que la multitude de
ses occupations lui fit bientôt perdre de vue.

On en appela donc du tribunal à la cour impériale.

Parson, à qui Blanche offrit la plume, écrivit ensuite
à l'usurier Giraud le mot suivant :

« Je suis prêt à vous abandonner ma découverte. Venez me donner la liberté et les douze mille francs promis en échange de ma ruine. »

L'usurier, qui connaissait le jugement du tribunal,
répondit immédiatement :

« Je suis enchanté de vous voir enfin rendu à la raison. Vous me trouvez tout prêt, pour ce qui me regarde,
à vous mettre en liberté. Je regrette seulement de ne
pouvoir plus disposer de douze mille francs. La rigueur
des temps s'y oppose. Je n'en demeure pas moins à vos
ordres. »

Après la lecture de cette lettre, Pontalais dit à son ami :

— Vous sentez-vous homme à passer en prison quelques mois encore? Le salut de votre invention vous importe encore plus que celui de votre héritage, et Giraud ne peut élever ses prétentions, qu'un succès en appel remettra à leur place.

La raison était déterminante, sans que Pontalais, pour prendre la grave responsabilité de ce conseil, eût besoin d'appuyer en lui-même sur les autres motifs qui le dirigeaient, et, parmi tous, sur celui de la misère croissante à son foyer.

Le docteur avait auparavant préparé Blanche à cette prolongation d'exil. Elle s'y refusa d'abord plus entièrement qu'elle ne l'avait fait une première fois.

Elle ne voulait pas, dit-elle, lui laisser continuer une minute cette immolation! Elle le reprendrait, l'emmènerait loin de X***, dans quelque ville plus clémente...

— Ou même, ajouta-t-elle d'un air sombre, dans les bois, comme son père, mais où nous serons avec lui!

Les sages raisons de Pontalais, la réalité des choses qu'il lui montra, le sacrifice qu'il lui demanda à elle-même, l'espérance d'un triomphe reculé à quelques mois seulement, finirent par la toucher. Elle était presque résignée, quand le docteur reprit sa proposition auprès de Parson.

Celui-ci répondit :

— Je trouve Blanche bien pâlie!

— C'est l'effet naturel de vos malheurs et de votre absence, dit Pontalais.

— Pouvez-vous me jurer que mes enfants ne changent pas comme elle, et... qu'ils ne manquent de rien?

— Je vous le jure!

— Je vous crois, mon ami, mais je voudrais les voir

avant de me décider... les voir une fois.... Ah! je ne
puis plus attendre! ajouta-t-il en éclatant. Amenez-les-
moi avec Blanche, demain dans l'après-midi. Passez à
trois heures dans la rue, devant la prison. J'obtiendrai
du directeur la permission de me tenir à la lucarne qui
surmonte la porte d'entrée. Si j'avais su plus tôt que
cette lucarne existât!... Vous passerez lentement, mon
ami... je les verrai!... Vous repasserez... je les verrai! Je ne dirai rien : ils ne se douteront pas!

Les sanglots l'étouffaient.

— Nous y serons! répondit Pontalais, qui n'eut pas
la force d'en dire plus long.

La bourse du docteur ne contenait que dix francs. Il
se hâta au retour d'aller vendre au pharmacien qui
l'employait, une balance de précision, un des instruments les plus précieux de son laboratoire, prit le lendemain six billets de chemin de fer, et ne parla qu'alors
à Blanche du désir de son mari. Elle répondit en habil-
lant aussitôt les enfants de leurs habits de fête, et en
leur annonçant le voyage. Ils demandèrent à plusieurs
reprises s'ils n'allaient pas voir leur père. Pontalais
leur dit que non, mais que le jour s'avançait où il viendrait lui-même les retrouver. On partit.

A trois heures moins quelques minutes, Parson était
à la lucarne. Il les vit venir. Les enfants marchaient
les premiers. Ils étaient tous les quatre grandis, frais
comme des roses, égayés de cette promenade en chemin de fer et du spectacle de cette ville inconnue.
Jacques tenait à la main petit Pierre, qui mordait, en
babillant, dans une galette. Paul et Georges riaient
d'une feuille d'acacia portée d'un jardin voisin, et que
le vent venait d'appliquer sur la moustache de Pontalais. Ils marchaient lentement, d'après la recommanda-

tion de leur mère, qui les suivait avec le docteur. La femme et l'ami, arrivant à leur tour devant la lucarne, virent les yeux du père baignés de larmes, et ses deux mains jointes qui les remerciaient.

On redescendit la rue. Il contempla, il respira encore ce gai printemps qui passait.

Devant la porte de la prison, Jacques s'arrêta, et ses frères avec lui, en face de Parson, qui se déroba dans l'obscurité de sa cachette. L'enfant considéra cette haute muraille d'un extérieur sombre, et dit :

— Maman! on ne doit pas être heureux dans cette maison!

— Oh! non, répondirent les autres, qui étaient généralement de l'avis de leur aîné.

Un cri se fit entendre. Le docteur le couvrit aussitôt d'un : « Allons! » énergique qui remit les enfants en marche. Blanche n'eut que le temps, en chancelant, de prendre le bras de Pontalais, et de couvrir son visage sous son voile. Ils gagnèrent une promenade voisine d'où ils vinrent, l'un après l'autre, visiter le prisonnier. Il était, dans sa douleur, transporté de joie : ses fils lui paraissaient plus beaux, plus robustes que jamais! Il pouvait rester en prison! Ce soir-là, il s'endormit paisiblement, le cœur reposé.

XXI

Au commencement du mois, le curé de la cathédrale, heureux, comme tout le clergé, de l'issue du procès et

de l'attitude d'Aubert devant les juges, eut, après en
avoir conféré avec l'évêché, l'attention de lui envoyer les
quatre-vingts francs de son traitement. En les recevant,
l'abbé y vit d'abord deux parts à faire, l'une pour l'achat
d'un cilice et d'une discipline, afin de remplacer ceux
que lui avait enlevés le docteur; l'autre pour madame
Mérelle. Il réfléchit ensuite, et, par un grand sacrifice,
résolut de donner toute la somme à la charité, moins
dix francs qu'il se garda pour ses repas du soir, les seuls
qu'il fît. Cet argent tira de grand embarras madame
Parson qui en manquait, et madame Mérelle qui le devait. Dès qu'elle fut rétablie, celle-ci vint l'apporter à
Blanche, en la remerciant des visites salutaires qu'elle
en avait reçues après la première, et de sa guérison
miraculeuse qu'elle lui attribuait.

Aubert combla la lacune des instruments de torture
par de nouvelles rigueurs auxquelles il se soumit la
nuit. A chaque heure, il se levait et demeurait vingt
minutes agenouillé sur le carreau glacé, appelant la
prière toujours absente.

C'était déjà un labeur énorme que de chasser les
pensées obsédantes des temps maudits : les souvenirs
de la science et de la rue Saint-Jean. A maîtriser le
courant naturel de son esprit, sa volonté s'épuisait, et
ne gardait plus de force pour remonter au monde mystique tant regretté. Mais, dès la jeunesse, il avait pra-
tiqué la catholique vertu de persévérance, et il en connaissait les effets. Répéter, même machinalement et
sans goût, les paroles et les actes les plus insignifiants,
se condamner, comme le font certains religieux, à con-
templer, deux heures durant, un point tracé sur un mur,
bander toute sa volonté sur un objet unique, c'est arriver à faire tenir la pyramide sur sa pointe. Dans ces

mornes saisons de découragement dont s'épouvante le mystique, quand son cœur ou son corps crie merci, c'est par l'intensité redoublée des pratiques meurtrières et continuées sans trêve, qu'il finit par rallumer sa vie factice et ses voluptés éteintes.

Aubert enfin parvint à prier! Une effusion brusque brisa les barrières mises à ses lèvres, et se répandit soudain autour de lui comme un chant de triomphe. Les ailes engourdies de son imagination et de sa sensibilité se mirent à palpiter; il retrouva ses larmes; il revit la figure qui, en s'arrachant à ses bras, lui avait dit : « Je te reviendrai! »; sa vie d'autrefois reparut comme dans un éclair : il crut tout sauvé.

Mais, au sortir de cette minute d'extase, quand, par ses habitudes nouvelles d'analyse, il chercha à se rendre compte de son état, il reconnut que sa résurrection était incomplète, et qu'une partie de lui-même demeurait engagée dans le sépulcre. Il se voyait divisé en deux, comme arrêté entre ciel et terre en un point infranchissable; la nuit sans doute avait disparu, mais ce n'était encore qu'une demi-clarté, à travers l'épais brouillard; et son cœur et l'être désiré restaient à une incalculable distance l'un de l'autre. Il entendait des voix murmurer à son oreille : « Tu te trompes, et tu veux te tromper! Ce que tu prends en toi pour le mystique reparu, c'est l'homme seulement avec sa vive imagination et la chaleur de son âme; ce que tu prends pour le Dieu ressuscité, c'est l'homme encore : c'est le noble Nazaréen qu'aiment tous ceux en qui la nature a mis quelque chose de lui. »

Puis venait le cortége des discours redoutables de Blanche et du docteur. Celui-ci, le fouet à la main, et plus visible dans le souvenir que dans la réalité, lui disait de sa parole énergique : « Ta foi est bien perdue. On ne ressuscite pas les morts ! » Celle-là, de sa voix touchante, l'appelait au culte nouveau.

Mais, s'arrachant à ces réflexions et à ces visions tyranniques, il s'écriait :

« Non, non ! je veux croire et je crois ! Dieu vient de me l'affirmer dans ce moment ineffable, où, par la prière, je l'ai retrouvé en me retrouvant moi-même ! » Et pour la millième fois, martelant chaque mot, afin de le faire entrer de force dans sa conscience, il psalmodiait le *Credo* catholique.

Un matin, il le répétait ainsi, quand sa grâce lui arriva de l'évêché. Mgr Meulan lui rendait tous ses pouvoirs. M. le baron n'avait pas eu grand'peine à fléchir son cousin déjà touché par la vie retirée et pénitente du vicaire, et qui n'attendait après le procès que le temps moralement nécessaire pour lever la peine.

Presqu'au même instant, l'abbé reçut un autre pli : son curé lui mandait que sa messe était marquée ce jour même pour dix heures.

Il sentit ses cheveux se dresser sur sa tête. Il n'attendait pas sitôt la grande épreuve. Se présenter à l'autel, prendre à la main le calice, l'hostie, et tirer de ses lèvres les paroles sacramentelles, — le pouvait-il maintenant plus que ce jour où il n'eut que la force de revêtir la tunique blanche pour la quitter aussitôt ? Toutes ses terreurs le reprenaient à la fois. Il se vit perdu s'il s'y abandonnait.

« Arrière les fantômes et les pusillanimités ! dit-il ; la victoire est au bout de cette dernière audace ! Je monterai à l'autel ! »

Il se mit en prière, récita toutes les oraisons en langue latine qu'il retrouva dans sa mémoire, et,

l'heure venue, se rendit à la cathédrale. Il mit les vêtements sacerdotaux avec une précipitation extrême, et,
précédé de l'enfant de chœur, sortit de la sacristie, le
pas assuré.

En face de lui, derrière la table de communion, dans
l'angle d'un pilier, il vit Pontalais debout. Le docteur
revenu chez l'abbé, et trouvant la porte réparée et re-
fermée, s'était contenté de l'entendre se mouvoir dans
sa chambre, sans essayer d'y entrer. Il attendait. Madame Mérelle, dévote, curieuse, et toute préoccupée
d'Aubert, venait de lui apprendre les changements arrivés, cette grâce, et l'heure de cette messe. Il y courut.

Leurs yeux se rencontrèrent et prirent un air de
défi. Ceux du savant disaient : « Tu te mens à toi-
même ! Voici ta défaite ! Tu n'achèveras pas ! »

Ceux du prêtre répondaient :

« Ma foi est vivante comme mon Dieu ! Ils me sauve-
ront de vos mains, et je vais pour l'éternité me réfugier
auprès des tabernacles protecteurs ! »

Quelques femmes seulement, çà et là disséminées,
car c'était un jour ouvrable, se préparaient à entendre
la messe.

Il commença d'une voix haute et attendrie les premières paroles du sacrifice, si éloquentes à cette heure :
« Je m'approcherai de l'autel du Dieu de ma jeunesse ! »

Il monta ensuite les six hauts degrés de marbre
rose qui font une des curiosités de la cathédrale de
X***. Sa voix se soutint jusqu'à l'évangile. Au *Credo*,
elle baissa et il s'arrêta à plusieurs reprises, comme si
la mémoire lui eût manqué. Son assurance le quittait.
Il découvrit les vases sacrés, et d'une main tremblante,
y versa le vin et l'eau, dont quelques gouttes se répandirent au dehors. On entendait à peine le murmure de

ses lèvres. En se tournant vers les assistants, il ne s'aperçut pas qu'il cessait de parler latin, et leur dit son oraison en français, d'un accent qui les frappa autant que la langue dont il se servait : « Priez, mes frères, afin que mon sacrifice soit agréable à Dieu, le Père tout-puissant! » Tandis qu'il prononçait ces mots, il regarda Pontalais, debout à la même place ; mais cette fois avec une expression différente : celle qu'il eut, lorsque après la grande profession de foi de l'évêque, il lui dit : « Mon ami, faites-moi le serment de ne pas m'abandonner, quoi qu'il arrive! » Pontalais parut le comprendre, car il lui répondit par un doux regard de frère.

A partir de ce moment, une sorte de paralysie le prit, qu'il secouait par de brusques mouvements d'esprit et de corps. En approchant de la consécration, ces mouvements s'affaiblirent. Sentant sa mémoire se troubler tout à fait, il essaya de suivre sur le tableau qui s'appuie au tabernacle sa prière oubliée. Il y lut :

« C'est le caractère de vos dogmes qui m'a épouvantée. J'y ai vu la colère, la vengeance, la méchanceté d'un Dieu! Votre culte m'a présenté d'abord, à travers l'art dont vous l'enveloppez, le spectacle d'un cadavre, une victime couverte de plaies et de sang, et qui tous les jours expire entre vos mains, frappée par la main de Dieu lui-même. Quelque figure que vous donniez à de tels objets, bien que vous appeliez *non sanglant* votre sacrifice, je n'ai pu retrouver dans ce culte et dans ces dogmes le Dieu bon, tel que mon cœur se le représente, le Dieu père de cette Humanité, qui serait mille fois au-dessus de lui, si vous disiez vrai, car elle sent, elle, que le fond de ses propres entrailles et de sa grandeur, c'est l'amour et la miséricorde!... »

Tout le discours de Blanche était écrit là.

Il ferma les yeux et murmura :

— C'est le démon !

Cet entraînement de sa pensée le ramena par son excès même. La volonté reparut.

Le moment était venu. Il prit l'hostie entre ses doigts, et s'inclina pour prononcer les paroles solennelles, et changer ce pain en Dieu. Il demeura si longtemps dans cette attitude que les fronts des fidèles, courbés comme le sien, se relevèrent. L'enfant de chœur, agenouillé près de lui, le tira par ses vêtements, lui parla, sans le faire changer de position. Il le crut mort, eut peur, et quitta l'autel.

Soudain le prêtre se redressa en laissant rouler l'hostie à terre, et cria lamentablement :

— Non ! c'est fini ! fini !

Il étendait les bras et penchait en arrière. Pontalais franchit d'un bond la table de communion, mais il n'arriva pas à temps. Aubert tomba à la renverse du haut des six degrés, et se fracassa la tête sur le pavé de marbre. . . . .

On accourut avec des lamentations, les employés de l'église les premiers, qui parlèrent aussitôt d'aller chercher M. le curé, Monseigneur, tout le clergé, pour relever l'hostie gisant sur la dernière marche de l'autel.

— Restez, leur dit Pontalais avec autorité, j'ai besoin de vous !

Il s'assura que l'abbé vivait, examina la fracture qui lui sembla grave, et employa tous les assistants, les uns à dépouiller Aubert de ses vêtements sacerdotaux, les autres à préparer des linges dont il fit un bandage. Il se hâtait. Dans une chapelle voisine, un brancard mortuaire attendait un cadavre : il se le fit apporter ;

on lui obéissait comme à un médecin. Il l'y plaça, saisit
lui-même un des bâtons en compagnie de trois hommes
qui venaient d'entrer, et avant que l'éveil fût donné,
il arriva avec son fardeau dans la cellule de la rue
Neuve. Là il respira ; il était sûr maintenant de le garder, et de lui tenir la promesse qu'il lui avait faite.

Il envoya chercher un jeune médecin qu'il voyait
quelquefois à sa pharmacie. Celui-ci visita la blessure,
la jugea sérieuse, et, comme il n'y a pas d'autre traitement en pareil cas, se contenta de rétablir le bandage
tel que l'avait mis Pontalais, qui lui dit ensuite :

— Nous le soignerons ensemble, monsieur. Vous n'au-
rez pas, je pense, de quelque temps, à forcer votre sentiment pour déclarer que le malade ne saurait être
transporté d'ici sans danger, ni visité par personne?

— Evidemment, répondit le médecin.

Aubert était à peine dans sa chambre, que la nouvelle
de ce grand événement se répandait dans la ville.
Mgr Meulan le connut le premier par les employés de
la cathédrale. Il les blâma vivement de le prévenir si
tard, et envoya ses gens arrêter dans la rue le brancard, et s'emparer du malade pour le porter à l'évêché.
La poursuite ayant été inutile, il dépêcha le curé et
M. l'abbé Guillois. Ils furent reçus à la porte par Pontalais, qui s'excusa poliment de ne pouvoir les laisser
entrer.

Alors Mgr Meulan se présenta lui-même, muni des
saintes huiles.

— Il est d'usage en ce pays, dit-il sèchement au docteur qui lui barrait le passage, que le ministre de Dieu
prime tout le monde auprès des agonisants, et que le
médecin lui cède la place. Si M. Aubert va mourir,
vous pouvez vous retirer ; s'il n'est pas en danger immi-

nent, je désire le faire emporter chez moi où il recevra d'autres soins qu'ici. En tout cas, je dois lui administrer la sainte Extrême-Onction.

— Ici, dit Pontalais, nous sommes deux médecins fort capables de le soigner — je vous en parle simplement pour votre tranquillité — et qui nous accordons sur l'impossibilité d'un changement de lieu, comme sur celle de lui faire entendre à cette heure quoi que ce soit, et qui que ce soit, même un ministre de Dieu. Il est dans un état d'insensibilité parfaite, sous l'empire d'une commotion cérébrale qui réclame des ménagements infinis : car, par ce qui se passera à son chevet, il y va pour lui de la vie ou de la mort, de la raison ou de la folie. — Le médecin, par des mouvements de tête, appuyait ces paroles. — Du reste, si vous...

L'évêque l'interrompit :

— Prétendez-vous éloigner le prêtre de son frère mourant !

— Du reste, reprit Pontalais continuant sa pensée, si vous tenez à lui administrer l'Extrême-Onction, faites-le, à la condition que ce sera dans le plus grand silence.

Bien qu'humilié par ce ton de supériorité paisible, Mgr Meulan entra. Une vive préoccupation, entre les autres, le tenait : celle de cette hostie échappée des mains du sacrificateur, et roulant dans la poussière. Était-elle consacrée ou non ? Il fallait en effet, dans le premier cas, procéder nécessairement à des cérémonies expiatoires. Il se pencha vers le blessé, et ne pouvant se contenir, lui dit :

— Abbé Aubert, avez-vous consacré les saintes espèces ?

— Vous manquez au contrat ! dit Pontalais.

Et il ouvrit la porte.

— Abbé Aubert, reprit le prélat à voix fort haute, au nom de la sainte obéissance, répondez par un signe !

Comme sous un coup qu'il aurait reçu de l'air ébranlé, le malade rendit un gémissement. Le médecin s'approcha de l'évêque, et lui représenta en termes clairs le danger d'un pareil interrogatoire.

Mgr Meulan se tut, resta immobile quelques instants, puis donna l'Extrême-Onction au corps inerte étendu sous sa main.

En se retirant, la rougeur au visage, les lèvres serrées, il dit de la porte :

— On paraît ignorer ici quel est le degré de respect qui se doit à... certaines personnes !

— Non, répondit Pontalais ; on y sait que le degré de respect qui se doit est juste celui que les autres, quels qu'ils soient, nous doivent à nous-mêmes.

— A quel titre, et depuis quel temps, monsieur, reprit l'évêque, vous êtes-vous arrogé un tel pouvoir sur ce jeune homme ?

— J'exerce envers lui les devoirs et les droits de l'amitié, monsieur ; je suis son ami depuis la mort de madame Thiel dont il a hérité, comme vous le savez.

— Vous êtes son ennemi, le corrupteur de sa foi ! Nous devons vous en accuser hautement, nous, son père et son maître, et protester contre votre présence en ce lieu !

— Son père... il vous plaît de le dire. Quant à son maître, il n'en a pas d'autre que lui-même ! Lorsque ce maître parlera, nous obéirons, vous et moi. Jusqu'alors, je ne quitte pas ce chevet !

— Vous ne m'arracherez pas cette âme ! dit Mgr Meulan avec passion, et votre influence funeste n'ira pas plus loin !

Pontalais regarda en face le potentat : il éprouva un plaisir amer à provoquer cette force redoutable, et repartit :

— Je vous arracherai cette âme... et sans doute aussi, cet héritage !

XXII

La langue médicale qu'il parlait, ses soins intelligents, son assurance firent croire, heureusement pour lui, que Pontalais possédait son diplôme de médecin. Le docteur de l'évêché, qui se présenta bientôt, le prit lui-même pour un collègue.

Mgr Meulan le dépêchait avec des instructions impérieuses. Il voulait Aubert dans son palais. L'audace inouïe de Pontalais envers sa personne suffisait à expliquer ce désir. La pensée du procès en appel devant la cour impériale demandait aussi cette précaution. Un autre motif touchait l'évêque : celui de cette âme même à retirer des mains du démon, de ce saint à préserver de la chute. Il ne savait pas tout : les derniers mots de l'abbé à l'autel, mal entendus des assistants, lui avaient été redits de manière à les lui faire prendre pour un simple cri d'évanouissement. Aussi, dans sa visite, ne s'occupa-t-il guère que d'apprendre si la consécration de l'hostie avait eu lieu. Dans le doute, il venait d'accomplir les cérémonies expiatoires dans la cathédrale.

Le médecin de l'évêché était un vieillard. Pontalais sut le charmer par ses égards délicats ; la science, qui est honnête de sa nature, fit le reste. Avec le péril du malade, il constata l'habileté des soins, le dévouement qui l'entouraient, laissa de côté son rôle imposé, et dit franchement à l'évêque ce qu'il pensait.

M. le baron de Forty vint à son tour rue *Neuve*, comme pour prendre des nouvelles. Il aborda en souriant, et du meilleur bon ton, Pontalais, qui lui répondit par le même sourire et par le même bon ton, mais en lui laissant voir une résolution parfaitement sur ses gardes.

Alors tous les prêtres de X*** reçurent ordre de se succéder de deux en deux heures, jour et nuit, auprès du lit d'Aubert, pour prévenir l'évêque aussitôt qu'il reprendrait connaissance. M. l'abbé Érard seul se fit excuser sur sa laryngite, dont il se trouva précisément plus incommodé qu'à l'ordinaire.

Le docteur dut accepter toute cette surveillance. Il sentit qu'il faut laisser quelque souplesse à la conduite la plus tendue. Il se contenta d'imposer à chacun des ecclésiastiques un silence absolu, sous peine d'exclusion.

Il travaillait au chevet du lit. La nuit il couchait tout contre, sur un matelas. Il ne quittait son malade que pour aller rue Saint-Jean porter des nouvelles à Blanche, donner une leçon dans son laboratoire, et garder les enfants, lorsque madame Parson se rendait à la prison de R***. Pendant ce temps, le jeune médecin, dont il s'était fait un ami, le remplaçait.

Enfin, sous ces yeux ardemment attentifs, Aubert, un matin, reprit le mouvement.

Aux premiers mots du ressuscité, Pontalais vit sans

grand étonnement, mais avec beaucoup de douleur, une phase nouvelle de la maladie. Les fractures du crâne, en cas de guérison, ne vont pas d'ordinaire sans quelque perturbation mentale dont la commotion au cerveau est la cause. Ce trouble de l'esprit peut être temporaire, mais peut aussi durer autant que la vie. Tandis qu'il étudiait le malade, M. l'abbé Guillois se présenta en grande hâte, dépêché par l'évêque averti. Mgr Meulan, déjà levé pour partir en apprenant la nouvelle, s'était rassis, par la crainte d'aller heurter encore sa dignité à Pontalais. Malgré la facilité avec laquelle il étouffait en lui les terrestres sentiments, son amour-propre saignait à se rappeler l'attitude du docteur en sa présence. Celui-ci fit toucher du doigt au vicaire général l'état d'Aubert manifestement aliéné, et lui demanda gracieusement d'user de son crédit pour faire rendre leur liberté aux surveillants et à lui-même.

Cette folie ne parut pas chose fort regrettable à Mgr Meulan; il y vit le doigt de Dieu : la perte de la raison valait infiniment mieux pour un prêtre que la perte de la foi; et le désistement d'Aubert avant le second procès n'était plus à craindre.

Cependant en apprenant de son médecin que l'abbé pouvait guérir, et même prochainement, il fit ses diligences.

Le directeur d'une maison de santé voisine, le maire de X***, M. le baron de Forty, comme secrétaire général de la préfecture, le commissaire de police, se présentèrent rue *Neuve* pour réclamer Aubert. Le docteur s'y attendait. Ils le trouvèrent en défense, tout armé d'arguments de médecin, de légiste et d'homme résolu :

— La folie du malade est parfaitement inoffensive,

leur dit-il. Vous le voyez, il sourit et tend la main à tout le monde.

En effet, l'abbé, en ce moment, serrait celle du commissaire de police.

— Il a le vivre et le couvert, des remèdes, des soins, un ami. Voici le Code, messieurs ! Montrez-moi une seule loi qui vous autorise à emporter de chez lui un citoyen placé dans de telles conditions. Je vous demande de vous associer à moi pour faire respecter ici le droit et le Code : c'est votre devoir, c'est le mien ; il m'est sacré !

Une très-riche ressource dans l'homme, fort négligée, et qui amènerait aussitôt une abondance de justice distributive ici-bas, c'est la résistance imperturbable à tous les envahisseurs, de quelque nom qu'ils s'appellent, et de quelque costume qu'ils se couvrent. Les hommes semblent vouloir ignorer ce qu'ils peuvent comme ce qu'ils valent, et du mal accompli, des attentats contre leurs libertés, ils sont les auteurs autant que les victimes. Il y a dans l'affirmation de son droit par une volonté intelligente et ferme, une force, une fascination invincibles. Le premier qui se prit à celle de Pontalais fut le commissaire de police, déjà touché de la naïve poignée de main d'Aubert. Il donna le signal de la retraite.

En apprenant cette faiblesse de fonctionnaires tout puissants, Mgr Meulan dit à M. le baron avec une tristesse un peu dédaigneuse :

— Mon cousin ! le laïque a beau être à nous, il n'est jamais nous-mêmes !

Il conta sa peine à M. l'abbé Guillois, qui, plus dévoué et plus actif que jamais, ne répondit rien, mais se promit d'agir pour la consolation de son maître, et d'y réussir cette fois. M. de Forty, de son côté, employa son influence sur la magistrature de X*** pour presser l'heure du procès en Cour impériale.

Un bon régime, un grand repos — car M. Guillois avait retiré de la chambre la surveillance pour la transporter au dehors — renouvelèrent peu à peu les forces vitales d'Aubert. Sa douce et affectueuse folie s'éclaira de quelque lumière. Le réveil de l'intelligence s'annonça. Il n'avait encore reconnu personne. Un jour Pontalais, qui parcourait un journal auprès de lui, le vit s'approcher, le regarder attentivement, puis se jeter dans ses bras, en s'écriant :

— Mon ami! mon ami!

Le mouvement intellectuel ainsi commencé se continua. Ce furent d'abord des souvenirs lointains, brisés et confondus dans le désordre du rêve. Mais presque tous étaient présents : les mille idées de religion, de philosophie, de science, qui avaient agité cet esprit, pouvaient se distinguer à travers le brouillard et l'incohérence des paroles. La première qui se montra dans toute sa netteté fut celle qui, sous les traits d'une poétique image, lui donna sa dernière espérance dans la nuit où il perdait la foi.

— J'ai vu une céleste figure me quitter, mais en me disant : Je te reviendrai! — Quand il eut trouvé ce mot, il le garda constamment sur les lèvres.

Pontalais maintenant se voyait sûr de la guérison. Seul avec lui, il le maniait avec une tendresse, une délicatesse maternelles, le nourrissant doucement, s'accommodant à la faiblesse de ses souvenirs, et les accompagnant, pour ainsi dire, par la main.

Il s'était fait autour de la cellule d'Aubert un profond silence. L'évêché semblait avoir abandonné le champ de bataille. Pontalais se laissa aller à prendre un peu plus de temps pour ses courses à la rue Saint-Jean. Le médecin qui continuait de le remplacer pendant son absence, mit lui-même moins d'exactitude à l'attendre, et partit quelquefois avant son retour.

Ce fut par ces interstices que se glissa M. Guillois, dont la surveillance extérieure se tenait perpétuellement sur pieds.

Il parvint ainsi jusqu'à Aubert à trois reprises, et lui adressa mille questions auxquelles celui-ci, sans le reconnaître, répondit invariablement :

— J'ai vu une céleste figure qui m'a quitté en me disant : Je reviendrai !

Ce mot fit songer M. Guillois, qui, à la troisième visite, lui dit :

— Je sais où est la céleste figure, et je veux vous mener à elle.

Ce jour-là, Pontalais, en se rendant à la rue Saint-Jean, était ravi de quelques nouveaux éclairs apparus dans l'intelligence de son ami. Il regardait comme très-prochain un complet rétablissement, et il voulait que Blanche et les enfants lui vinssent maintenant en aide pour l'accélérer.

Madame Parson n'avait pas visité l'abbé, moins encore par un sentiment de convenance que par l'inutilité d'une visite à un malade que Pontalais suffisait à soigner. Mais elle en était fort préoccupée : ces tortures, cette effroyable chute sur le pavé de l'Église, cette folie remplissaient son âme de souci. Les enfants parlaient souvent de l'abbé et demandaient à le revoir. Le docteur leur proposa de leur ménager une rencontre avec lui le soir même, dans une promenade aux abords du chemin de fer. Il donna ensuite sa leçon ordinaire.

Comme il la terminait, une sorte de paysan endimanché se présenta, et après un interminable exorde de politesses et d'éloges sur la science de celui qu'il venait consulter, il lui demanda la composition chimique de plusieurs engrais. Il montrait quelque bonhomie. Le docteur dit ce qu'il put, et coupa court; mais le visiteur paraissait de ceux qui, en compagnie, parlent toujours sans rien entendre, et il lui fallut après vingt minutes le faire taire en le faisant sortir.

C'était un domestique de la *Conception* dépêché par M. Guillois pour retenir Pontalais chez lui aussi longtemps que possible, tandis que, le médecin parti à l'heure fixe, suivant sa coutume depuis quelques jours, on entraînerait Aubert. Le plan avait réussi.

En quittant cet homme, quelques soupçons traversèrent l'esprit de Pontalais. Madame Parson venait de partir avec les enfants pour le rendez-vous. Il courut rue *Neuve*. La cellule était déserte! On avait dû conduire Aubert à l'évêché ou au collège épiscopal.

L'embarcadère du chemin de fer, auprès duquel Blanche l'attendait, est presque sur la route de l'évêché, par un détour de deux cents pas. L'idée lui vint d'y passer. Il aperçut presqu'en même temps les enfants avec leur mère sur la petite place, et M. l'abbé Guillois derrière le vitrage de la salle d'attente. Il entra. A un pas du vicaire général, Aubert était tranquillement assis entre deux prêtres. Le convoi partait dans cinq minutes. On emmenait Aubert à la Chartreuse de Maucène. M. Guillois, à la vue du docteur, se dressa vivement, la face empourprée.

Pontalais prit la main d'Aubert et lui dit :

— Que faites-vous là?

— Ah! mon ami, répondit-il, que je vous aime d'être

venu avec nous ! Ils me mènent voir la céleste figure !

— Mais elle est ici ! repartit Pontalais d'inspiration.

— Ici ?

— Venez !

Aubert le suivit.

— Monsieur !... dit l'abbé Guillois que Pontalais ne regarda même pas.

Après eux, les prêtres sortirent de la salle, et s'arrêtèrent à quelques pas sur la place.

Le docteur conduisit Aubert vers madame Parson. Elle contemplait ses fils jouant à côté d'elle, et s'appuyait à un ormeau, le menton dans sa main, le visage doucement mélancolique. Un rayon du soleil couchant ceignait son front comme d'une auréole, et rendait vraiment céleste cette belle tête.

— Ah ! s'écria l'abbé en joignant les mains, c'est elle !

Puis, en quelques secondes, il changea d'expression : la flamme paisible de l'intelligence voltigea dans ses yeux et sur ses traits, et il dit :

— Madame Parson !

Les enfants accoururent joyeusement vers lui. Il les saisit, et retrouva leurs noms en les embrassant. Blanche s'approcha et lui adressa avec émotion quelques paroles affectueuses.

— Quel rafraîchissement dans ma tête ! dit-il en y portant les mains. J'ai été malade ?

— Vous êtes guéri ! répondit-elle.

Pontalais lui montra l'abbé Guillois et les deux prêtres en observation derrière eux.

— Ces messieurs vous enlevaient. Voyez-vous pour quelle cause ?... Souvenez-vous...

Il concentra un moment toute son attention revenue :

— Ah ! fit-il en se jetant dans les bras du jeune homme, vous ne m'avez pas abandonné !

— J'ai tenu mon serment !

Ils s'avancèrent tous les deux vers le vicaire général.

Les quatre enfants parlaient vivement entre eux depuis qu'ils avaient aperçu M. l'abbé Guillois.

Paul, Georges et petit Pierre tremblaient, Jacques cherchait à les rassurer :

— N'ayez pas peur, disait-il : nous ne sommes pas ici dans son collége !

— N'y va pas, notre ami ! cria Paul éperdu en voyant les deux jeunes gens s'éloigner.

— Mais n'y va donc pas ! répéta Pierre.

— Il vous baptisera ! exclama Georges que sa mère fut obligée de maintenir.

Devant le vicaire général, Aubert prit la parole avec un accent à la fois ému et ferme :

— Messieurs, vous pouvez partir, je ne vous suis pas : je vous parle à cette heure avec toute ma raison !

— Monsieur le vicaire général, ajouta Pontalais, le chapeau à la main, veuillez rapporter à monsieur l'évêque que le maître a prononcé ; il vous expliquera ce que cela veut dire, et vous engagera peut-être à nous épargner à l'avenir des surprises de ce genre. Pour vous-même, il en est sans doute assez de deux manquées !

Les prêtres, sans répondre, reprirent le chemin de l'évêché. Les deux amis revinrent vers Blanche et les enfants.

XXIII

Aubert se retrouva bientôt tout entier avec ses facultés, sa science acquise, et ses souvenirs aidés et complétés par les récits de ses amis.

Devant le cadavre de sa foi qu'il vit d'abord, ses yeux restèrent secs. Il avait épuisé la douleur comme le désir de revenir en arrière par un second mouvement désespéré. La vie impétueuse l'appelait loin des sépulcres et des regrets stériles. Ses pieds ne pouvaient tenir cloués à cette place où il avait failli mourir. Il lui fallait se mouvoir, avancer, contenter son cœur affamé de lumière. Rien n'est beau comme les mouvements d'une nature bien faite qui suit sa pente. On le vit, débarrassé des principes contradictoires qui l'enchaînaient auparavant, marcher de son allure libre et ingénue à la poursuite et à la possession de la sagesse.

Sur sa route cependant, se dressèrent des obstacles : des systèmes opposés, des négations, des ténèbres au fond de quelques questions capitales, et comme des abîmes illimités où ses yeux virent flotter dans le vide de grands esprits chercheurs.

Ce furent quelques problèmes de métaphysique qui l'arrêtèrent ainsi. Pontalais l'engagea à franchir vivement ce défilé :

— Dieu me garde, lui dit-il, de mal parler de cette science! l'homme n'est jamais trop curieux. Mais elle

semble jusqu'ici une science de luxe dont il peut rigoureusement se passer. Que le monde ait été créé de quelque chose où de rien, que la matière soit ou non éternelle, qu'il n'y ait qu'une substance, qu'il en existe deux,
par quel mystère l'esprit agit sur le corps, et le corps
sur l'esprit; ce qu'est l'esprit, ce qu'est le corps, tout
cela serait assurément bon à connaître; mais la nature
nous en a dérobé le secret. Les plus graves systèmes
sur de tels sujets font songer à la présomption et au
creux des affirmations théologiques; leur profondeur
les enfonce encore plus avant dans l'obscurité des nuages. Je me rappelle un mot de Voltaire qui me frappa
fort quand j'étais encore écolier, et que, malgré sa sévérité, je vous cite à peu près : « De deux interlocuteurs,
lorsque celui qui écoute ne comprend pas ce que l'autre
lui dit, c'est de la métaphysique; et lorsque celui qui
parle ne se comprend pas lui-même, c'est de la haute
métaphysique. » Acceptons notre destin : je vous l'ai
dit dès nos premiers jours d'amitié; prenons-nous pour
ce que nous sommes, pour des intelligences inférieures,
sans doute l'ébauche de l'humanité pensante. Vivons à
notre mesure, et d'après les lois qui nous commandent.
Il ne nous est pas défendu d'imaginer, de supposer, ni
de chercher à voler par les airs; mais n'oublions pas que
nos jambes, le sol et le bon sens sont encore ce que nous
possédons de plus clair et de plus ferme pour aller et
pour aboutir.

Il existe un Idéal moral. Je le salue pour l'avoir çompris par vous, mon ami, et par madame Parson. Les
études où votre propre mouvement d'idées m'a porté,
me l'ont fait voir encore dans nombre de belles âmes,
comme celles de Zoroastre, de Cakia-Mouni, de Confucius, de Jésus, d'Epictète. Je l'ai trouvé là, net, précis,

devenu un fait visible, palpable, vraiment scientifique, et une des preuves les moins réfutables de la Divinité. A vous qui le possédez dans sa plénitude, la science ne révélerait ni la cause ni la bonté 'suprême, vous n'en tiendriez pas moins à Dieu par cette attache de nature, vous ne l'affirmeriez pas moins au monde en le lui communiquant.

Le sentiment religieux est semblable au sentiment de l'art. Comme celui-ci fait les poëtes, celui-là fait les apôtres. Tous les deux se passent de doctrines, de systèmes, d'argumentations. Ils remplissent leurs élus, ils les transportent; aux mouvements qu'ils leur impriment, ils éclatent et se proclament. Voilà votre pierre de touche, mon ami, vos matériaux de reconstruction morale. La religion n'est pas une science. C'est pour en avoir fait une science qu'en ce siècle scientifique le dur Dogmatisme, malgré ses efforts furieux à l'heure présente, va périr. Au nom du ciel, ne songez pas à remplacer votre théologie morte par une autre qui ne vaudrait pas mieux! Oubliez-en jusqu'au nom même, et d'une main pieuse, aidez aussi à le rayer du cerveau des vivants! Entre les œuvres religieuses aujourd'hui, la première doit être de rendre l'esprit à lui-même et à sa naturelle rectitude. Le mouvement droit et ingénu de nos facultés a dévié depuis le premier de ceux qui commandèrent l'affirmation de l'extravagant et de l'indémontré, et qui nous apprirent à dire : Je crois! là où la logique n'avait qu'à rire, ou à répondre : J'ignore! Depuis lors, la machine à penser reste détraquée dans le troupeau des hommes, sur les trois quarts du globe. On demeure confondu devant cette violation de la nature et des lois du Créateur. Il n'en est pas de plus prodigieuse. Elle ne saurait se mesurer qu'à la somme

infinie des erreurs, des sottises, des haines, des massa-
cres, des actions abominables, des mille tyrannies qu'elle
a enfantés. Voilà la vieille lèpre à soigner, autour de
laquelle, à cette heure, se pressent nombre de médecins
qui croient à une guérison prochaine. Ils se laissent traiter d'impies en faisant cet acte de respect aux lois de
la Puissance créatrice. Ils disent que la santé des esprits,
c'est déjà l'union des âmes. Joignez-vous à eux. Vous
ne feriez qu'enseigner aux hommes à suspendre leur jugement dans les choses obscures, à dire souvent : Je ne
sais pas! que vous mériteriez d'être appelé un bienfaiteur de l'humanité.

N'affirmez que l'évidence. Les idées qui vous sont
chères, et que vous ne pourriez offrir dans la lumière
éclatante de la démonstration, contentez-vous de les présenter comme une consolation et comme une espérance :
Les plus libres chercheurs de ce siècle accepteront à
ce titre l'existence de Dieu et l'immortalité de l'âme :
ils ont un cœur! Affirmez la sainteté, la justice, l'amour;
cela se touche au doigt; cela crie d'une voix puissante
au fond de toute poitrine humaine! Croyez à votre conscience : c'est en vous plus qu'au dehors que vous retrouverez l'objet de votre poursuite. C'est en vous, mon doux
Aubert, que j'ai puisé moi-même la foi... oui, la foi;
c'est-à-dire la croyance au Bien absolu, à l'Idéal moral.
C'est de votre cœur que j'ai transporté goutte à goutte
dans le mien cette séve, cette passion divine, dont je me
riais jadis! Ne vous en étonnez pas! Au début de nos
relations, nous arrêtâmes un dessein, chacun de notre
côté. Vous me dîtes le vôtre; je gardai le mien secret :
Nous voulions mutuellement nous convertir : vous
m'avez converti, Aubert, car vous avez enrichi mon
être. Je vous ai converti et enrichi également. Il vous

manquait la pensée; il me manquait l'âme. Quelques pas faits l'un vers l'autre, avec le seul désir de la vérité, il n'en a pas fallu davantage pour nous compléter. Mais nous y avons employé bien du temps, et à marcher, vous avez cruellement souffert : vous traîniez aux pieds le boulet de la servitude. Vous voilà libre enfin : jouissez de votre liberté. Étudiez, comparez, approfondissez, mais ne vous laissez pas trop troubler aux disputes humaines : il est quelques principes éclatants aux yeux de la raison. Revenez-en toujours là. Il est surtout, je vous le répète, des cœurs qui n'ont qu'à se regarder pour trouver ce qu'ils cherchent. La foi possible à l'homme se trouve, comme vous le disait madame Parson, à portée de main. Vous la tenez dans la vôtre. —

Avec Blanche, Aubert s'entretenait souvent de Jésus. Ils lisaient ensemble et commentaient l'Évangile auprès des enfants attentifs. Laissant la partie légendaire, ils s'attachaient au seul enseignement et à l'âme du maître, et de cet enseignement, de cette âme, ne prenaient que la fleur : le spiritualisme pur, la religion intérieure dégagée de métaphysique, de théologie, de sacerdoce, d'Église; la fusion de l'homme en Dieu par le sentiment filial, et l'amour de l'humanité.

Le néophyte entendait enfin ce livre dans toute l'étendue de ses portions sublimes; à la façon de ses amis, il ne les appelait divines que parce qu'elles sont vraies, profondément humaines, et que nous en trouvons la pure racine dans le meilleur de notre être. Jésus-homme lui semblait autrement touchant que Jésus-Dieu : il y voyait la lutte, les grandeurs, les défaillances; il se retrouvait en lui; il se sentait capable d'aimer, de parler, de mourir comme lui pour son idée : « Et moi aussi, je suis un apôtre! » murmurait-il aux battements de son âme.

Pas à pas, en écoutant ces entretiens de la raison et
du cœur marchant à ses côtés avec Pontalais et Blanche, et mené par la main du génie intérieur, il gra-
vit le sommet d'où il avait été précipité. Il s'y retrouva avec une joie immense et des forces décuplées.
La foi lui était revenue suivant la promesse qu'elle
lui avait faite en le quittant. Il le dit à ses amis, un
matin, dans une promenade aux champs, tandis que le
soleil se levait, et étendait de longs rayons sur la plaine
paisible :

— Je vois et je crois ! Une lumière pure comme celle
de cet astre, m'éclaire et m'échauffe, et la sérénité de
cette nature, je la sens en moi ! Mon âme, ce monde,
Dieu, tout s'accorde dans une simple et harmonieuse
logique ; l'idée et le sentiment se confondent dans l'unité.
Le jour ne peut paraître plus splendide aux yeux du
ressuscité ; celui qui verrait un palais se dresser à la
place de sa hutte rasée par le tonnerre, sentirait seul la
joyeuse surprise de mon cœur ! O temple étroit de ma
jeunesse, cercueil où j'ai dormi, bandelettes sacrées qui
m'étouffiez, je ne vous maudis pas ! Je vous ai dû l'erreur
plus funeste que la mort ; mais je vous dois aussi la forte
expérience, et le courage dont on poursuit le mensonge
quand on en a souffert, et que l'on veut en sauver les
autres !...

Debout sur un tertre élevé, entre Blanche et le docteur, la tête inspirée, la voix tour à tour énergique et
douce, il continua quelques minutes son hymne de déli-
vrance, et acheva en disant :

— Comme mon frère le fit en Galilée, j'irai enseignant
la pure religion des consciences affranchies. Vous, mes
maîtres, vous serez mes premiers auditeurs ! Nous éta-
blirons ce culte que j'aurais trouvé, si vous ne me l'aviez

déjà révélé, ô mon amie! Nous fonderons le premier temple de la foi future.!

— Oui, dit Pontalais au retour, quand l'émotion fut calmée, et pour égayer les visages; mais il en coûtera bon, et il y faudra la permission de quelques autorités!

. . . .

. . . .

Après la malheureuse expédition de M. l'abbé Guillois, Mgr Meulan s'était hâté de mander Aubert à l'évêché.

Celui-ci, trop faible encore, et sur le conseil du docteur, ne s'y étant pas rendu, il lança contre lui une interdiction nouvelle.

Il songeait à quelque catastrophe sans oser y arrêter son esprit. La beauté de madame Parson, la dernière et singulière scène où elle avait figuré au chemin de fer, faisaient l'objet de ses conversations avec le vicaire général et le baron.

D'après la doctrine catholique, l'âme ne se perd que par deux voies : celle des sens et celle de l'orgueil. Il voyait son prêtre s'emporter dans les deux à la fois.

Quand Aubert se présenta devant lui, il ne le reconnut pas d'abord sous les vêtements qu'il portait, et qui étaient ceux du docteur.

— Que venez-vous faire ici dans ce costume? s'écriat-il après quelques secondes. Retirez-vous, monsieur!

— Monseigneur, répondit tranquillement le jeune homme, je viens réclamer la donation de trois millions que je vous ai faite. A l'heure où j'acceptai cet héritage, je violai la justice, prenant ce qui ne m'appartenait pas: le pain, la dignité, l'avenir d'une famille. Je le pris sur votre ordre, au nom de l'obéissance qui plie un prêtre devant son évêque. Aujourd'hui, je ne suis plus prêtre;

le lien entre vous et moi est rompu : les effets de cette obéissance doivent être détruits. Rendez-moi ma donation.

Malgré la robuste assurance qu'il présentait à tous les coups, l'évêque s'affaissa sur un fauteuil.

— Vous... vous n'êtes plus prêtre ! bégaya-t-il.

— Non !

— Et vous osez me le dire ! reprit-il en se retrouvant. Cela se peut-il? En avez-vous le droit? L'Église seule, représentée ici par moi, possède la puissance de vous dépouiller du sacerdoce... Voulez-vous vous venger d'un juste châtiment? Je vous ai interdit, mais Dieu m'est témoin que ce n'était pas pour toujours !

— L'homme est maître de lui-même. Il est l'égal d'un autre homme, il est libre devant une Église, devant une nation, devant l'humanité tout entière. Il ne relève que de sa conscience : c'est elle seule qui me mène ici!

— La conscience... qui se serait chargée de détourner un saint!... Tenez, la voici toute nue, votre conscience! Le démon de l'orgueil vous a ressaisi par l'amorce du fruit pourri; mais le philosophisme et le libéralisme seuls ne suffisaient pas pour votre ruine : un autre démon s'est ajouté... l'amour charnel... l'adultère !... cette femme!

Aubert pâlit affreusement. Il regarda autour de lui comme pour s'assurer que personne n'était là et n'avait entendu, puis il dit :

— Elle vous pardonnerait... Je vous pardonne !

Il se dirigea vers la porte et ajouta :

— Vous n'avez pas répondu à ma demande. Je réclame ma donation. Voulez-vous me la rendre?

Mgr Meulan, secouant la tête, répondit par les mêmes mots qu'il avait adressés à Parson au chemin de la Source :

— Nous ne le pouvons pas !

— Je vais, dit Aubert en sortant, déposer au parquet de la Cour mon désistement dans le procès.

XXIV

L'évêque parla peu de cette dernière entrevue, mais sa discrétion n'empêcha pas le bruit effroyable qui s'en fit dans la ville entière. Le jour même, tout le monde s'y répétait que l'abbé Aubert avait apostasié aux pieds d'une maîtresse, une protestante ! Cette chute inouïe d'un homme regardé jusque-là comme une des colonnes du sanctuaire, l'apparition du costume bourgeois sur de telles épaules, son désistement dans le procès Thiel, soulevèrent tous les esprits, et appelèrent l'attention sur la maison Parson.

On parlait fort de Blanche dans le grand monde, où M. le baron de Forty, à qui chacun s'adressait, ne répondait qu'à demi-mot, piquant la curiosité, et faisant entrevoir des abîmes. Des salons, les on-dit descendaient dans la rue, où le peuple les traduisait dans sa langue. Les rumeurs arrivèrent aussitôt à Pontalais. Son premier soin fut d'établir pieusement une sorte de cordon sanitaire autour des oreilles de madame Parson. Il prit tous les moyens de l'empêcher de sortir dans les premiers jours. Il recommanda le silence à madame Mérelle, qui, malgré sa dévotion et les remarques de quelques amies, continuait de venir avec ses filles s'asseoir autour du piano de Blanche.

Aubert, accueilli dans la rue par des sourires, des murmures et des huées, ne s'en apercevait pas le plus souvent, ou les excusait sans effort. Cependant, trois ou quatre hommes l'avaient respectueusement salué. Deux lui avaient parlé : un avocat et un ouvrier. Ces marques de sympathie furent répandues, discutées ; l'opposition naissante se recruta de quelques têtes. Des esprits échauffés pouvaient sortir des questions formidables, encore inconnues à X***. Mgr Meulan en trembla ; M. le baron également. Il vit Aubert. Il lui représenta officieusement le trouble de la ville, le désir des autorités de le faire cesser, et le soin de sa propre personne. Aubert déclara que le trouble ne devait pas être fort grave, puisqu'il l'avait à peine frappé ; qu'il s'apaiserait de lui-même au gré des autorités ; que sa personne ne courait aucun risque, et qu'il avait des amitiés et des affaires suffisantes pour le retenir à X***.

Au premier sujet d'étonnement de la cité en succéda bientôt un autre.

Le converti ne voulait pas s'éloigner avant le procès ; et, du reste, l'eût-il voulu, l'argent lui manquait pour le voyage. Depuis sa chute de l'autel, il ne touchait plus de traitement. Il vivait des secours fraternels du docteur.

Celui-ci restait écrasé sous la charge, se rendant à peine compte du prodige par lequel ils n'étaient pas encore tous morts de faim. Son laboratoire, il est vrai, en savait quelque chose. Depuis un mois, ni Blanche, ni les enfants n'y pénétraient, sous prétexte de préparations chimiques dangereuses auxquelles il travaillait. En réalité, il ne renfermait plus rien. Pièce à pièce, pour suffire au payement même irrégulier des leçons de madame Mérelle et à la convalescence de l'abbé, il avait vendu, après les bijoux de Marguerite, tous ses instruments, jusqu'au dernier tube.

Aubert, rétabli, courut à la recherche de quelque travail. Il sollicita longtemps, se vit brutalement repoussé, et découvrit enfin un menuisier qui l'entendit, et lui offrit sa main et une varlope. La maison de ce menuisier était une des six protestantes de la ville.

Ce fut partout une clameur redoublée et immense : l'abbé Aubert ouvrier, et chez un protestant ! Il s'y faisait, dirent plusieurs, une chaire d'où prêcher son protestantisme.

La rude vie de l'atelier sembla d'abord abattre cette nature délicate et déjà ébranlée par tant de souffrances. Mais l'énergie native, la saine nourriture, l'excitant même des exercices corporels la relevèrent vite. Par le grand désir qu'il en avait, et au bout de fort peu de temps, il se montra capable de gagner un salaire : il en tira un autre de quelque copie dont le pourvoyait l'avoué de Parson, et à laquelle il employait les heures de la nuit que lui prenaient autrefois le chapelet et les coups de fouet sur le dos.

Bientôt il put remettre à Pontalais de quatre à cinq francs par jour. Madame Mérelle se reprit à payer les leçons de piano, et Blanche et les enfants à vivre.

Aubert, dans son atelier, comptait quatre compagnons de travail, qui se tinrent d'abord à distance de lui. Sa gravité, sa douceur, la noblesse de sa tête, l'accent profondément humain de toutes ses paroles les attirèrent bientôt. Ils l'interrogèrent ; il répondit librement, d'une manière si pénétrée, si simplement haute, que ces hommes grossiers, mais exempts de préjugés, se virent peu à peu transformés, comme le bois qui passait sous leurs mains.

Deux d'entre eux principalement, à qui l'âme avait été donnée, se passionnèrent pour lui et pour ses idées. Ils voulurent passer leurs soirées dans sa chambre. Ils y rencontrèrent Pontalais. Blanche et les enfants y vinrent quelquefois avec madame Mérelle.

Par cette disposition particulière aux ignorants en qui s'éveille le désir de connaître, ces deux hommes élevaient d'eux-mêmes la conversation. Aubert, pour leur répondre, prenait souvent la parole, développait une vérité morale, ou bien, l'Évangile à la main, commentait quelque parabole de Jésus. Avec la fraternité de nature qui le liait au fils du charpentier, il trouvait des accents simples et profonds comme les siens ; avec la naturelle élévation, la filiale tendresse, l'enthousiasme de son cœur religieux, il parlait comme lui de son Père céleste, et, à le voir si plein de la Divinité, l'auditoire, oubliant le temps et le lieu, se croyait transporté sur les bords mêmes du lac de Génésareth, auprès du Maître inspiré. Il élargissait l'Évangile de toute l'étendue que le temps et l'expérience humaine ont donnée aux idées de justice, d'amour et de liberté. Il montrait la supériorité de l'idéal moral de nos jours sur celui du passé. Il redressait certaines explications fausses des vertus chères au Christ, de l'humilité surtout, qu'il mettait non dans la mutilation, l'anéantissement stupide de soi-même, l'obéissance dégradante, mais dans le sentiment de notre propre faiblesse, sentiment fort naturel et propre aux cœurs élevés qui, par leur élévation même, connaissent le mieux la distance qui les sépare de la perfection.

Pontalais ajoutait que Jésus n'avait pas fait preuve de la moindre humilité envers les Pharisiens, les docteur de la loi, l'Église, le Souverain Pontife du temps, et les puissants de la terre, qui le traitèrent assurément d'orgueilleux forcené.

Le docteur, après Aubert, expliquait quelque point de science. Il mettait des idées claires et justes dans la tête de ses nouveaux amis.

Les voisins de l'apôtre finirent par s'émouvoir de ces réunions nocturnes. Ils virent entrer, sortir, écoutèrent, entendirent. De la rue *Neuve*, ce bruit alla plus loin. On questionna madame Mérelle. On l'épouvanta, quand elle eut tout avoué, par les mots d'apostasie et d'enfer. Pontalais, à qui elle parla d'abord de sa peine, lui demanda :

— Qu'allez-vous faire ?

— Puis-je hésiter ? Hélas ! je ne retournerai plus chez M. Aubert. J'aurais dû y songer : il faut rester dans la religion où l'on est né !

— Ce n'est pas, madame, l'avis de vos prêtres, qui veulent convertir tout le monde à eux, et qui ne seraient pas condamnables, s'ils n'y avaient jamais employé que des arguments solides et des sentiments doux. Grandes ou petites, il existe une centaine de religions : si vous étiez née dans celle-ci, vous mangeriez religieusement votre semblable ; si vous étiez née dans celle-là, vous marcheriez, pour votre sanctification, à quatre pattes ; si vous étiez née dans telle autre, de l'Inde, vous seriez depuis longtemps une veuve réduite en cendres. Ne dites donc plus de pauvretés pareilles !

— Ah ! mon Dieu ! mon Dieu ! soupira-t-elle aussi bruyamment que si le docteur n'avait pas parlé, je ne puis pourtant abandonner l'Église catholique, où je suis née, pour venir à vous !

— Mais, demanda Pontalais, bien que vous ne soyez pas née dans la rue Saint-Jean, vous ne continuerez pas moins d'y venir, comme par le passé, nous demander des leçons ?

— Oh ! assurément, monsieur ! Madame Parson est une musicienne trop distinguée pour que je la remplace.

— À la bonne heure !

Le procès devant la Cour impériale, qui s'ouvrit presque aussitôt, détourna l'attention de ces conciliabules hérétiques.

Le peu d'affaires inscrites en ce moment au rôle, le désir pressant de M. le baron qui représentait la nécessité de terminer au plus vite cette fâcheuse cause, la poussèrent plus vite même que l'évêché ne l'aurait voulu, surtout quand il vit Aubert lui échapper.

Celui-ci s'étant désisté, Mgr Meulan avait, de par la loi, pris sa place, en succédant, comme donataire, à tous ses droits contre les Parson.

Fort de ses titres libellés par-devant deux notaires et deux témoins, suivant les formes les plus inattaquables, l'évêque cette fois s'exposa directement aux coups, la poitrine découverte. Mais la validité de sa donation le soutenait encore moins que le sentiment d'un immense devoir à remplir en défendant ses trois millions contre les agresseurs.

La fleur de la ville s'étalait dans la salle d'audience. Le peuple écoutait du dehors. L'avocat Lagardie, suivant sa promesse, se trouvait encore à la barre. Il appela de nouveau Aubert.

Quand l'ouvrier parut, la belle assemblée ne revint pas de sa surprise, à voir sous un tel costume, l'attitude noble et paisible qu'il présentait. Elle en revint encore moins à entendre ses paroles. Aubert, en effet, déclara qu'on ne pouvait considérer la donation comme valable, malgré les deux témoins, les deux notaires, les précautions prises; car elle avait été consentie par un mineur.

Le président lui fit remarquer qu'il avait trente ans quand il la consentit. Il répondit qu'il ne s'agissait pas de l'âge, mais de l'homme, qui, dépouillé de la possession de lui-même, condamné par une éducation funeste à ne penser que d'après autrui, enchaîné en esclave par des vœux d'obéissance, que sa conscience aveuglée acceptait dans toute leur étendue et tout leur plein, devait être considéré comme mineur, eût-il alors compté soixante ans. Il développa cette thèse avec une éloquence, une suite, une fermeté qui charmèrent quelques oreilles, mais qui ne durèrent que cinq minutes : le président l'interrompit. Il lui demanda, comme l'avait fait le tribunal, de dire simplement s'il avait capté cet héritage et confessé madame Thiel.

— Je n'ai pas capté, je n'ai pas confessé, répondit-il, mais j'ai obéi à un maître : sans lui, je n'eusse pas accepté le testament. J'étais esclave, j'étais mineur! J'ai commis le mal dans l'aveuglement de ma servitude. Tout être qui se lie comme je l'ai fait, ne mérite pas qu'on le traite en homme !

Comme les autres, Lagardie ne s'attendait pas à une telle déclaration de principes. Il s'en empara, et les paraphrasa à son tour, mais en tempérant cette fois son humeur agressive. Quand, par sa parole mesurée, il eut commandé l'attention, il montra ce héros de désintéressement, n'acceptant une grande fortune que pour la donner aussitôt, et qui, aujourd'hui, réduit à vivre de ses mains, en ouvrier, ne la redemandait que pour la rendre aux héritiers légitimes. Il évoqua la grandeur de Parson, celle de Blanche, celle des lois morales représentées par de tels caractères. Il fut grand lui-même, il se surpassa. Il aurait transporté un auditoire un peu moins distingué.

Le même avocat de l'évêché lui répliqua de la même façon qu'au tribunal : froidement, doucement, poliment. Il mérita les mêmes éloges de M. le baron, ainsi que de tous les autres barons qui l'écoutaient. Avec un luxe vraiment admirable de précautions oratoires, de sous-entendus, de réticences que tous comprenaient, que personne ne pouvait relever, il mit toute sa plaidoirie dans cette double affirmation : « On ne peut douter qu'Aubert n'ait apostasié par amour pour madame Parson ; on ne peut douter davantage qu'une partie de l'héritage reconquis ne lui ait été promise contre son désistement. »

Le ministère public prit encore des conclusions conformes : « La captation n'existait pas ; la donation était inattaquable. » Toute cause renferme deux points de vue : le légal et le moral. Il est des juges qui se tiennent d'habitude au premier, d'autres qui se placent plus volontiers au second. Les uns et les autres sont considérés comme également honnêtes. La cour impériale de X*** s'attacha au point de vue légal. Elle confirma en faveur du donataire l'arrêt du tribunal de première instance.

Après ce jugement, Pontalais fut saisi de folie pendant quelques heures. Blanche, Parson lui-même, quelque écrasés qu'ils se trouvassent, durent le consoler.

— C'est moi le seul coupable ! criait-il tout en larmes, c'est moi qui vous ai tenu en prison, mon ami, par cette assurance maudite du succès ! Obstination fatale ! Je suis la cause, cher Parson, de votre hypertrophie du cœur !

Il ajoutait en lui-même :

17.

— Je suis la cause de cette jalousie qui aide aussi à vous tuer !

Quelques jours auparavant, en effet, il avait revu les jets de la flamme enfouie, et jusque là dérobée par tant de courage.

Blanche manda sur-le-champ l'usurier Giraud, qui accourut.

Dans les heures les moins torturées de sa solitude, Parson avait mis la dernière main à sa découverte. Elle était écrite dans toute la précision, dans tout l'ordre de ses détails. Il la remit, avec l'acte de cession, à Giraud, sans le regarder, sans lui adresser une parole. L'usurier déposa au greffe cinq mille francs pour la créance de Martel et donna quittance de la sienne.

Le jour même, l'inventeur, appuyé sur sa femme et sur son ami, rentrait à X***. Devant ses cheveux blanchis et ses traits dévastés, les enfants hésitèrent une seconde à le reconnaître ; puis ils se jetèrent dans ses bras en pleurant, et il s'évanouit sous leurs baisers. Tandis que Blanche, se soutenant à peine elle-même, finissait de le ranimer, Pontalais, à son côté, reçut une dépêche télégraphique. Il la lut et la leur tendit.

— Tenez, dit-il, admirez l'à-propos des événements. Une demi-journée plus tôt, nous sauvions la découverte !

L'oncle de Marguerite venait de mourir. Le docteur prépara son départ pour le lendemain matin cinq heures. Il voulait se marier avant trois jours : ses amis ne pouvaient attendre au delà ; et cette raison, il le savait, déciderait Marguerite à faire sa volonté. L'oncle-tuteur laissait cent mille francs à sa nièce. Avec la dot de la jeune fille, c'était une fortune de deux cent cinquante mille francs, grâce à laquelle ils pouvaient tous vivre décemment, en attendant le retour de la santé de Parson, si Parson devait guérir.

Un peu ranimé, Pontalais montrait à ses amis ce sourire du sort comme le prélude de temps plus heureux : ils allaient quitter X***, se rendre à Paris, s'y faire ensemble une vie d'affection et d'honnête travail!

— Le cœur s'abat, disait-il, les choses s'écroulent; mais, grâce à Dieu, sous les ruines se retrouvent encore le sol où réédifier, et l'espérance!

Tandis qu'il leur parlait ainsi, Blanche, les mains jointes, regardait le ciel, et Parson, sans répondre, essuyait, en les baisant, les yeux de ses fils.

Le docteur se rendit à l'atelier d'Aubert. Depuis quelque temps, et avec une insistance croissante, celui-ci demandait à voir enfin Parson. Pontalais l'avait refusé sous différents prétextes. Cette fois, en le priant de ne pas paraître rue Saint-Jean, il lui donna le véritable motif de sa prière. Il le désola.

— Hélas! dit-il, lui aussi!

— C'est une croyance épidémique. Elle m'a pris le premier, comme vous le savez; je m'en suis vite affranchi. Ce sera sans doute plus long pour cet infortuné.

— Je partirai donc sans leur serrer la main, sans embrasser les enfants! dit-il avec douleur; car je pars, mon ami! On m'expulse, on me donne trente-six heures pour quitter la ville. L'ordre de la police m'est arrivé tout à l'heure. Il porte que « j'ai fondé un culte non autorisé par l'État, et que je suis pour la cité un sujet de perturbation. »

— En vous donnant ses motifs, cet ordre fait preuve d'une grande politesse. Et où allez-vous, maintenant?

— Devant mes pas. Mes deux compagnons d'atelier

me suivent. Nous travaillerons pour vivre, nous parlerons, nous entraînerons sur notre route les cœurs de bonne volonté. J'ai toujours les mêmes espérances : il ne faut pas plus de douze hommes pour passionner une seconde fois l'humanité.

— Allez, dit Pontalais, ce n'est pas l'heure des objections. Mais ayez soin de tirer vers la frontière, M. Meulan n'y verra pas d'inconvénient... Passez à Beaulieu, mon doux Aubert, avec vos apôtres : vous y serez mes témoins à mon mariage... Oui, après-demain j'épouse Marguerite ; je deviens riche ; je deviendrais heureux, sans mes pauvres amis qui souffrent à mon côté, et si vous-même ne me quittiez pas !

La nuit était tout à fait sombre quand ils se séparèrent en se donnant rendez-vous à Beaulieu.

Pendant ce temps, malgré sa femme, qui essaya vainement de le retenir, Parson était sorti de chez lui. Il allait, disait-il, s'informer aux messageries voisines de l'heure des départs pour Paris. C'était son projet, en effet, mais il en avait un autre.

Sa passion, à cette heure, éclatait dans toute sa fureur. Cette ville maudite où il rentrait ruiné d'argent, de corps, et d'âme, devait rire tout entière du dernier et du plus terrible des maux qui l'accablaient ! Chacun devait s'y entretenir de cet amour du prêtre et de Blanche ! Il ne pouvait plus attendre ; il voulait, sans être reconnu, écouter, interroger, recevoir son coup de grâce de la première bouche venue !

A deux minutes de sa porte, il entendit ces mots d'une femme de grande tournure passant au bras d'un cavalier :

— Quel changement prodigieux ! quelle merveille de l'amour ! Seriez-vous aussi héroïque, monsieur ?

Le cavalier répondit en souriant :

— On la dit belle, et la beauté fait les héros !

Puis deux ecclésiastiques le coudoyèrent. L'un, les bras au ciel, murmurait :

— Est-ce possible, mon Dieu ! Lui, un prêtre, un saint !

— Vous venez, mon ami, des dernières montagnes, où aucun bruit n'arrive, repartit l'autre ; mais toute la ville est remplie de cette catastrophe. L'indignation générale n'y fait rien : ils continuent de se voir. Heureusement, peut-être, le retour du mari va terminer ce scandale !...

Parson se sentit cloué à terre et paralysé de tous les membres. Puis il tomba lourdement sur une borne et crut qu'il allait mourir. Son cœur battait à rompre. Comme il était là, passa un ouvrier, qui, le voyant ployé en deux, s'approcha, et, son chapeau de feutre à la main, lui demanda s'il ne pouvait pas lui être de quelque secours. Parson lui fit signe de s'éloigner et leva les yeux sur le passant, au moment où, celui-ci obéissant à ce signe, un rayon de la lanterne voisine éclairait son visage. Un mouvement violent le parcourut alors de la tête aux pieds. Il tâcha de se redresser, et rassembla ses forces pour crier · Aubert ! Il pensait avoir fait entendre une exclamation retentissante, et ses lèvres n'avaient rendu aucun son. Il venait de reconnaître le rival à sa poétique tête. C'était Aubert, en effet, rentrant chez lui.

— Ils se ressemblent ! pensa-t-il, en faisant la même remarque que Pontalais, et il retomba sur la borne.

La rue devint tout à fait déserte. Il faisait nuit depuis une demi-heure. Il restait là anéanti. L'air vif et quelques gouttes de pluie finirent par le réveiller. Il se traîna jusqu'à sa maison.

Blanche, qui l'attendait dans la plus grande anxiété, après avoir déjà couché les enfants, poussa un cri en voyant cette figure de mort. Elle le saisit dans ses bras et le porta presque sur son lit.

Pontalais ne revenait qu'en ce moment. Il avait, en quittant Aubert, fait quelques courses nécessaires à son départ.

— Qu'est-ce encore, mon Dieu! disait-elle en se tordant les mains, tandis que le docteur observait et auscultait Parson étendu sans mouvement.

— Ce n'est rien, je l'espère, répondit-il; le voyage, les émotions du retour ont déterminé un peu de congestion au cœur dont nous aurons raison.

— Il le frictionna et lui fit avaler quelques gouttes de digitale. Parson respira bientôt, quoique faiblement, ne répondit pas aux questions tendres que sa femme lui adressait, et parut reposer. Il resta ainsi toute la nuit, pendant laquelle ils le veillèrent.

Au matin, Blanche s'étant assoupie sur sa chaise, il appela du doigt Pontalais, et lui dit à l'oreille :

— Toute la ville parle d'elle! Pourquoi me l'avoir caché? je vous croyais mon ami!

— Ne m'avez-vous rien caché vous-même? répondit le docteur. Je suis votre ami, il me semble; mais je ne suis pas homme à tenir compte de pareilles misères... ou de pareilles hontes, comme vous le voudrez!

— J'ai vu aussi Aubert, à son insu... Il est aussi beau qu'elle... Il lui ressemble!

— Parson, mon noble Parson! dit Pontalais en l'embrassant, votre héroïsme de la prison, si grand, si persévérant qu'il m'a trompé moi-même, va-t-il vous abandonner ici, en sa présence! Regardez!

Il lui montra Blanche endormie, dont la tête, un peu

renversée en arrière, et frappée par la lumière de la lampe, présentait une expression auguste.

Une larme vint aux yeux du malheureux.

— Elle ignore tout ! reprit Pontalais, et sans doute vous n'irez pas...

— Vous savez bien que je me tuerais plutôt ! interrompit-il, en jetant un regard vers l'étagère sur laquelle était placé un pistolet qui avait appartenu à son père.

— Aubert est expulsé de la ville ; il la quitte demain soir... Nous la quitterons nous-mêmes dans quatre jours, dès que je vous serai revenu avec ma femme. Nous vous emmènerons, mon ami ; nous vous relèverons, nous vous rendrons à l'ancienne santé, à vous-même !... Puis-je m'en aller ?

— Oui ! dit-il avec quelque fermeté.

Le jour commençait à poindre, Blanche s'éveilla. Pontalais lui prit la main .

— Voici l'heure de mon départ, madame, lui dit-il. Rassurez-vous, il est mieux, puisque je vous quitte. Un médecin de mes amis viendra aujourd'hui même me suppléer. Je cours vous chercher Marguerite et ma mère.

— Ah ! répondit-elle, que le Ciel aie pitié de nous, et rende toute joyeuse l'heure où elles nous arriveront !

Il se pencha vers le malade. Celui-ci lui prit la tête, et la tint longtemps et convulsivement serrée contre la sienne. C'était le mouvement d'un dernier adieu, ou d'une grande reconnaissance.

— Partez ! lui dit en souriant Parson, qui le vit hésiter.

Pontalais partit.

A neuf heures, le médecin annoncé, celui qui avait soigné Aubert, se présenta. Il constata des symptômes

assez graves, parmi lesquels un commencement d'infil-
tration dans les jambes, fit une ordonnance, et recommanda le plus absolu repos autour du malade.

A dix heures, au sortir d'un assoupissement rempli
de l'image d'Aubert, Parson vit une femme inconnue à
la place de Blanche. C'était madame Mérelle qui se
nomma. Elle dit que madame Parson allait revenir, et
engagea la conversation. Les enfants, suivant la recommandation de leur mère, se tenaient sans bruit dans
leur chambre.

Elle parla de ses filles, de leurs leçons de musique,
et voyant le malade l'écouter avec intérêt, elle s'abandonna entièrement. A grand'peine elle avait gardé le
secret d'Aubert jusqu'à ce moment, où elle crut pouvoir le révéler enfin à Parson lui-même, pour lui faire
regretter comme elle « l'excellent jeune homme que
l'on expulsait de X***. »

Après une allusion aux calomnies de la ville, elle dit,
tout attendrie par son bavardage, que si le prêtre avait
eu des torts en acceptant l'héritage, il les avait répa-
rés de tout son pouvoir en employant, par une voie in-
génieuse son faible salaire à secourir madame Parson. Cela pouvait se déclarer, maintenant qu'il allait
partir.

Comme elle finissait ces mots, elle regarda Parson.
Son aspect était si menaçant que la bonne femme fris-
sonna et joignit les mains.

— Vous allez avouer que vous mentez! dit-il sour-
dement.

Elle balbutia quelques mots sans suite.

— Avouez!

— Oui, dit-elle, je mens!

Il se calma, lui imposa le silence sur ce qui venait de

se passer, et, lui parlant avec douceur, la ramena jusqu'à lui faire penser qu'elle avait rêvé.

— Révenez me voir ! lui dit-il.

Elle prit congé dès que Blanche rentra.

Il demanda à sa femme ce qu'elle avait fait au dehors. Elle montra de l'embarras en répondant qu'elle
venait de chercher des médicaments. Elle disait la vérité sans la dire toute, car elle avait vendu aussi une
dernière bague qu'elle tenait de lui. Comme elle se
penchait pour l'embrasser, l'argent de cette vente rendit un son clair dans sa poche.

— Sais-tu, dit-il d'une voix étranglée, que M. Aubert part ce soir ?

— Oui, répondit-elle avec une vive peine, M. Pontalais me l'a appris.

— Nous fera-t-il visite ?

— J'espère que oui ; et si tu le désires, je l'enverrai
chercher ; car il faut bien que tu le connaisses !

— Oh ! il viendra, je pense, de lui-même !

Après un silence, il reprit :

— Madame Mérelle est-elle riche ?

— Elle vit dans l'aisance.

— Tu es assurée de sa délicatesse ?

— Que veux-tu dire, mon ami ?

Il fit signe que sa respiration s'embarrassait, et se
tourna vers la ruelle pour lui cacher son visage.

Le combat redoubla d'intensité, à partir de cette heure,
entre sa générosité de nature et sa passion furieuse.
Plusieurs fois, tandis qu'elle le regardait avec toute sa
sollicitude aimante, cherchant sur ses traits, dans ses
yeux, quelque signe d'amélioration, ou que, de sa douce
voix, elle l'interrogeait sur son mal, il fut sur le point
de la saisir dans ses bras, de lui confesser en pleurant

sa misère, d'implorer son pardon. Mais aussitôt il se sentait précipité dans sa folie, et sa tête perdue ne formait plus que des idées de mort. Par intervalles, il regardait le pistolet resté chargé pendant sa réclusion, et que Blanche avait laissé sur l'étagère, où les enfants ne pouvaient atteindre.

Ce jour-là était le dimanche gras. Des bandes de masques passaient devant la maison avec des clameurs qui ajoutaient à son horrible cauchemar. Les enfants se succédaient à son côté l'un après l'autre. Il leur donnait une caresse quand il revenait à lui; le plus souvent il ne leur répondait pas.

Un moment, Blanche, le voyant dans une agitation plus grande, lui dit qu'elle allait chercher le médecin.

— Je ne veux pas! je ne veux pas! dit-il durement. Reste!

Elle fondit en larmes.

— Père, lui dit Jacques tout bas, maman pleure!

— Viens, Blanche! murmura-t-il.

Il les prit tous, elle et eux, et les couvrit de baisers.

La nuit venue, les enfants se couchèrent. Petit Pierre resta sur les genoux de sa mère, comme il le faisait tous les soirs, pour attendre le sommeil.. Parson semblait reposer.

La potion qu'elle devait lui donner toutes les heures se trouvait épuisée; elle profita de ce repos pour aller à la hâte la renouveler chez le pharmacien. Petit Pierre était encore très-éveillé, et ne voulut pas entendre parler du lit; elle le prit avec elle. En sortant, elle entendit un bruit de foule qui croissait à chacun de ses pas. Elle arriva à une des extrémités de la rue Neuve, dans laquelle était située la pharmacie. La rue regorgeait de monde. Elle crut à quelque mascarade, s'engagea, en hésitant un peu, dans les groupes, à travers des cris tumultueux dont elle ne comprenait pas le sens, et tout à coup se trouva à dix pas d'Aubert, tiraillé et frappé par les mains d'une foule hurlante.

Blanche avait à peine quitté sa maison que madame Mérelle, la figure bouleversée, y entrait. Elle avait traversé la rue Neuve, vu l'odieux spectacle, et accourait pour en parler à madame Parson.

L'inventeur s'aperçut alors de l'absence de sa femme.

— Où est-elle? demanda-t-il, en se dressant brusquement sur son séant.

— Ah! monsieur, fit-elle, mise tout à fait hors d'elle-même par l'air égaré du malade, M. Aubert..... rue Neuve..... ah!

Parson avait sauté du lit, et se couvrait à la hâte de ses vêtements, debout, agile comme s'il eût été remis soudainement en pleine vie par un miracle.

Il prit le pistolet sur l'étagère, et le glissa dans sa poche.

A l'aspect de ses mouvements, de sa tête et de l'arme, madame Mérelle fut changée en statue.

— Le numéro, malheureuse!..... lui dit-il, le numéro de la rue Neuve?

Il vit qu'il perdait le temps à la questionner, et s'élança par la porte.

Aubert devait partir à huit heures du soir, et rejoindre dans le faubourg ses deux compagnons de route. Sur quelques mots d'un ami inconnu, que le peuple se proposait de les maltraiter au départ, il n'avait pas voulu traverser la ville avec eux, mais sans rien changer pour cela à ses propres dispositions.

Il entendait depuis longtemps du tumulte sous sa fenêtre; il descendit l'escalier, l'âme préoccupée seulement et désolée de ne pouvoir dire adieu à ses amis de la rue Saint-Jean.

A sa porte, il vit une foule énorme, composée de gens de toute sorte, et de masques dont plusieurs portaient des torches. Cette foule l'attendait et se proposait de faire à l'ancien prêtre une escorte dérisoire.

Le clergé ignorait généralement ce projet. Il avait blâmé les huées et les coups de pierre dont Aubert était depuis quelque temps poursuivi; mais il avait fait des prières publiques, solennelles, des amendes honorables, pour détourner de la ville la colère divine soulevée par une telle apostasie. D'une façon plus éclatante, il avait affirmé la vérité jalouse du dogme, et la proscription des autres cultes. Des applaudissements s'étaient fait entendre la veille, dans la cathédrale, à un sermon enflammé de Mgr Meulan, ayant pour sujet : « Le cœur des plus célèbres apostats mis à nu. »

Aubert se montra à peine, qu'au milieu des éclats de rire et des huées, il fut enlevé et placé cérémonieusement entre quatre torches, tandis que sa valise, éventrée et jetée en l'air, éparpillait le linge et les vêtements qu'elle contenait. La procession se mit en marche, avançant et reculant tour à tour, sous la pression des flots de peuple accouru des rues voisines.

Les fenêtres étaient encombrées de têtes ardentes, qui regardaient vers les quatre torches. Le visage de l'ouvrier, serré entre les flammes, gardait son entière sérénité. Les propos commencèrent.

— Entonne-nous une de tes antiennes! dit l'un.

— Non! qu'il prêche un bout de sa religion.

— Silence! exclama une voix sonore, il va chanter sa messe, au clair de la lune!

On battit des mains.

— Enlevez-lui donc son chapeau! cria une femme d'un second étage, qu'on le voie!

Le chapeau vola au loin.

— Tiens! dit-elle encore, il a laissé pousser sa barbe!

On cria : — Guillaume, rase le donc!

Un des porte-torches s'appelait Guillaume, et était barbier. Il approcha sa résine du menton d'Aubert, dont les poils flambèrent jusqu'à la racine. On applaudit encore. A ce moment, des agents de police firent effort pour percer la foule qui les repoussa en les huant.

— Je ne vous ai fait aucun mal, dit l'ouvrier; pourquoi me maltraitez-vous?

— Tu réclames, apostat! reprit un masque, en le frappant dans les reins.

— Apostat! apostat! juif! protestant! cria-t-on de toutes parts.

Aubert fit un mouvement en arrière pour échapper à la torche du barbier qui allait le brûler une seconde fois, et frôla, en reculant, un homme ivre de vin et de religieuse fureur. Celui-ci lui répondit en plein visage par un coup de bâton qui le remplit de sang.

Quelques murmures de compassion se perdirent dans les clameurs de la foule échauffée, et qui ne riait plus. L'effusion du sang la rendait sérieuse, comme il se passe dans ces mouvements haineux du populaire aveuglé, qui commencent par des éclats de joie et finissent par des meurtres.

Les uns proposèrent de l'attacher à une lanterne, les autres de le *serrer;* ceux-ci d'aller rebaptiser le païen dans la rivière qui baigne la ville.

On cria : — A la rivière!

— Quoi! sans qu'il dise adieu à sa maîtresse! fit entendre une voix.

Les acclamations redoublèrent.

Parson, en cet instant, arrivait par la traverse dans la rue Neuve. Devant ce tumulte, cette cohue et ces flambeaux, il crut aussi à un divertissement de carnaval. Il marchait avec toute sa fermeté retrouvée, et avançait malgré les obstacles. Il allait demander la maison d'Aubert, quand on cria :

— La voilà, la maîtresse ! Elle vient le voir. Laissez-la passer !

Il aperçut aussitôt, à quelques pas, la tête de Blanche, que les ondulations de la foule lui montraient et lui dérobaient alternativement ; mais il ne vit pas petit Pierre qui se serrait sur le sein de sa mère. Autour d'elle l'agitation était au comble ; mille clameurs confuses s'entre-croisaient.

Aux cris répétés de : « Laissez-la passer ! » on lui fit place.

Parson mit le pistolet au poing, et d'une poussée troua deux rangs de spectateurs.

Elle arriva devant le martyr.

— Oh ! madame, lui dit-il, je vous supplie, retirez-vous d'ici, vous et votre enfant !

Les groupes éloignés répétèrent :

— Voilà sa maîtresse !

Blanche, qui jusque-là ne s'était occupée que d'avancer et de rassurer Pierre épouvanté, venait enfin de comprendre.

Toute pâle, elle promena ses regards autour d'elle ; elle considéra ce peuple avec un étonnement si profond, si naïf, si éloquent, que les plus rapprochés reculèrent, et que Parson, qui marchait sur elle, s'arrêta.

Puis son visage, éclairé par les torches voisines, s'anima d'une expression sublime. Elle essuya doucement la face ensanglantée d'Aubert, prit son petit enfant, et les yeux attachés avec un véritable empire sur ceux qui l'entouraient, elle le lui posa entre les bras.....

Il se fit soudain un grand silence que troubla un seul cri, où vibrait l'âme humaine tout entière, un cri de triomphe et d'amour.

C'était Parson, qui, écartant tout sur son passage, se trouvait devant elle.

A sa présence, à ce cri, au regard suppliant et fier à la fois dont il la couvrit, tout fut révélé à la noble femme.

Elle s'affaissa sur la poitrine de son mari, et pleura.

Il prit la main d'Aubert, et, voyant encore quelques traces de sang sur son front, il dit à l'un des assistants :

— Achevez de lui essuyer le visage !

L'homme commandé obéit, en se servant d'un mouchoir.

Alors petit Pierre, tout à fait rassuré, passa ses bras autour du cou d'Aubert, et lui dit :

— Notre ami, comme nous t'avons bien défendu !

L'esprit de la foule était retourné. Aussi promptement que le soleil succède à l'orage, l'admiration, le regret et la pitié venaient, dans la plupart de ces âmes toutes d'instinct, de remplacer la haine et la violence. Plusieurs versaient des larmes. Les vêtements dispersés d'Aubert furent réunis sur-le-champ. On les lui rendit avec sa valise. Le barbier, ayant éteint sa torche, cherchait à se dissimuler. Aubert se tourna vers lui et vers ceux qui l'avaient frappé :

— Promettez-moi de ne plus faire de mal à personne !

Ils inclinèrent la tête.

A ce moment, un mouvement se produisit à un des

côtés de la rue; les fronts se découvraient, les rangs s'écartaient; Mgr Meulan apparut avec M. l'abbé Guillois.

Prévenu du danger qui menaçait Aubert, il accourait à son secours.

A sa vue, Parson sentit une douleur aiguë dans la région du cœur et chancela. Puis il étendit le bras vers lui.

L'évêque recula d'un pas. L'inventeur, par mégarde, tenait encore son pistolet à la main. Il sourit, et le remit dans sa poche.

— Que venez-vous faire ici, monsieur? lui dit-il, et à quel titre?

— Monsieur, répondit l'évêque, frémissant de s'entendre parler ainsi devant la ville entière, je viens à l'aide des malheureux, comme homme, comme chrétien et comme évêque!

— Celui, reprit Parson, qui s'établit vaniteusement au-dessus de ses semblables, qui leur prend leurs droits, leur liberté, leur conscience, n'est ni un homme, ni un chrétien!..... Les malheureux qu'il a faits se passent de son aide tardive..... et vous pouvez vous retirer!

Sa tête de lion était aussi imposante que l'accent de ses paroles.

L'évêque se détourna de lui et de Blanche, qui le regardait fixement, appuyée sur son mari, et s'adressa à Aubert. Petit Pierre, en le reconnaissant alors, se pressa contre son ami d'un mouvement rapide.

— Il en est temps encore, dit Mgr Meulan, revenez à l'obéissance et à l'Église. Convertissez-vous!

— Je suis converti! dit Aubert. La foi à l'homme libre et au Dieu de toutes les Églises, c'est la foi nouvelle dont mon cœur est rempli, et que mes lèvres affranchies vont répandre!

Parson lui reprit la main, et accompagné de Blanche et de l'enfant, il s'éloigna entre les rangs du peuple silencieux.

Mgr Meulan se redressa ensuite de toute sa hauteur, et d'une voix ferme dit à ceux qui l'environnaient :

— Portæ inferi non prævalebunt!

Puis il se retira en répandant des bénédictions.

La force armée arriva, tandis que l'émeute se dispersait.

XXV

Aubert ne put accepter l'offre que lui fit Parson de venir se reposer rue Saint-Jean : ses compagnons l'attendaient à l'extrémité de la ville, et Pontalais à Beaulieu. Ses dernières paroles furent pour déplorer les erreurs et les injustices de son passé qui avaient fait de si malheureuses victimes.

— Les erreurs d'une conscience honnête, répondit Parson, ne sauraient être une source de remords, quand cette conscience a cherché le vrai avec le courage de tout abandonner pour lui. Vous étiez prêtre, vous vous êtes fait philosophe et ouvrier; vous avez pris notre héritage, mais en le donnant à d'autres, et du travail de vos mains vous avez nourri ma femme et mes enfants... Je le sais, ajouta-t-il en regardant Blanche étonnée. — Ne vous reprochez plus rien, allez en paix, et accomplissez votre noble tâche!

Il l'embrassa. Sur le front de petit Pierre endormi entre les bras de sa mère, Aubert mit quatre baisers, un pour chacun des enfants. Blanche lui tendit la main, et le cœur ému, ils se dirent adieu pour toujours.

Comme il les quittait, un prêtre passa près de lui, suivi d'un commissionnaire chargé de bagages. C'était M. l'abbé Érard. M. l'abbé Érard se dirigeait vers l'embarcadère du chemin de fer. Il abandonnait X***. L'air de cette ville avait fort soulagé sa gorge, mais, en favorisant le jeu de ses poumons, il commençait à gêner un peu ses autres mouvements. Dans les derniers jours, le scandale d'Aubert, dont M. l'abbé Guillois le savait ancien confesseur, appela les yeux sur lui. L'évêque ultramontain l'interrogea; le prêtre libéral répondit discrètement, avec mesure, presque avec succès; mais aussitôt après son interrogatoire, il fit ses paquets. Il revenait à Paris retrouver une société et une autorité ecclésiastiques plus accommodantes et plus aimables.

M. l'abbé Érard feignit de ne pas voir Aubert, et les deux hommes s'en allèrent par deux routes opposées.

. . . .

Madame Mérelle était partie quand Blanche et son mari rentrèrent chez eux. Les enfants dormaient. Elle coucha petit Pierre.

La vigueur momentanée de Parson s'était brisée comme sous un coup subit. Déjà, à quelques pas de la maison, ses jambes ne le soutenaient plus, sa voix se refusait à exprimer la joie qui l'inondait. Il se mit au lit, avec des douleurs intolérables dans la poitrine, et en songeant à la lame aiguë qui lui avait traversé le cœur à l'apparition de l'évêque.

C'était la fin subite de l'hypertrophie et du malheureux qu'elle dévorait! En un clin d'œil, les vomisse-

ments de sang, le refroidissement des extrémités, tous
les symptômes de mort s'accumulèrent. Il sentit approcher l'heure fatale, et, en gardant le silence, il s'épuisa
plus vite à la refouler par le dernier combat de sa volonté.

A ce moment, Blanche, qui disposait tout pour le
veiller, sortit de la chambre des enfants, vint vers lui,
le considéra, et tomba foudroyée sur le lit. Les gémissements de l'agonisant la rappelèrent à elle. Il murmurait :

— Ma femme!... mes enfants!... comme mon père!
comme mon père... dans les bois... les enfants sans
pain... Et j'ai gardé toute ma vie la bonté et la justice!

— Ah! s'écria-t-elle, folle de désespoir, c'est moi qui
le tue!

Il l'entendit.

— Toi, ma bien-aimée, ma Blanche céleste, tu fus
ma vie, ma seule joie!... Je sais qui me tue : c'est cet
homme... celui qui m'a béni et emprisonné... rendu
fou... qui, tout à l'heure, m'a encore frappé en se montrant; j'ai senti le coup... là... Ma Blanche... mes enfants! — Sa parole sortait péniblement, entrecoupée par
les premiers étouffements de l'asphyxie. — Ah! si j'étais
la dernière victime!... s'ils pouvaient être heureux,
eux... si je le savais!...

Elle répétait : — O mon martyr! et le baignait de
pleurs.

Il dit ensuite :

— Amène-les-moi!

Elle alla les réveiller et les lui porta. Il les serra
contre lui de toute l'âme qui lui restait. Ils eurent à
cette étreinte le sentiment de la mort et de l'éternel
adieu. Ils éclatèrent en sanglots. Jacques se roulait par

terre avec des cris affreux. Blanche tenait les trois autres contre son sein, comme pour reprendre à ce contact la vie qui l'abandonnait elle-même.

C'était une double agonie pour le mourant. Mais à la dernière minute, le héros, le père se dégagea et reparut. Un rayon de foi illumina son âme plébéienne. Il voulut consoler ceux qui restaient plus malheureux que lui :

— Je tombe, dit-il, mais les autres marcheront!... J'aurai servi, comme mon père, à combler le fossé!... Courage! un homme n'est rien ; l'Humanité, le droit et l'avenir sont tout... Enfants, vous garderez mon exemple... Blanche! je les vois continuer l'œuvre... Console-toi!... Venez!...

Il leur tendit les bras ; ils s'y jetèrent, elle éperdue, impuissante à retrouver la voix ; eux, étouffés par les gémissements.

— Ne pleurez pas!... Le Dieu paternel, vers qui je vais, me donnera, là-haut, de vous voir, de vous suivre de mon amour, ô mes chers adorés!...

Sa parole s'embarrassa. Après quelques instants, il murmura :

— Adieu à Pontalais!... Quittez cette ville... — et montrant du regard Blanche à son fils aîné : « Jacques, ta mère!... »

Il les étreignit tous les cinq une dernière fois, et expira.

. . . .

Pontalais était marié depuis deux heures. Il venait d'accompagner Aubert, et ses deux amis, témoins au mariage, qui quittaient Beaulieu, quand il reçut la lugubre nouvelle. Il accourut à X*** avec sa mère et sa femme.

XXVI

Pontalais à Aubert, à Philadelphie.

« Paris, 2 mars 186...

« Suivant mes prévisions, très-cher ami, vous avez, depuis un an que nous nous sommes quittés, fourni une belle course apostolique. Le zèle de Mgr Meulan a montré d'aussi bonnes jambes que le vôtre : à Bordeaux, à Limoges, à Nevers, à Moulins, à Nantes, à Rennes, au Havre, au midi, au nord, partout, il vous a serré de près, et est enfin parvenu à vous jeter à la mer, sur un vaisseau voguant vers l'Amérique. Vous voilà à Philadelphie.

« Vous vous plaignez à tort de ma négligence et de celle des postes françaises. Ni les postes françaises, ni moi, ne sommes coupables, mais bien vos déménagements précipités et continuels, qui vous ont empêché de recevoir quelques-unes de mes premières lettres. Vous avez soif, me dites-vous, de nos nouvelles. Vous en voulez de longues, remontant à notre séparation à Beaulieu ; et c'est à peine si vous m'apprenez autre chose de vous que vos regrets de voir le temps manquer à vos travaux et à vos évangéliques ardeurs.

« Vous parlez, vous écrivez, vous établissez des écoles, des bibliothèques, des associations entre ouvriers ; vous avez déjà entraîné un millier d'hommes ; vous élevez

18.

dans leur volonté l'idéal édifice de la société future,
notre rêve ; vous courez sus hardiment à toutes les tyrannies, à toutes les erreurs : béni soit Dieu, si on
vous laisse longtemps la permission de tant d'audaces !
— Mais n'oubliez pas que vous avez ici vos plus vieux
amis, et qui veulent de vous une plus large part de votre
temps.

« Voilà juste un an que nous habitons tous Paris :
madame Parson, les quatre enfants, ma mère et ma
femme. Le pauvre grand homme l'habite aussi avec
nous. Il est au cimetière Montmartre, non loin de la
maison où nos deux familles sont réunies.

« Deux jours après sa mort, nous l'emportâmes de
X***. A notre étonnement, une cinquantaine d'hommes,
bourgeois et ouvriers, en deuil, vinrent l'escorter jusqu'à l'embarcadère du chemin de fer. Quelques-uns
avaient assisté aux débats du procès devant la Cour
impériale ; presque tous, à cette scène de la rue Neuve.
Ils le dirent à madame Parson ; ils pleurèrent sur
l'aveuglement, sur les brutalités de leur ville, et demandèrent pardon pour elle. Cela fut fort émouvant.

« Depuis cette démarche et grâce à eux, un esprit
nouveau circule dans X*** et inquiète fort Mgr Meulan.

« Ce même jour, du reste, le grand évêque se montra
digne de lui-même. Il ne demanda pas de pardon, mais
il pardonna princièrement. Dans la chapelle de son
collége, avec solennité, il chanta une messe mortuaire
en musique pour le repos de l'âme de Parson.

« M. le baron de Forty, qui s'y trouvait, appela cette
messe le plus beau des sacrifices qu'on puisse offrir à
Dieu.

« Les deux nobles cousins sont à cette heure récom-
pensés de leurs sentiments généreux : la Cour de cas-

sation, en effet, n'a pas cassé l'arrêt de la Cour impériale, qui procéda dans les formes de la plus absolue
légalité.

« Les trois millions restent acquis au prélat. M. de
Forty a de ses cent mille francs touché un magnifique
dividende. La maison de la Conception compte six cents
élèves : on lui bâtit à la fois trois succursales, l'une à
Marseille, l'autre à Paris, la troisième à Strasbourg.
Mgr Meulan ne donne plus qu'une dizaine d'années de
vie à l'Université. M. l'abbé Guillois partage cette confiance et la propage. Notre médecin m'a écrit ces di-
vers détails.

« Nous jouissons ici, cher Aubert, de cette sorte de
paix qui suit les catastrophes. La pauvre veuve a trouvé
dans son cœur religieux et maternel la force de vivre.
Sa santé, très-inquiétante il y a encore peu de temps,
commence à se relever. Nous la soignons comme la
prunelle de nos yeux ; mais ni ma mère, ni Marguerite,
ni moi ne faisons pour elle autant que Jacques, qui
nous dispute jalousement nos soins, au nom des dernières paroles de son père. Jacques a grandi au physique, et surtout au moral. Le malheur lui a été un
aliment substantiel. Sa tête, sa démarche, son intelligence, sa parole sont celles de Parson. C'est le plus
robuste rejeton du chêne ; c'est celui qui sans doute
reprendra l'œuvre paternelle, et « consolera les morts. »
On ne peut imaginer rien de plus tendre, de plus doux
que Paul, de plus beau que Georges qui est le portrait
de sa mère, de plus gracieusement turbulent que petit
Pierre.

« Nous les élevons en famille, madame Parson et
moi. Ils passent la matinée dans mon laboratoire. Déjà
les deux aînés parlent le plus nettement du monde la

langue scientifique, et me remplacent presque dans mes manipulations. Georges commence à regarder et à écouter; petit Pierre me casse des tubes et me renverse des cornues.

« Leur soirée appartient à leur mère, qui, avec de la musique, de la poésie, et l'Évangile, leur infuse son âme, simplement, profondément, comme vous l'avez entendu.

« Mais elle a voulu donner d'autres leçons que celles-là, et nous avons dû plier devant sa volonté. Vous comprenez qu'il s'agit du piano de Marguerite. Elle l'a conservé; elle réunit quelques élèves chez elle. C'est par jour un travail de quatre à cinq heures, qui la fatigue un peu, mais qui la contente beaucoup.

« Je travaille comme elle : trois fois par semaine, je donne un cours public. Grâce à Dieu et à vous, trèssaint ami, mes douze mille francs de rente ne m'endorment pas dans leurs délices. Ils m'excitent; ils me permettent de suivre mes goûts, et de répandre gratuitement le peu que je sais.

« C'est une manière d'apostolat qui vous réjouira. J'ai trois cents auditeurs, presque tous ouvriers. Voilà tout l'effort de notre foi. Nous vous réservons la belle part, ô apôtre, et l'honneur surtout de construire le temple!

« Si nous parlons souvent de ce temple futur, si nous nous entretenons de notre héroïque ami, si nous gardons chèrement votre mémoire, vous le jugez bien, mon cher Aubert! Madame Parson parle de vous comme d'un frère : les enfants vous appellent du nom qu'ils me donnent : Marguerite et ma mère vous aiment.

« Dès qu'elle le pourra, ma petite Cécile vous aimera aussi! J'ai gardé ce joli nom et cette bonne nouvelle pour la fin. Mon ami! je suis depuis deux semaines père d'une adorable enfant qui ressemble à sa mère : je triomphe, je suis fou! Je voulais une fille. Ma femme et moi nous en souhaitons trois autres. Nous l'avons dit à madame Parson qui a souri, et aux enfants qui comptent là-dessus fort sérieusement. Jacques se montre très-attentif auprès de la première, et petit Pierre, à qui nous avons promis la quatrième, l'exige tout de suite, avant les autres.

« Nous saluons vos deux premiers compagnons, bonnes âmes. Nous vous embrassons vous-même, cher ami; nous espérons le progrès de votre parole, de vos travaux; nous attendons impatiemment de vos lettres.

« PONTALAIS.

« *P. S.* — J'oubliais que j'ai revu M. l'abbé Érard. Sur un avis de journal qui annonçait un sermon de lui à Notre-Dame, je suis allé l'entendre.

« M. l'abbé Érard est toujours catholique libéral, avec toute la circonspection, toute la mesure, tout le savoir-vivre que demande cette sorte d'opinion.

« Il a fait, comme vous jadis, l'éloge de la science et de la liberté, mais avec quelle supériorité de mœurs oratoires! Il a spirituellement, avec une raillerie de mise dans la bouche d'un si profond savant, repoussé la science anticatholique, la science « artistique » et la liberté impatiente de discipline. Sa liberté et sa science à lui, l'habile jeu de sa parole, charmaient son élégant auditoire. Entre deux périodes riches de mots techniques, une belle dame, ma voisine, véritablement transportée d'aise, m'a appris que « j'entendais un génie universel; et qu'après avoir naguère fort étudié dans l'amphithéâtre de Clamart, M. l'abbé Érard venait de refuser la chaire d'anatomie à l'École de médecine : le bruit en courait dans la rue Saint-Sulpice. » L'orateur, vers qui montait le parfum de ces bonnes dispositions, s'est enflammé à son succès. Il a chanté un hymne aux droits de l'homme et des peuples, et, coup sur coup, un autre hymne à l'autorité absolue de l'Église, et au pouvoir temporel des papes. Il s'est écrié en finissant qu'il était, pour son propre compte, décidé à « mourir catholique pénitent et libéral impénitent. »

« M. l'abbé Érard s'exprime proprement, avec effusion de fleurs de rhétorique, et une certaine chaleur de lèvres qui donne le change. Il est sonore, théâtral, et a le défaut de fermer constamment un œil.

« On l'appelle déjà un grand orateur, une tête à mitrer. J'en donnerais dix comme lui contre un Mgr Meulan, homme qui a les deux yeux fermés, mais qui parle droit, franc, sans ambages, avec sa conscience.

« Je donnerais Mgr Meulan et sa conscience pour connaître la réponse des évêques, ses collègues, à la demande « d'Affirmation précise de la foi catholique » qu'il leur a adressée. Ne l'ont-ils pas faite, cette réponse? L'ont-ils faite? Et quelle est-elle? Quel boisseau la dérobe?

« J'en suis moins préoccupé pourtant que de la découverte de notre pauvre inventeur, qui ne paraît pas davantage. Je crois que l'usurier Giraud cherche à la vendre en reculant devant l'importance de l'exploitation. Que deviendra-t-elle, hélas! Et que Parson avait bien prévu le destin de son invention comme le sien propre!

« P. »

XXVII

La correspondance s'échangea dès lors régulièrement entre le docteur et Aubert. Un jour — c'était vingt-deux mois après la mort de Parson — Pontalais reçut de Richmond une traite de cent cinquante mille francs sur un banquier de Paris. Le mot suivant était joint à cette traite :

« Voici cent cinquante mille francs, mon ami. Ils proviennent d'une souscription spontanée faite entre nos frères qui savent mon histoire. Ils les adressent d'un cœur ému et fraternel à madame Parson. C'est ma restitution modeste. Faites-la lui accepter pour ses enfants. Otez-moi ainsi un des remords de mon passé…, »

— Oui, certes ! exclama le docteur en sautant de joie.

« …Nous nous reverrons bientôt : tout mon cœur se dilate à vous annoncer cette nouvelle ! De grands desseins »

Le billet, de l'écriture d'Aubert, s'arrêtait après ces mots. Il tourna la page ; elle était d'une autre main. Mais dès la première ligne qu'il y lut, il poussa un si grand cri, que sa mère, sa femme et madame Parson accoururent alarmées.

La lettre suivante continuait le billet interrompu :

« Richmond.

« Cher Monsieur,

« Bénédict Aubert vient d'être assassiné. Il est mort en quatre heures entre nos bras. Avant d'expirer, il nous a montré d'un signe cette feuille qu'il avait commencée le matin, et une banknote à votre adresse. Nous vous les envoyons avec l'affreuse nouvelle.

« Il a été frappé d'une balle de révolver, tandis qu'il parlait contre l'esclavage sur une des places de Richmond.

« Déjà sa parole et ses œuvres agitaient, passionnaient cette ville, comme toutes celles dans lesquelles il mettait le pied, en troublant dans leur vieux repos les erreurs établies, et les hommes qui en jouissent.

« Jamais cette grande âme hardie ne s'était répandue aussi pleinement qu'hier soir. Nous croyions entendre pour la première fois, et comme doublée de puissance, l'expression de ces douleurs, de ces nobles révoltes, de ces espérances, de cet amour de l'humanité, de cette foi qui faisaient sa vie, et dont il avait fait la nôtre, depuis nos premiers entretiens à X..., dans cette cellule de la rue Neuve !

« Notre douleur ici est immense ; plus de deux milliers d'hommes qu'il avait conquis, la partagent ; notre tâche l'est aussi : le cœur héroïque que nous pleurons nous lègue sa vie et sa pensée à continuer : « Retournez au « combat ! » ce sont les derniers mots de sa bouche à ceux qui l'environnaient.

« HOUDON-LEFRANÇOIS. »

FIN

Paris. Imprimerie Poupart-Davyl et Cᵉ, 30, rue du Bac.